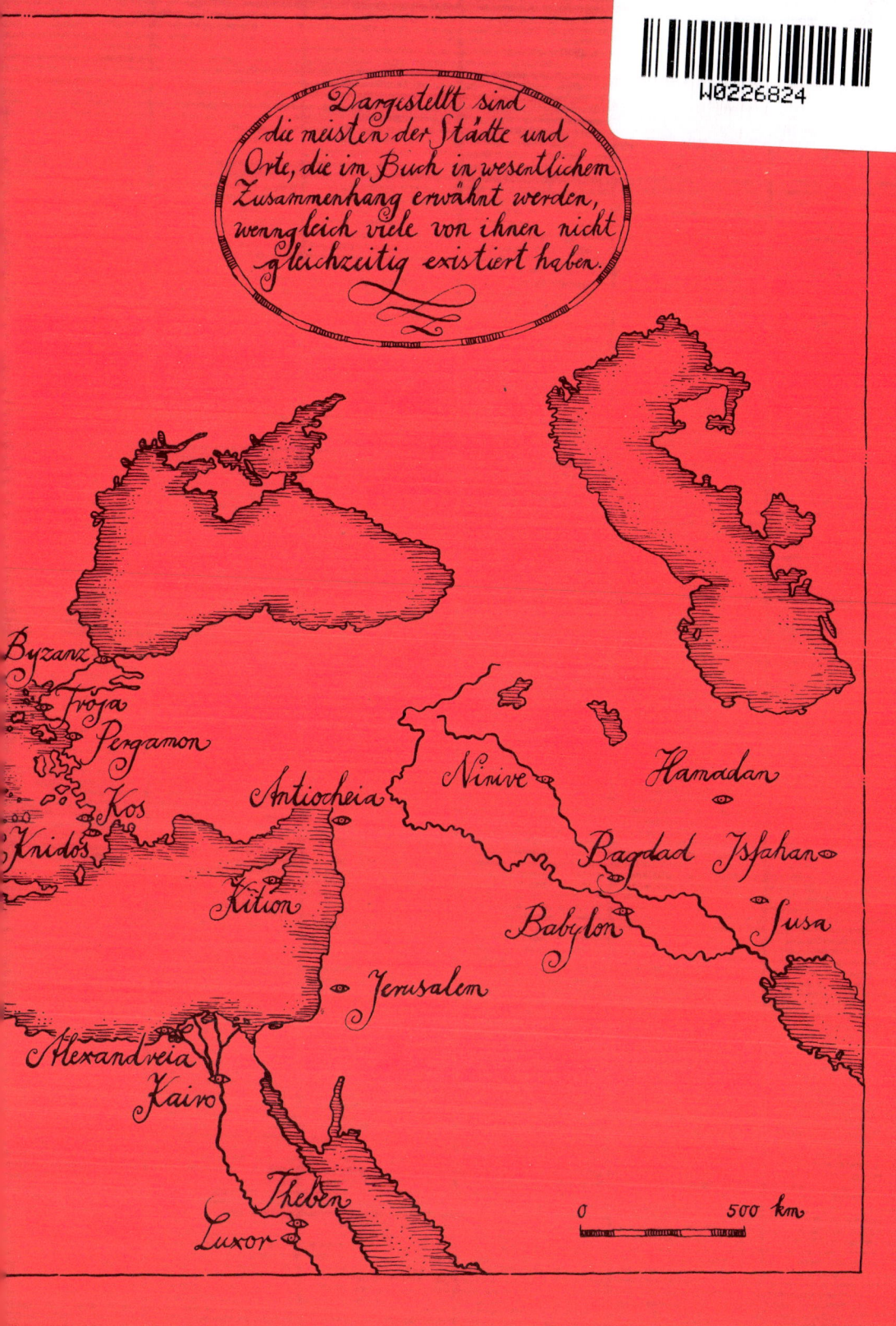

Dargestellt sind
die meisten der Städte und
Orte, die im Buch in wesentlichem
Zusammenhang erwähnt werden,
wenngleich viele von ihnen nicht
gleichzeitig existiert haben.

Byzanz
Troja
Pergamon
Kos
Knidos
Antiocheia
Kition
Jerusalem
Alexandreia
Kairo
Theben
Luxor
Ninive
Hamadan
Bagdad
Isfahan
Babylon
Susa

0   500 km

Alte Chirurgie

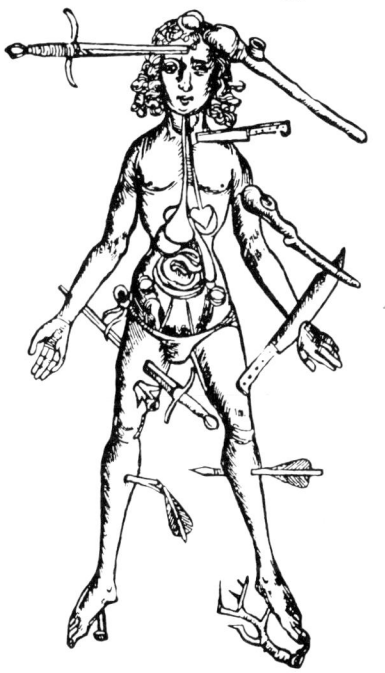

Legende und Wirklichkeit

Detlef Rüster

Alte Chirurgie

Legende und Wirklichkeit

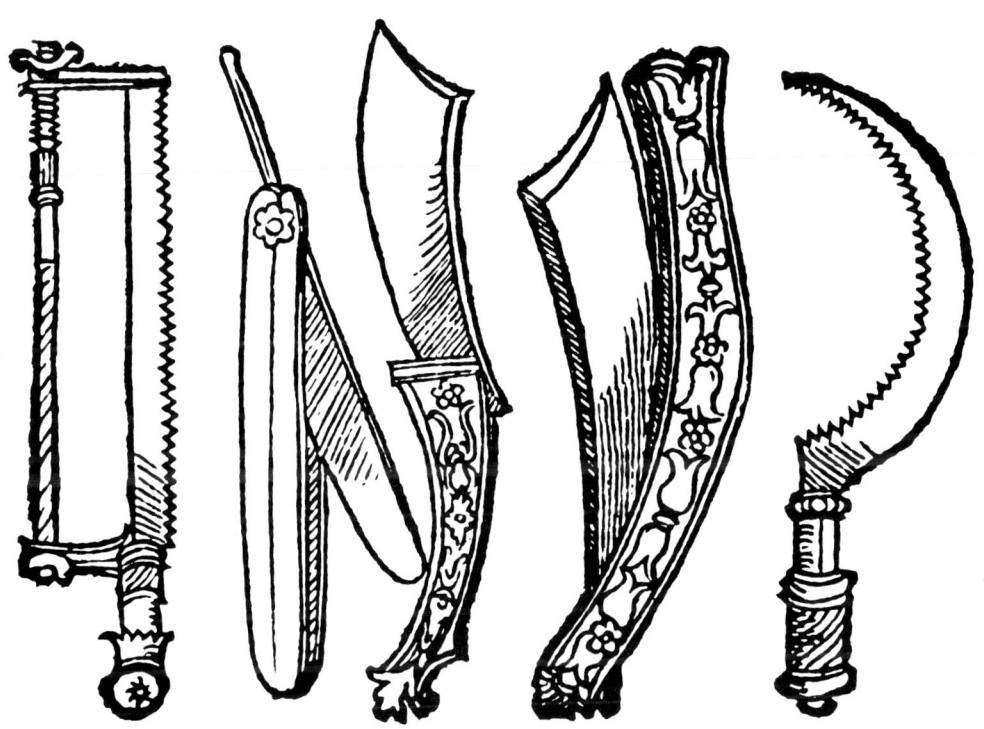

Verlag Gesundheit GmbH
Berlin

Alte Chirurgie
Legende und Wirklichkeit
Rüster, D.
3., überarbeitete Auflage
Berlin
Verlag Gesundheit GmbH
1991

ISBN 3-333-00540-9

1. Auflage 1984
2. Auflage 1985

3., überarbeitete Auflage
© Verlag Gesundheit GmbH, Berlin 1991
Typographische Gestaltung: László Szirmai

Inhaltsverzeichnis

Die Chirurgie ist die erste und höchste Abteilung
der heilenden Kunst,
am wenigsten anfällig für Betrug,
durchsichtig in sich selbst,
voller Beweglichkeit in ihrer Anwendung,
das würdige Produkt des Himmels,
die sichere Quelle des Ansehens auf Erden.

Susruta

Überschaut man das Gesamtergebnis dieser Leistungen der Chirurgie
vor Einführung der Anästhesie
und vor der Erkenntnis von der Bekämpfung und Verhütung der Wundinfektion,
so muß man immer aufs neue staunen
über die hervorragende Technik
und den heutzutage schier unbegreiflichen Heldenmut,
mit dem man wagte,
den Feinden der menschlichen Gesundheit
mit dem Messer entgegenzutreten.

Walter von Brunn

Vorwort

Dies ist ein Buch über die Vergangenheit der Chirurgie, aber keine „Geschichte der Chirurgie"; die zu schreiben, möge den Medizinhistorikern vorbehalten sein. Ich bin Chirurg und möchte jedem, der sich dafür interessiert, etwas – längst nicht alles! – von der Chirurgie früherer Zeiten erzählen. Dabei hoffe ich, daß nicht nur Mediziner, vielleicht auch Historiker, sondern auch „Nichtfachleute" dieses Buch lesen werden, ja, daß diese die Mehrzahl der Leser bilden mögen.

Erzählen will ich, und so nenne ich das Ganze eine Erzählung, ohne damit eine literaturwissenschaftliche Katalogisierung vornehmen zu wollen. Ich glaube, das Wort Erzählung trifft am besten, was ich meine.

Angesichts der Fülle des Materials muß in jedem Kapitel, in jedem Absatz die Frage danach beantwortet werden, was erzählt werden soll und was weggelassen. Die Absicht, keine „Geschichte der Chirurgie", sondern eine Erzählung darüber zu schreiben, rechtfertigt und begründet eine Reihe von Freiheiten, die ich mir im Hinblick auf die Auswahl und die Zusammenstellung nehme. Einiges aus der Vergangenheit der Chirurgie muß berichtet werden, ist gewissermaßen obligatorisch. Unter dem Vielen, was darüber hinaus erzählenswert ist, wähle ich aus, einerseits gelenkt durch eigenes Empfinden, durch Sympathien beispielsweise, die ich für den einen oder anderen Chirurgen der Vergangenheit empfinde, andererseits aber auch bestimmt durch viele gute Hinweise, die ich von mancherlei Seite erhalten habe. Ich kann nur hoffen, daß dieses durchaus subjektive Moment in meinem Buch auf Gleichklang und Zustimmung beim Leser stößt. In diesem Sinne will ich auch verstanden sein, wenn ich im Text hin und wieder von **unserer** Erzählung spreche oder auch davon, daß **wir** einen bestimmten Sachverhalt berichten. Dies ist nun beileibe kein „Plural der Majestäten", sondern will den Leser einbeziehen in das Erzählen, teilnehmen lassen – ein „Plural der Übereinstimmung" also in unserem Buch.

Eine andere Freiheit, die das Erzählen eröffnet, ist die Möglichkeit, sich manchmal vom Prinzip des streng chronologischen Berichtens lösen zu können. Werden Schauplatz oder Thema (oder beides) gewechselt, so greife ich gern den Erzählungsfaden zeitlich etwas früher auf, um Interessantes nicht zu vergessen und Zusammenhänge deutlicher zu machen, verfolge wohl auch manchmal den Faden der Erzählung ein wenig in die „Zukunft" hinein. Ebenso eilt die Erzählung hin und wieder im höchsten Zeitraffer durch die Jahrhunderte, und manchmal tritt sie ein oder gar zwei Kapitel lang „auf der Stelle"; das hängt von der Thematik und von der jeweils getroffenen Auswahl ab. Allerdings gebe ich genügend Hinweise, damit die zeitliche Orientierung nicht verlorengeht.

Hinweise – mehr nicht – sind auch die Anmerkungen, die dem Interessierten den Weg zeigen mögen, zur Herkunft von Zitaten, von geäußerten Gedanken, auch zu unter Umständen gegensätzlichen Auffassungen verschiedener Autoren. Über die Anmerkungen und das Literaturverzeichnis führt der Weg zu vielen Werken der Fachleute, oft direkt zu den Quellen – dieses Verzeichnis kann aber nur eine Auswahl der schier unübersehbaren Literatur darstellen. Einige wenige Hinweise gebe ich auf Werke, die über den rein medizin- und chirurgiehistorischen Rahmen hinausführen. Immer aber kann der Leser sich anhand der Quellen- und Literaturangaben und der dort vorhandenen weiterführenden Hinweise intensiver über bestimmte Sachverhalte orientieren, vor allem über die hochinteressanten Zusammenhänge der Medizingeschichte mit anderen historischen Entwicklungen.

Am Ende des Buches findet sich eine Tafel, auf der Verlag und Autor all denjenigen Dank sagen, deren Hilfe für uns so wichtig war. Ich möchte darauf besonders aufmerksam machen. Hilfe und Anregungen, die ich oft während des Sammelns und Durchdenkens des vielfältigen Materials, beim Schreiben und bei der Suche nach Abbildungen in großzügiger Weise erhalten habe, verpflichten mich in angenehmer Weise, diesen Dank aufrichtig und herzlich abzustatten.

Zeuthen   Detlef Rüster

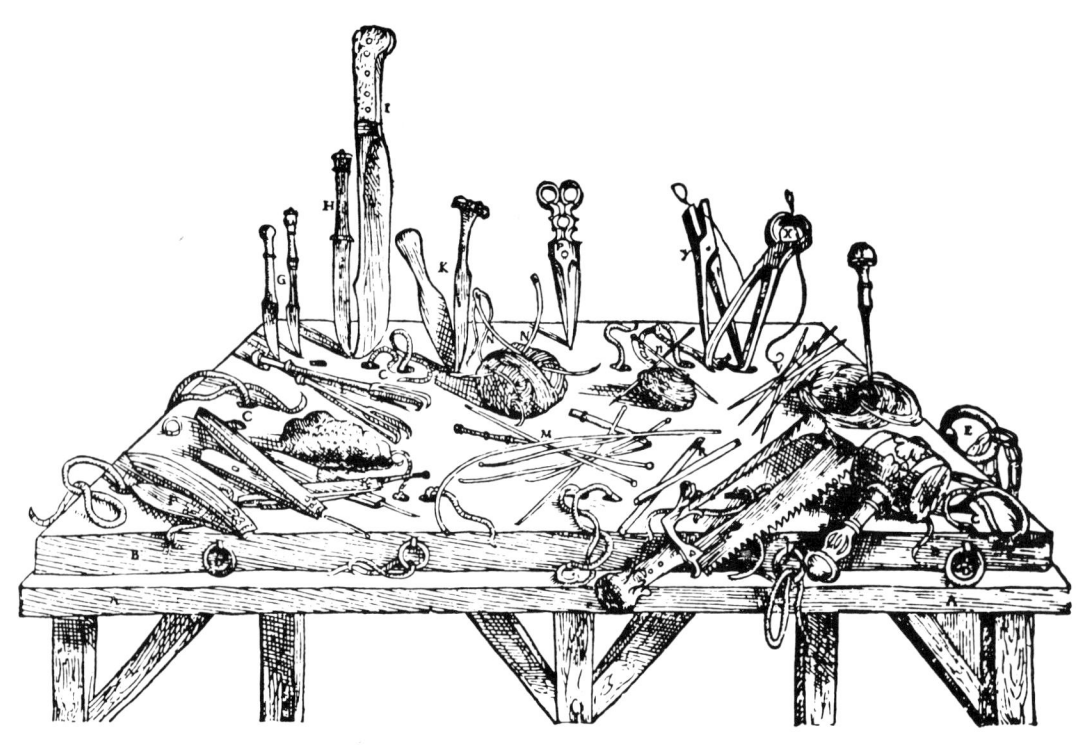

Kapitel 1
Was ist das – alte Chirurgie?

Fangen wir heute an. Gehen wir für einen Moment in einen Operationssaal und befassen wir uns mit einer Chirurgie, wie sie Tag für Tag und Nacht für Nacht in den Kliniken der Versorgungskrankenhäuser betrieben wird. Nicht daß wir einen besonders schwierigen oder gar dramatischen Eingriff beschreiben wollten, nein, wir wollen vielmehr einen Blick auf die dort geleistete Routinearbeit werfen, um unseren Eindruck zu ergänzen.

Ein Operationsprogramm ist in vielerlei Hinsicht genau durchdacht und eingeteilt, und es dauert oft vom Morgen bis in die Nachmittagsstunden. Der Patient, der — nehmen wir ein einfaches Beispiel, einen häufigen Fall — zu einer sogenannten „Blinddarmoperation" in den Operationssaal gefahren wird, weiß das alles nicht, aber er merkt es daran, daß bis zu seinem Erwachen aus der Narkose, ja, letzten Endes bis zu seiner Entlassung der gesamte Ablauf reibungslos vonstatten geht. Er hat, noch auf der Station, gebadet oder geduscht, die Haut im Operationsbereich ist sorgfältig rasiert worden. In den richtigen Zeitabständen vor dem Eingriff sind ihm die Medikamente zur Vorbereitung der Narkose verabreicht worden. Dann, im Operationssaal, dreht sich die ganze ruhige, aber schnelle Geschäftigkeit um ihn, wenngleich er davon nicht sehr viel bemerkt, schon allein deshalb, weil inzwischen die beruhigende und einschläfernde Wirkung der vorbereitenden Medikation eingesetzt hat. Der Operateur findet meist noch Zeit für ein freundliches Wort, während er im Vorraum

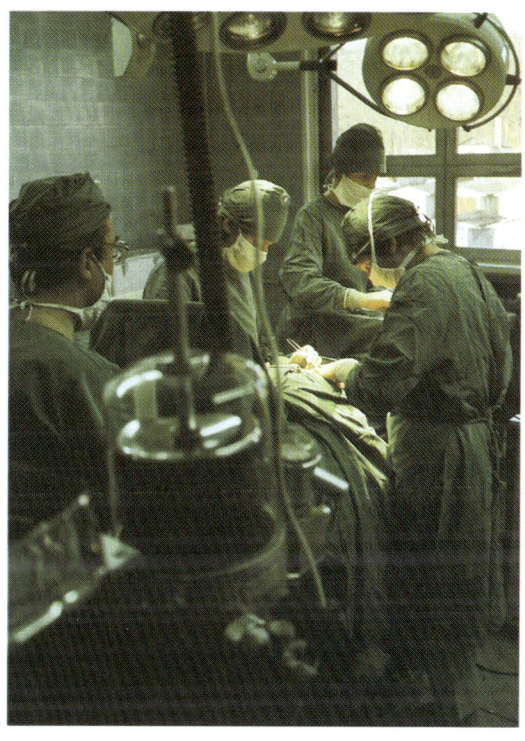

In einem chirurgischen Operationssaal unserer Tage.

9

das Tuch vor dem verschwitzten Gesicht wechselt.

An der Seite eines Pflegers läuft der Patient zum Operationstisch, wird darauf gelagert. Der Anästhesist spricht kurz mit ihm und beginnt dann mit der Narkose. Nach einer Injektion schläft der Patient völlig entspannt ein, so daß ihm ein Gummischlauch — ein Tubus — bis in die Luftröhre gelegt werden kann, über den während der Operation die Zuleitung der Narkosegase genau dosiert und kontrolliert erfolgen kann.

Der Operateur „putzt" das für den Eingriff vorgesehene Gebiet mehrmals mit desinfizierenden Lösungen. Dann wird der Patient mit sterilen Tüchern zugedeckt; allein das Operationsfeld bleibt frei und wird mit einer keimfreien Folie beklebt. Schließlich ist alles bereit. Der Operateur, sein Assistent, die Schwester — sie alle mit steriler Kleidung verhüllt.

Ein verständigender Blick zwischen dem Chirurgen und dem Anästhesisten, dann kommt der Schnitt durch die Folie, die Haut und das Fettgewebe darunter, die Bauchmuskulatur und ihre Bindegewebshüllen werden gespalten, das Bauchfell eröffnet: Darunter liegt der spiegelnd feuchte Darm ...

Das Ganze ist Minutensache. Der Blinddarm, der ein Teil des Dickdarms ist, wird gegriffen, der daran hängende Wurmfortsatz entfernt. Nach einer kurzen Kontrolle der anderen Darmabschnitte und der Rücklagerung der Eingeweide erfolgt die schichtweise Naht der Bauchdecke; dann die Hautnaht, ein Anstrich mit Desinfektionslösung, der Verband. Während der letzten Handgriffe beendet der Anästhesist die Narkose. Der Patient wacht langsam auf, wenn er wieder im Bett liegt. Im Operationssaal beginnt der nächste Eingriff.

Parallel zum Operationsprogramm und genau darauf abgestimmt werden viele andere Arbeiten erledigt. Die Instrumente werden gereinigt, geordnet und in den großen Sterilisatoren keimfrei gemacht, um zum richtigen Zeitpunkt wieder zur Verfügung zu stehen. Behälter mit steriler Wäsche werden herbeigeschafft. Die Betten der Patienten werden neu bezogen. Der Operationssaal wird zwischen den Eingriffen gesäubert. An den Narkosegeräten werden leergewordene Druckgasflaschen gegen neue ausgewechselt ...

Das alles ist normal in der modernen Chirurgie — das alles und mehr, denn unsere knappe Schilderung war gewiß keine vollständige Darstellung des Betriebes in einer Operationsabteilung oder gar in einer chirurgischen Klinik. Einige Grundsätze chirurgischen Handelns aber bleiben immer die gleichen, nur daß bei ausgedehnteren, komplizierteren Operationen der Aufwand in jeder Beziehung ungleich größer ist; sie gelten für die Appendektomie, die Entfernung des Wurmfortsatzes, genauso wie für jeden anderen Eingriff.

Der eine dieser Grundsätze ist die schmerzfreie Operation, also die Allgemeinnarkose oder — in anderen Fällen — die örtliche, beziehungsweise die regionale Betäubung. Die Narkose schafft die Voraussetzung für den Chirurgen, in die Körperhöhlen vordringen zu können, Knochenbrüche und Gelenkverrenkungen wieder einzurichten oder operativ zu behandeln — kurz: Für fast jeden größeren Eingriff ist die Narkose unerläßlich.

Ein anderer Grundsatz ist das Prinzip der Keimarmut im gesamten Arbeitsbereich und der Keimfreiheit aller Instrumente und Gegenstände — eingeschlossen die behandschuhten Hände der Operateure —, die mit der Wunde irgendwie in Kontakt kommen. Die Säuberung des Operationssaales, die verschiedenen Arten der Desinfektion, das „schweigende Operieren", eine sinnfällige Organisation der Arbeit, nicht zuletzt die persönliche Hygiene der Mitarbeiter — all das und vieles mehr sind antiseptische Maßnahmen, die der Keimverminderung dienen. Das Sterilisieren der Instrumente, des Nahtmaterials, der Verbandsstoffe, der Handschuhe, der Operationswäsche, von Implantaten (wie Schrauben, Nägel, künstliche Gelenke und dergleichen mehr) sorgt für die Asepsis, die Keimfreiheit, all dessen, was mit dem Operationsgebiet, insbesondere mit der Wunde in Berührung kommt. Am gebräuchlichsten hierbei sind Heißluft- und Dampfsterilisatoren, neuerdings werden zu bestimmten Zwecken auch andere Methoden, beispielsweise radioaktive Strahlen, zur Anwendung gebracht.

Natürlich ist es das nicht allein. Die operative Medizin unserer Tage mit ihren vielen verschiedenen Spezialdisziplinen basiert auf einer kaum noch zu übersehenden Vielfalt an Voraussetzungen. Da ist beispielsweise der ganze Komplex, der bereits beim Bau chirurgischer Gesundheitseinrichtungen beachtet werden muß; da ist die komplizierte apparative und instrumentelle Ausrüstung einschließlich eines gut funktionierenden Wartungs- und Reparaturdienstes – um nur das zu nennen. In jedem Fall aber steht das hohe fachliche Können aller Beteiligten – nicht nur allein des Operateurs – im Vordergrund; das allerdings war zu allen Zeiten das „A und O" in der Chirurgie.

Bleiben wir aber in unserem Gedankengang bei Narkose und Antiseptik/Asepsis, bei zweien der grundsätzlichsten Voraussetzungen für die Chirurgie, wie wir sie kennen und wie wir sie uns nicht anders vorstellen können! Die Ära des modernen antiseptischen Verhaltens begann vor etwas mehr als einhundert Jahren, die neuzeitliche Narkose wurde nur wenige Dezenien früher entdeckt. Die Chirurgie der neuen Zeit ist nicht sehr viel älter als ein Jahrhundert!

Was war davor? Die Frage drängt sich auf, denn Geschichte und Vorgeschichte der Menschheit zählen nach Jahrzehntausenden, und genauso lange gibt es Krankheiten und Verletzungen, die des heilkundigen, zumal des chirurgischen Eingreifens bedürfen.

Da war – beispielsweise – der „erhabene Achilleus", der an der Verletzung seiner Ferse starb, wie Homer berichtete, und den man heute mit einer ordentlichen Wundver-

sorgung und einer Sehnennaht behandeln würde. Oder Caesar, der von elf Dolchstichen getroffen starb und dem man mit einem gut organisierten Rettungsdienst und einer schnellen Operation vielleicht hätte helfen können. Luther, der von Blasensteinkoliken jahrzehntelang gepeinigt wurde, wäre durch einen relativ kleinen Eingriff davon erlöst gewesen. Nun, ein Spiel mit bekannten Namen aus der Vergangenheit, mehr nicht, aber dennoch geeignet, den Blick auf die „alte Chirurgie" zu lenken, auf einige ihrer besonderen Umstände und Fragestellungen.

Jahrzehntausende lang litten Menschen an Krankheiten und Verletzungen, ertrugen Fieber, Schmerz und Siechtum, suchten Hilfe, wenigstens Hoffnung. Und immer waren es auch Chirurgen, die versuchten, ihnen zur Seite zu stehen, zu lindern, zu heilen. „Am Anfang jeder einzelnen Kultur ist chirurgische Behandlung das Kernstück ärztlicher Kunst", so sah es Ferdinand Sauerbruch.

Was aber war das für eine Chirurgie? Was war vor Narkose und vor Antiseptik/Asepsis? Wie sah das wirklich aus? Mit derartigen Fragen sind wir da, wo dieses erste Kapitel hinführen sollte. Denn genau das ist das Thema dieses Buches: die Chirurgen der alten Zeit und ihre Patienten.

Es gab eine Chirurgie ohne moderne Narkose und ohne neuzeitliche Antiseptik oder gar Asepsis. Für uns kaum vorstellbar, aber es gab diese Chirurgie, und sie erlebte alle Höhepunkte, erlitt alle Niederlagen, die nur denkbar sind. Prägen wir dafür am Beginn unserer Erzählung den Begriff „alte Chirurgie"; möglich, daß wir ihn am Ende des Buches noch einmal überdenken. Soviel aber schon hier: Wenn von „alter Chirurgie" die Rede ist, dann will das keinen Gegensatz zu einer „neuen Chirurgie" konstruieren, will nur helfen, die Grenzen dessen, was erzählt werden soll, zu umreißen.

Das Thema ist gefunden, die Grenzen – und sie sind weit genug – abgesteckt. Versuchen wir also, sie aufzuschreiben, die Erzählung von der alten Chirurgie!

Kapitel 2
Vorspiel in der Steinzeit –
die ersten Chirurgen

Im Jahre 1962 stand der peruanische Nerven-
chirurg Francisco Grana neben einem
31jährigen Patienten, der bewußtlos war und
dessen Zustand sich rapide verschlechterte.
Der Mann hatte einen Verkehrsunfall erlitten.
Ein Blutgefäß im Schädelinnern war zerrissen, und der größer werdende Bluterguß, der
keinen Abfluß hatte, drückte auf das Gehirn,
hatte bereits zu Lähmungserscheinungen
geführt und ließ den Patienten in immer tie-
fere Bewußtlosigkeit sinken. Dr. Grana tat
das, was jeder Chirurg angesichts einer solchen Situation tun muß: Er operierte.

Als die Narkose eingeleitet, die Vorberei-
tungen abgeschlossen waren, trat Grana an
den kahlrasierten Kopf, der allein frei war
zwischen den sterilen Tüchern, ließ sich die
Instrumente reichen ... und diese Instrumente waren 1500 bis 2500 Jahre alt! Diesen
Satz schreibt man mit Bedacht und liest ihn
zweimal. Die operative Schädelöffnung – die
Trepanation – erfordert den ganzen Einsatz
eines geübten Teams und einer hochentwik-
kelten Technik; Präzisionsbohrer, feinste
Sägen, Zangen, Hebel, Sonden ... Grana
setzte ein solches Team ein, und er verfügte
über durchaus moderne Operationsbedingungen. Aber er trepanierte – wiederholen wir es
– mit steinernen Messern und Meißeln, die
einer Zeit entstammten, in der auf dem Gebiet
des heutigen Peru Lebensbedingungen vor-
herrschten, die der Jungsteinzeit entsprachen, wenngleich diese Geräte auch für den
Eingriff gesäubert und sterilisiert wurden.
Nach Eröffnung der Schädelhöhle entfernte
Grana den Bluterguß, verschloß die Wunde

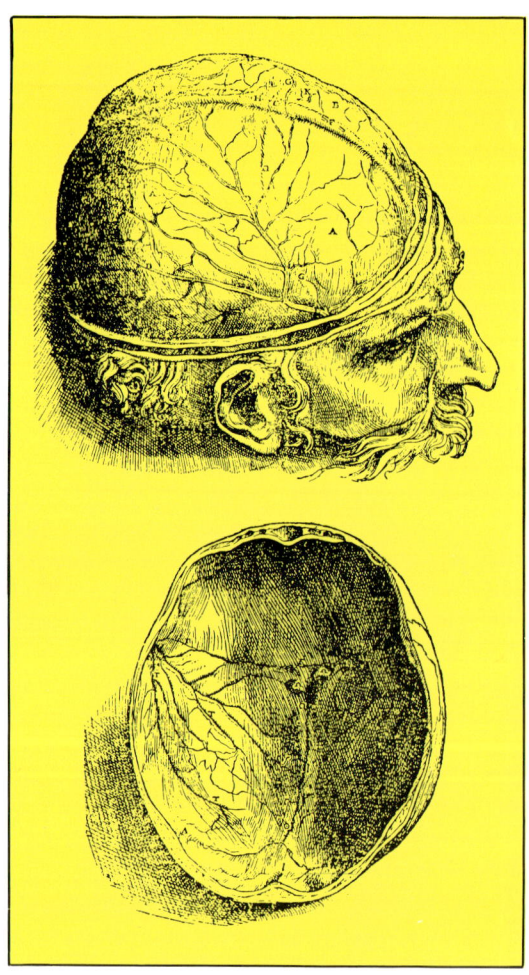

*Die Blutgefäße der Hirnhäute (oben). An
der Innenseite des Schädeldachs (unten) sieht
man deutlich die Rinnen, die von den Adern
in den Knochen geprägt wurden. Eine Darstellung des 16. Jahrhunderts (Vesal).*

wieder – das Ganze freilich komplizierter und umfangreicher als in diesen kurzen Worten geschildert. Der Patient wurde gesund!

Was hat es auf sich damit? Dem Patienten hat dieser Eingriff geholfen. Dennoch bleiben Zweifel, ob ein Experiment dieser Art zu vertreten ist. Denn ein Experiment war es. Grana wollte die Brauchbarkeit der steinernen Geräte beweisen. Und das ist der Punkt: Wie kam er auf den Gedanken, Geräte aus der präkolumbianischen Ära Amerikas zu einem derartigen Eingriff zu verwenden, der – ähnlich wie Herz- oder Gefäßoperationen – zum Modernsten der Chirurgie unserer Tage gezählt werden muß? Operative Schädelöffnung vor einigen Tausend Jahren?

Nun, wir suchen nach Anfängen chirurgischen Tuns. Wenden wir also den Blick zurück, weit zurück, bis in die Steinzeit. Das ist freilich nicht unproblematisch, allein schon wegen der verhältnismäßig unsicheren Kunde angesichts der kaum wirklich vorstellbaren Länge dieses Zeitraumes: Das, was wir heute Steinzeit nennen und in verschiedene Abschnitte unterteilen, begann – ungefähr – vor 600 000 Jahren, und es endete in Mesopotamien und Ägypten etwa vor 5 000 Jahren v. u. Z., in weiten Teilen Europas erst zwischen 2 500 und 2 000 v. u. Z.[1]) Dem voran ging die Phase der Menschwerdung – der Hominisation –, und sie dauerte wohl vier Millionen Jahre; zur Bezeichnung eines solchen Zeitraums will das Wort „Phase" fast deplaziert erscheinen.

Verloren kämen wir uns vor, wollten wir versuchen, im Rahmen dieses Kapitels unserer Erzählung 600 000 Jahren Steinzeit auf den Grund zu kommen. Einen solchen Versuch werden wir nicht unternehmen. Einige Eindrücke wollen wir wirken lassen, einige Gedanken dazufügen.

Wo immer sich das Leben der Steinzeitmenschen abgespielt hat – in den wilden Wäldern, auf den Ebenen, an den Hängen der Gebirge, in den Tälern der Flüsse –, es war denkbar hart in einer Umwelt, der sie nicht sehr viel mehr als ihre bloßen Hände – und

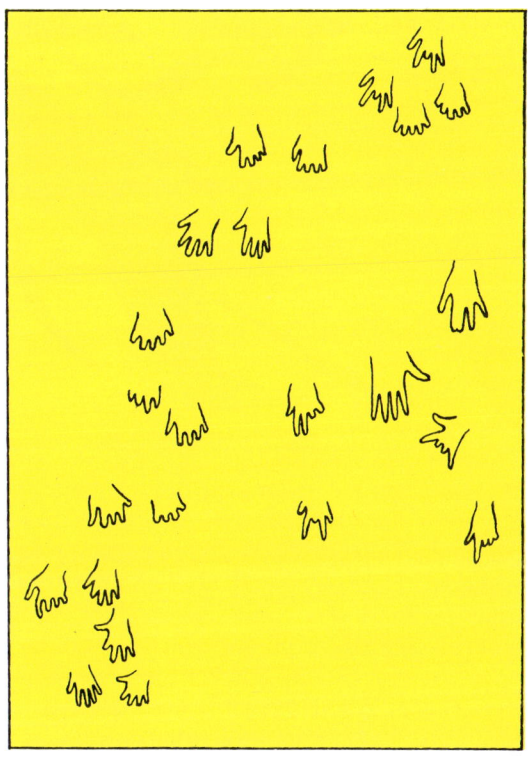

Zeichnung nach Handabdrücken in der Höhle von Gargas (Pyrenäen); jüngere Altsteinzeit. Man erkennt an einigen Händen das Fehlen von Fingern oder Fingergliedern, was Folge von Verletzungen – mit oder ohne „chirurgische" Versorgung – gewesen sein mag.

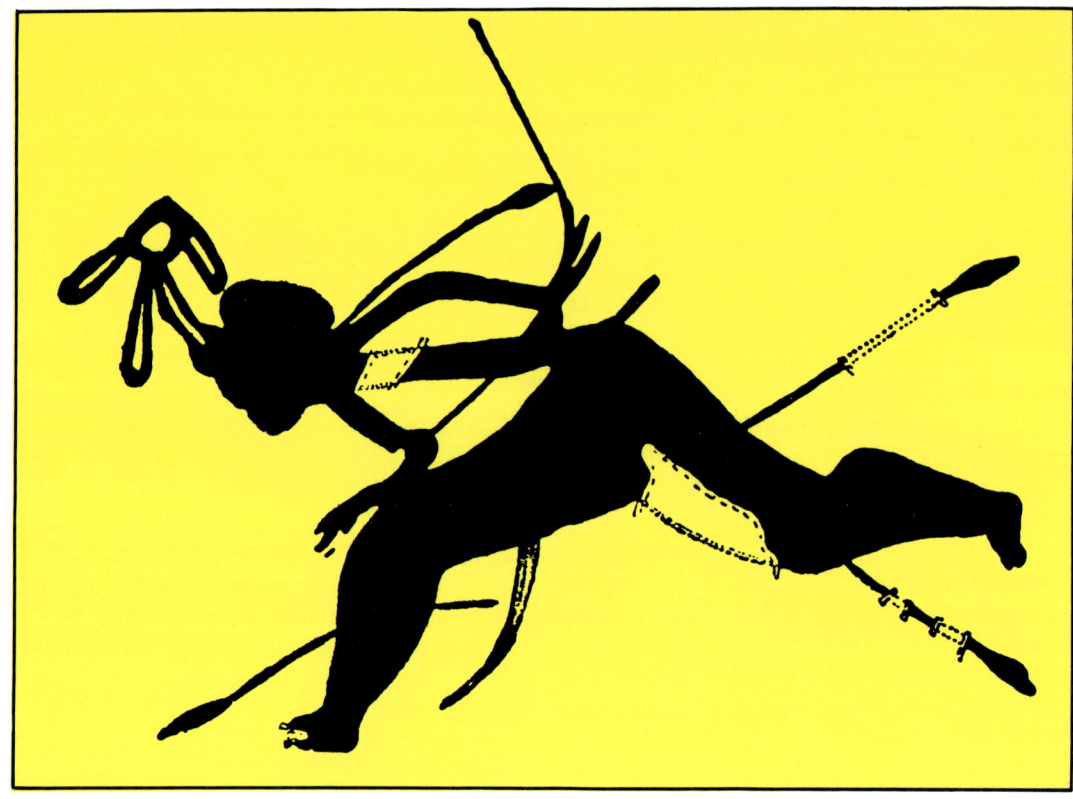

Ein verwundeter steinzeitlicher Jäger oder Krieger; nach Felsgrottenmalerei in La Saltadora, Castellon, Spanien.

ihre Intelligenz – entgegenzusetzen hatten; den Stein zunächst nur, der, zurechtgeschlagen, in die Faust paßte, Werkzeug und Waffe in einem. Nomadisierend als Sammler und Jäger, seßhaft das Land zum Acker verändernd, seßhaft wohl auch im Häuserhöhlengewirr erster stadtähnlicher Siedlungen an kreuzenden Wanderwegen oder nahe dem begehrten Lapislazuli und Obsidian – so verbrachte die Menschheit jenen langen Abschnitt ihres Weges durch die Zeit, nahezu schutzlos ausgeliefert den Gefahren der Umwelt, dem Hunger, auch den Krankheiten und Verletzungen. Aussicht auf das Überleben besaßen nur, die sich zu helfen wußten und Glück dabei hatten.

Lehrmeister der Steinzeitmenschen waren der „Instinkt" und die Erfahrung. Sie lernten, wie man sich helfen konnte, nicht von heute auf morgen, aber über viele Generationen hinweg, Tausende und Tausende Jahre lang.

Gutes Heilungsergebnis nach Brüchen des rechten Schlüsselbeins und der Speiche des rechten Unterarms („Etagenfraktur"). Aus einer jungsteinzeitlichen Hockerbestattung, vermutlich Trichterbecherkultur. Fundort Halle/Saale (Weinberg). (Landesmuseum für Vorgeschichte Halle/Saale; Foto B. Szirmai)

Dabei mögen Verhaltensweisen von Tieren bei Verletzungen erste Vorbilder gewesen sein.

Schmerz und Gebrauchseinschränkung erzwangen die Schonung einer verletzten Gliedmaße. Eines kam zum anderen. Blätter, Gräser, Kräuter, Hölzer, Felle – all das bot sich an, und die Menschen machten es sich zunutze.

Zur Knochenbruchbehandlung in der Steinzeit hat die Archäologie manch interessantes Detail geliefert. Es gibt Skelettfunde, an denen verheilte Brüche erkennbar sind, die nach allem chirurgischen Wissen unserer Tage ohne Zweifel in irgendeiner Form ruhiggestellt gewesen sein müssen; anderenfalls wäre es nicht zur Heilung gekommen.

Allerdings kann nicht übersehen werden, daß an wildlebenden Tieren in unserer Zeit ebenfalls verheilte Knochenbrüche nachweisbar sind, oft solche mit überraschend gutem Ergebnis. Doch wäre ein Vergleich mit den steinzeitlichen menschlichen Skelettresten aus vielerlei Gründen fehl am Platze. Allein schon die Tatsache, daß schwerer verletzte Tiere (bei denen also in der Mehrzahl schlechte Heilergebnisse zu erwarten wären) den Raubtieren oder dem Hungertod zum Opfer fallen, bevor es zur Knochenbruchheilung kommen kann, ist einer der Gründe dafür, daß vorwiegend günstige Ausheilungszustände festgestellt werden können. Andere Gründe – wie etwa Fragen der Auslese – sollen hier nicht weiter erörtert werden.

Andererseits eignet sich auch steinzeitliches menschliches Skelettmaterial in diesem – wie auch in anderem – Zusammenhang häufig kaum für statistische, vergleichende Auswertungen, beispielsweise weil es in der Vergangenheit nicht immer sachgemäß und vollständig geborgen wurde.[2] Dennoch bleiben genügend interessante Einzelbefunde, und es gibt Fundstücke, die weitere Vermutungen über den Umgang mit Knochenbrüchen in der Steinzeit zulassen. – Zunächst aber einige allgemeine Bemerkungen:

Nicht selten sind bei gebrochenen Knochen die Bruchstücke gegeneinander verschoben – abgeknickt, verdreht, verkürzt – als Folge der Stoß- oder Hebelkräfte, die den Bruch verursachten. Dabei ist diese Verschiebung der Knochenfragmente abhängig von der einwirkenden Gewalt, also von Fall zu Fall verschieden.

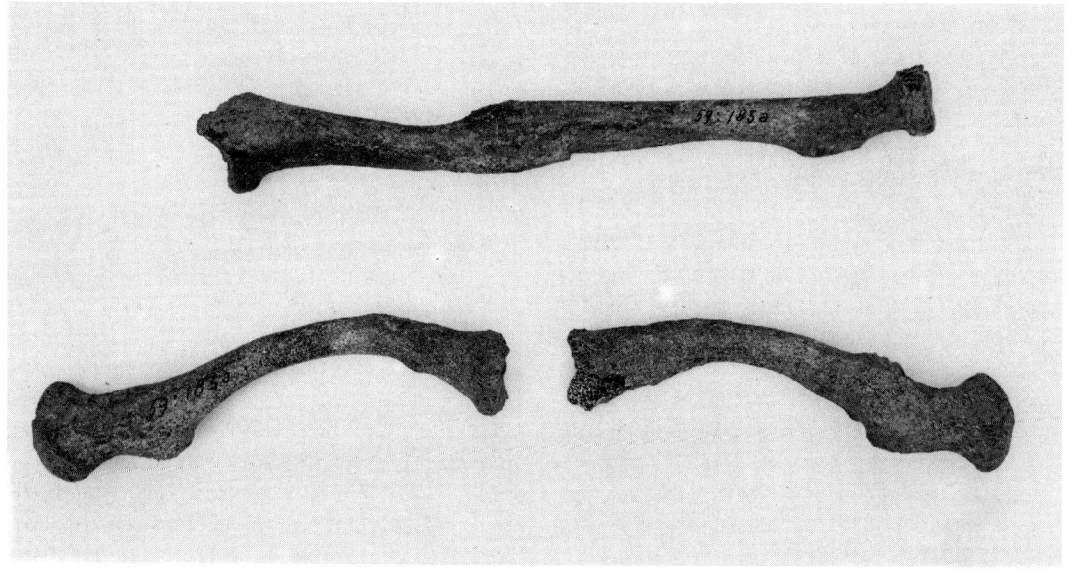

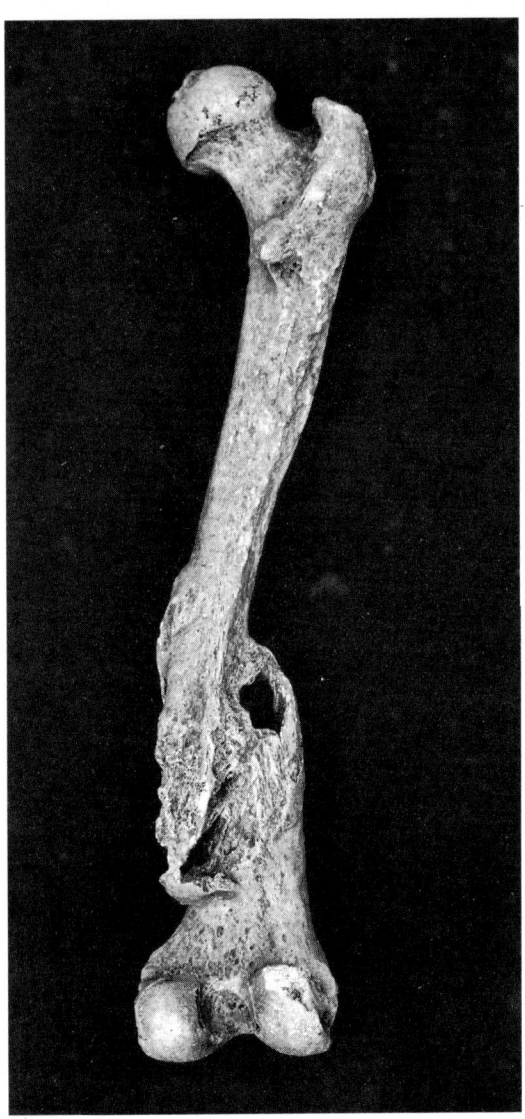

Ein rechter Oberschenkelknochen, der – obgleich schon aus der frühen Bronzezeit stammend – geeignet ist, ein problematisches Ergebnis der Knochenbruchbehandlung zu demonstrieren. Die Fraktur in der unteren Hälfte des Knochens ist in fehlerhafter Stellung und unter Ausbildung einer unförmigen Knochennarbe („Spangenkallus") verheilt. Fundort Schafstädt, Kreis Merseburg. (Landesmuseum für Vorgeschichte Halle/ Saale; Foto B. Szirmai)

Bei einigen bestimmten Brüchen aber ist die Verschiebung immer gleichartig, nämlich dann, wenn der Knochen an einer solchen Stelle bricht, daß ansetzende oder entspringende Muskeln die Fragmente gegeneinander verziehen. Das heißt also: Bei einigen Brucharten kann man mit Bestimmtheit sagen, daß eine Verschiebung vorgelegen und wie sie ausgesehen hat. Nun, man hat jungsteinzeitliche Knochen gefunden, die derartige Brüche aufwiesen und in normaler (!) Stellung verheilt sind. Das legt immerhin die Annahme nahe, daß Menschen vor Jahrtausenden, möglicherweise auch schon vor Jahrzehntausenden, in der Lage gewesen sein könnten, verschobene Brüche – vielleicht auch Gelenkverrenkungen – wieder einzurichten und zur Heilung zu bringen.

Knochenbruchbehandlung ist immer dann erfolgreich, wenn drei Schwerpunkten gleichermaßen Aufmerksamkeit gewidmet wird: der Einrichtung bei Fragmentverschiebung, der Ruhigstellung bis zur Heilung und schließlich der Bewegung zum Wiederherstellen der Funktionstüchtigkeit. Das gilt in unserer Zeit. Die Menschen der Steinzeit waren zu ähnlichem Ergebnis gekommen, gezwungen dazu durch die unerbittliche Erfahrung. Eine zumindest einfache Art des Einrichtens und der Ruhigstellung ist an einigen Fundstücken ablesbar; für die Bewegung danach sorgten ohne Zweifel die Lebensumstände. – Das sind immerhin erstaunliche Befunde. Beileibe keine moderne Knochenbruchbehandlung, das wäre eine grobes Mißverständnis, aber eine durchaus einfühlbare, richtige Verhaltensweise innerhalb dessen, was die Bedingungen der Zeit erlaubten.

Aber Vorsicht in der Gesamteinschätzung ist angebracht. Den eben beschriebenen Funden steht eine Vielzahl anderer gegenüber, die erhebliche Fehlstellungen bei abgeheilten Knochenbrüchen zeigen; Gebrauchseinschränkung und Verkrüppelung müssen Folgen gewesen sein. Manchmal sind die Fragmente unter Ausbildung einer derart

„wilden", monströsen „Knochennarbe" miteinander verwachsen, daß wir heute durchaus auch an das Vorliegen eines echten Knochentumors denken müssen – nicht immer läßt sich das noch einwandfrei klären[3]).

Soweit einiges zu steinzeitlichen „Befunden". Lassen wir es dabei bewenden!

Zum Thema „Chirurgie" in der Steinzeit machte man in der Mitte des vergangenen Jahrhunderts eine Entdeckung, die damals nachgerade sensationell war und über die wir hier berichten müssen, um das Bild zu ergänzen.

Schon lange hatte es in Kuriositätenkabinetten einiger Fürsten, auch in „Beinhäusern" von Klöstern und Kirchen menschliche Schädel gegeben, die Spuren von Verletzungen aufwiesen, von Schüssen, von Schwerthieben, von Keulenschlägen. Einige der Schädel aber zeigten runde oder eckige Öffnungen, ohne Zweifel von irgendwelchen Geräten verursacht, aber nicht als Folge von Kämpfen oder Unfällen erklärbar, überhaupt nicht erklärbar. Ein Rätsel, dem man Aufmerksamkeit zu widmen begann, als seit etwa 1865 Schädel mit ähnlichen, instrumentell herbeigeführten Defekten in ur- und frühgeschichtlichen Fundstätten entdeckt wurden.

Man fand solche Schädel innerhalb weniger Jahre fast überall in Europa: in Südfrankreich und im Pariser Becken, auf den britischen Inseln, in Portugal, im mittleren und nördlichen Deutschland, in Skandinavien, auch im fernen Kaukasus. Gleichzeitig kam die Nachricht von ähnlichen Funden aus Nordafrika, aus dem damaligen Palästina, aus Kleinasien, vom amerikanischen Kontinent ...

In Amerika war es der New Yorker Ephraim George Squier – Diplomat, Journalist und Archäologe aus Liebhaberei –, der zum ersten Male auf die merkwürdigen Schädel aufmerksam wurde. 1867 fiel ihm in der Sammlung eines Bekannten in Cusco (Peru) ein Schädel auf, der im Stirnbereich eine viereckige Öffnung hatte. Er sah ganz deutlich, daß mit vier Schnitten oder Sägezü-

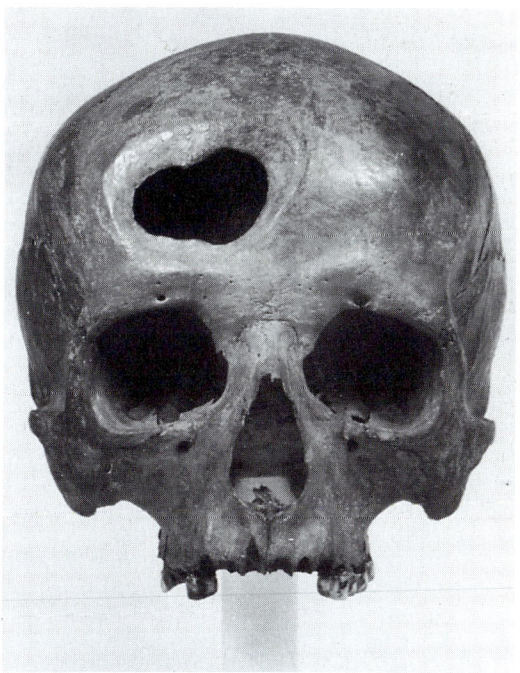

Stirntrepanation bei einem 30 bis 35 Jahre alten Mann (Neolithikum). Am Rande der Trepanationsöffnung ist neugebildeter Knochen ein Zeichen dafür, daß der Eingriff überlebt wurde. (Dr. H. Ullrich, Akademie der Wissenschaften der DDR, Zentralinstitut für Alte Geschichte und Archäologie)

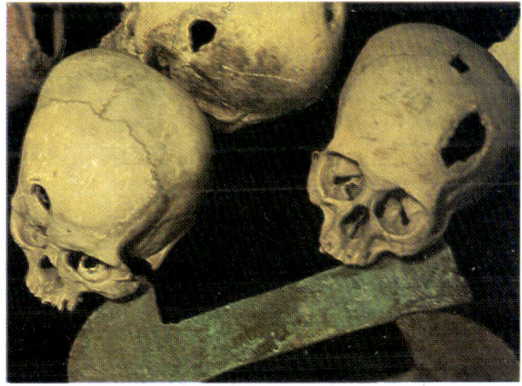

Trepanierte peruanische Schädel und „Tumi", wie sie zur operativen Schädelöffnung benützt wurden. (International College of Surgeons, Hall of Fame, Chicago)

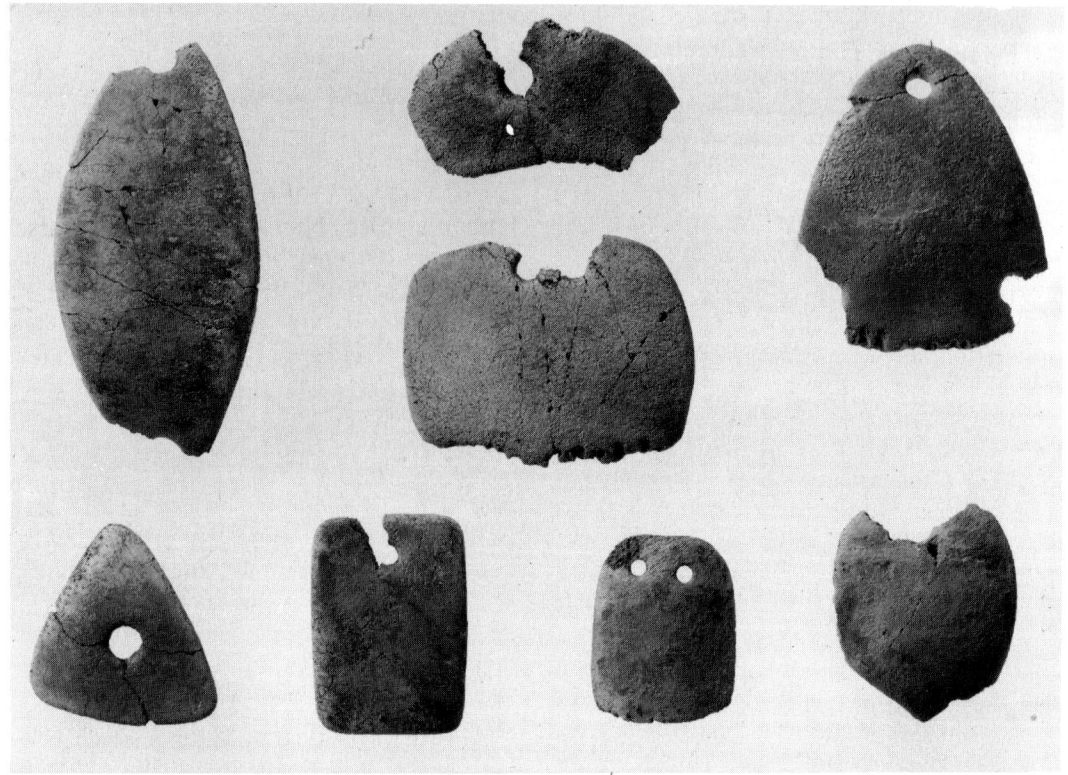

gen ein Stück des Stirnbeins herausgelöst worden war. Der Schädel stammte von einem altperuanischen Gräberfeld; später wurden dort weitere gefunden. 1877 berichtete Squier davon in seinem Buch über das Land der Inkas[4]).

Einer der ersten Mediziner, die mit dem Rätsel dieser Schädel konfrontiert wurden, war der französische Landarzt Pierre Barthélémy Prunières (1828–1893). Er dilettierte nicht ohne Erfolg als Anthropologe, und so war er an urgeschichtlichen Skelettfunden interessiert, die nahe seinem südfranzösischen Wohnort gemacht wurden. An einigen Schädelknochen entdeckte er dabei ebenfalls diese von irgendwelchen Instrumenten herrührenden Öffnungen, ohne sie deuten zu können. Manchmal stieß der grabende Spaten sogar auf die aus den Schädeln entfernten Teile — runde oder annähernd viereckige Knochenscheiben, die randnahe Durchbohrungen

Die sogenannten Knochenamulette von Concise/VD, aus menschlichen Schädeldecken herausgelöste Knochenscheiben (2500–2000 v. u. Z.). (Bernisches Historisches Museum).

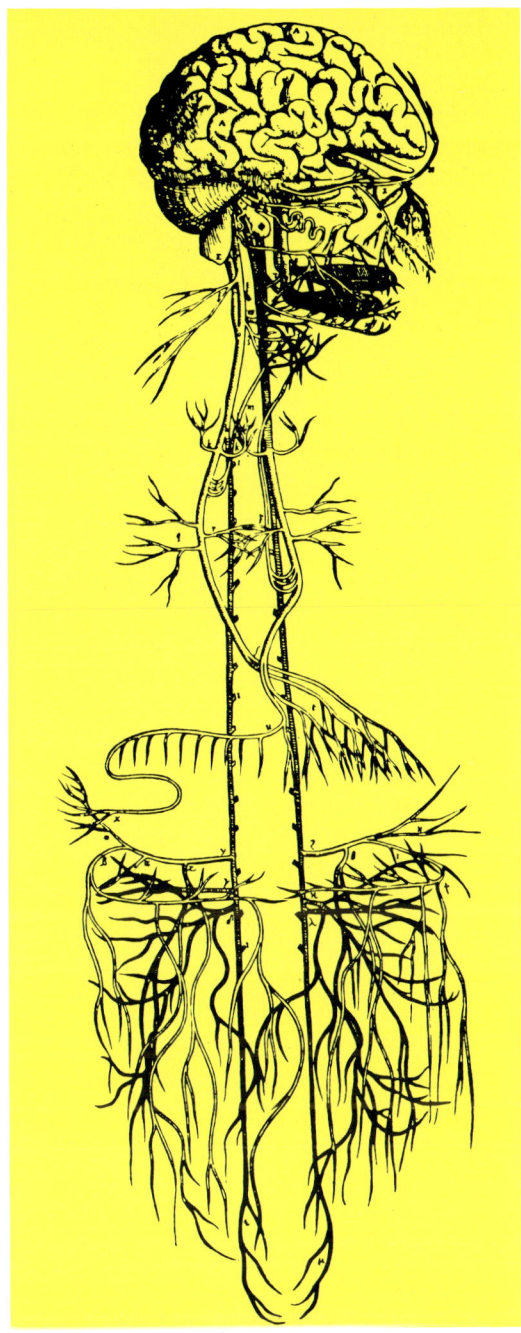

Das Gehirn und die Hirnnerven, wie sie bereits von Andreas Vesal in seinem Werk „De humani corporis fabrica" im 16. Jahrhundert dargestellt wurden.

aufwiesen, ähnlich wie Anhänger für Halsketten. Solche Funde waren allerdings Raritäten und sind es heute noch. Im Historischen Museum von Bern werden elf derartige Stücke aufbewahrt, die sogenannten „Knochenamulette von Concise/VD weiß", die aus einer jungsteinzeitlichen Ufersiedlung geborgen wurden. Nun schien sich das Rätsel zu lösen. Offensichtlich hatten Steinzeitmenschen aus den Schädeln Verstorbener Knochenstücke herausgemeißelt oder gesägt, um sie als schützende oder erfolgbringende Amulette zu verwenden. Für die Knochenscheiben gibt es bis heute keine bessere Deutung. Die Schädel aber …

Will man den weiteren Gang der Dinge verstehen, ist ein Seitenblick nötig auf jenen Bereich der wissenschaftlichen Forschung des 19. Jahrhunderts, der mit dem Gehirn, dem Zentralnervensystem befaßt war. Das Arbeitsgebiet war groß, unübersehbar damals. Über die äußere Gestalt des Gehirns, soweit man sie mit bloßem Auge erkennen konnte, war man spätestens seit dem großen Andreas Vesal, 1543, (s. S. 132) recht gut unterrichtet. Durch das Mikroskop gesehen aber bot sich ein schier unentwirrbares Durcheinander. Da gab es ungewöhnlich geformte Zellen, aber nur an bestimmten Stellen; andere Stellen waren ganz ohne Zellen, dafür – noch unerklärbarer – zogen dort Fasern bündelweise sich kreuzend: Woher? Wohin? Und: Wie funktionierte das Ganze?

Einer der Pioniere der modernen Physiologie war der Tscheche Jan E. Purkyně (1787–1869), der in Breslau das erste deutsche Physiologische Institut leitete und später in Prag wirkte. Purkyně, ausgebildet als Pathologe, gab sich nicht mit der Erforschung des krankhaften Zustandes zufrieden. Vielmehr suchte er, die Funktion zu erkennen, die normale und die durch Krankheit veränderte. Fasziniert war er vom Zentralnervensystem. Schon seine Dissertation „Beiträge zur Kenntnis des Sehens in subjektiver Hinsicht" (Prag 1819) ließ das erkennen. Später kamen Arbeiten über die Wirkung von Medikamenten auf das Gehirn und immer wieder Untersuchungen des Hirngewebes, dieses Wundergespinstes aus Zellen und Fasern. Von den Zellen, die er unter dem Mikroskop sah, trägt eine Art heute Purkyněs Namen.

In den sechziger Jahren wurde das Gehirn auch für die Chirurgie interessant, die sich anschickte, das Schädelinnere zu erobern, aber zögerte, denn da gab es Schwierigkeiten, nicht die, wie man durch den Knochen hindurch zum Gehirn vordringen konnte (geeignete Instrumente gab es geraume Zeit), sondern an welcher Stelle man den Schädel eröffnen sollte. Wie sollte man von außen erkennen, wo sich innerhalb des Schädels der Krankheitsherd befand, wo man also genau die Trepanation ausführen sollte, um darauf zu stoßen? Der Kopfschmerz, sofern überhaupt vorhanden, war der schlechteste Wegweiser. – Und dieses Problem der Chirurgen war der Berührungspunkt mit den Wissenschaften, deren Thema Aufbau und Funktion des Nervensystems waren; es hatte praktische Relevanz, brannte auf den Nägeln.

Die Wissenschaft war sich nicht einig, zwei gegenteilige Meinungen stießen aufeinander. Der überkommenen Ansicht, das Gehirn wäre ein in allen Teilen gleichartiges Organ, das sämtliche Funktionen einheitlich als ganzes ausübte wie etwa die Leber, standen einige Beobachtungen aus der medizinischen Praxis entgegen; beispielsweise die Tatsache, daß nach Schlaganfällen meist nur einige Funktionsdefekte des Gehirns (oft als Lähmungen) auftraten, aber nicht das ganze Gehirn davon betroffen war; oder die andere Beobachtung, daß Sprachstörungen regelmäßig nur mit Lähmungen der rechten Körperhälfte vergesellschaftet waren. Noch nachdenklicher stimmten Feststellungen, wie sie der junge Berliner Arzt Gustav Theodor Fritsch (1838–1927) im preußisch-dänischen Krieg machte. Fritsch sah einen Soldaten, der derart bejammernswert am Kopf verletzt war, daß das Gehirn freilag, und er bemerkte, daß die Berührung verschiedener Stellen des Hirngewebes jeweils die Kontraktion ganz be-

stimmter Muskelgruppen an der gegenüberliegenden Körperseite auslöste.

Beobachtungen, Untersuchungen, Tierexperimente legten schließlich die Vermutung nahe, das Gehirn sei nicht in allen Teilen gleichwertig, es setze sich vielmehr aus verschiedenen Zentren zusammen, die – spezialisiert – die verschiedenen Körperfunktionen steuerten; eine völlig richtige Schlußfolgerung, wie sich später zeigte.

Hier war der Punkt, an dem Ärzte, Chirurgen zumal, aufhorchten. Gab es diese Funktionszentren tatsächlich, dann sollte es doch möglich sein, aus dem Ausfall einer Körperfunktion auf das erkrankte Zentrum im Gehirn zu schlußfolgern, und damit den Ort festzustellen, an dem man unter Umständen operieren mußte. Auch dieser Gedanke sollte sich in der Zukunft als richtig und als in der Praxis anwendbar erweisen. Noch heute liefert in solchen Fällen die Untersuchung der Lähmungen oder anderer Ausfälle von Körperfunktionen dem Chirurgen wichtige Hinweise auf die Lokalisation der Krankheit innerhalb der Schädelhöhle. Seinerzeit aber entbrannte ein heftiger Meinungsstreit für und wider die Funktionszentren. In dieser Situation bekam ein Mediziner, der die Theorie von den Funktionszentren mit eigener Forschungsarbeit zu untermauern suchte und mit Leidenschaft vertrat, einige jener Schädel mit den merkwürdigen Öffnungen zu Gesicht – der Franzose Paul Broca (1824–1880); die Bezeichnung des Sprachzentrums im Gehirn mit seinem Namen erinnert an ihn.

Während eines Anthropologenkongresses 1874 in Lille sprach Broca seinen Landarztkollegen Prunières auf die Schädel hin an, die dieser aus Liebhaberei untersucht hatte.

Als Broca dann die Schädel in den Händen hielt, glaubte er, seinen Augen nicht trauen zu können. Er erkannte ganz deutlich an den Rändern der geheimnisvollen Öffnungen Spuren von Knochenneubildung. – Nun, jeder normale Organismus ist in der Lage, Knochenverletzungen durch Ausbildung von neuem Knochengewebe zur Heilung zu bringen; es entsteht die „Knochennarbe", der Kallus. Jeder normale Organismus tut das – aber nur wenn er lebt! Paul Broca stand also vor der kaum glaublichen Tatsache, daß in versunkener Vorzeit Menschen der Schädel eröffnet und daß der Eingriff überlebt worden war. Er hielt den Beweis in den Händen.

Diese Entdeckung war sensationell, umso mehr in einer Zeit, in der die Chirurgie – erneut, wie man jetzt formulieren muß – den operativen Zugang in das Schädelinnere suchte. Sehr schnell wurden an verschiedenen Orten weitere dieser Schädel untersucht. Das Ergebnis blieb das gleiche: Ur- und frühgeschichtliche Operateure waren in der Lage, eine geplante instrumentelle Schädelöffnung – die Trepanation – auszuführen; ein unerwartetes, überraschendes Ergebnis. Nur, die rätselvollen Schädel waren dadurch eher noch rätselvoller geworden. Wie gingen die steinzeitlichen Operateure zu Werke? Warum trepanierten sie? Und vor allem: Wie wurden sie mit dem Operationsschmerz fertig? Fragen über Fragen. Seither ist viel getan worden, die Geheimnisse zu erhellen. Davon wird zu erzählen sein. Paul Broca hat noch wichtiges dazu getan.

Zunächst eine andere Fazette des Bildes. Verschiedene Chirurgen verfolgten sehr aufmerksam die Entdeckung der ur- und frühgeschichtlichen Trepanation; das war kaum anders zu erwarten. Einige von ihnen ließen sich davon in ihrem ärztlichen Handeln beeinflussen und anregen. So zum Beispiel Just-Marie-Marcellin Lucas-Championnière (1843–1913), ein Schüler Brocas und schon deshalb mit dem Problem der Funktionszentren ebenso vertraut wie mit der Erforschung der trepanierten steinzeitlichen Schädel. Anders als sein Lehrer, dessen starke Seiten Theorie und Experiment waren, neigte Lucas-Championnière mehr zur Praxis der Chirurgie; er war einer der ersten und eifrigsten Verfechter modernen antiseptischen Verhaltens in Frankreich.

Angesichts der verwitterten Schädel faßte Lucas-Championnière den Gedanken, die operative Schädelöffnung – nicht der Eingriff am Gehirn selbst (!) – könnte in gewissen Fällen von Nutzen für die Patienten sein. Seit 1874 empfahl er mehrmals die Trepanation zur Behandlung ausgewählter Arten von Kopfschmerz, von Lähmungen, von Krampfleiden. Konsequenterweise führte er den Eingriff dann auch selbst durch und konnte 1894 über 64 Operationen „mit günstigem Erfolg"[5]) berichten. – Die theoretische Basis, auf die Lucas-Championnière sich verließ, war, gemessen am heutigen Stand, unzureichend. Vor hundert Jahren gab es keine bessere. Er war einer der Pioniere der modernen Hirnchirurgie, obgleich er nicht am Gehirn selbst operierte; aber er suchte und fand den operativen Zugang zum Gehirn in neuer Zeit, angeregt durch jungsteinzeitliche „Chirurgen" und die Spuren ihrer Arbeit.

Die Forschungen verschiedener Wissenschaftsdisziplinen, auch die Medizin assistierte dabei, hat einiges Licht in das Dunkel um die Trepanation in ur- und frühgeschichtlicher Zeit gebracht. Eine mühevolle Arbeit, noch heute bringt jede Antwort eine Fülle neuer Fragen. Aber wir können den Versuch machen, in knappem Überblick von der ur- und frühgeschichtlichen Schädelöffnung zu erzählen. Die ersten operativen Schädelöffnungen fanden während des Neolithikums, der Jungsteinzeit, statt – so jedenfalls unser heutiger Wissensstand. In Europa begann die urgeschichtliche Trepanation ihre Ausbreitung von einem Zentrum in Südostfrankreich her, zumindest weist vieles darauf hin. Möglich, daß über die Iberische Halbinsel afrikanischer Einfluß gewirkt hat; möglich aber auch, daß der Eingriff eine eigenständige Leistung war. Eine weitere Häufung von Schädelöffnungen ist im Pariser Becken nachweisbar, von wo sich die Wege einerseits hinüber nach den britischen Inseln, andererseits in den mitteldeutschen Raum verfolgen lassen und weiter in das Stromgebiet der Oder und nach Süden bis in die heutige Tschechoslowakei und nach Ungarn, nach

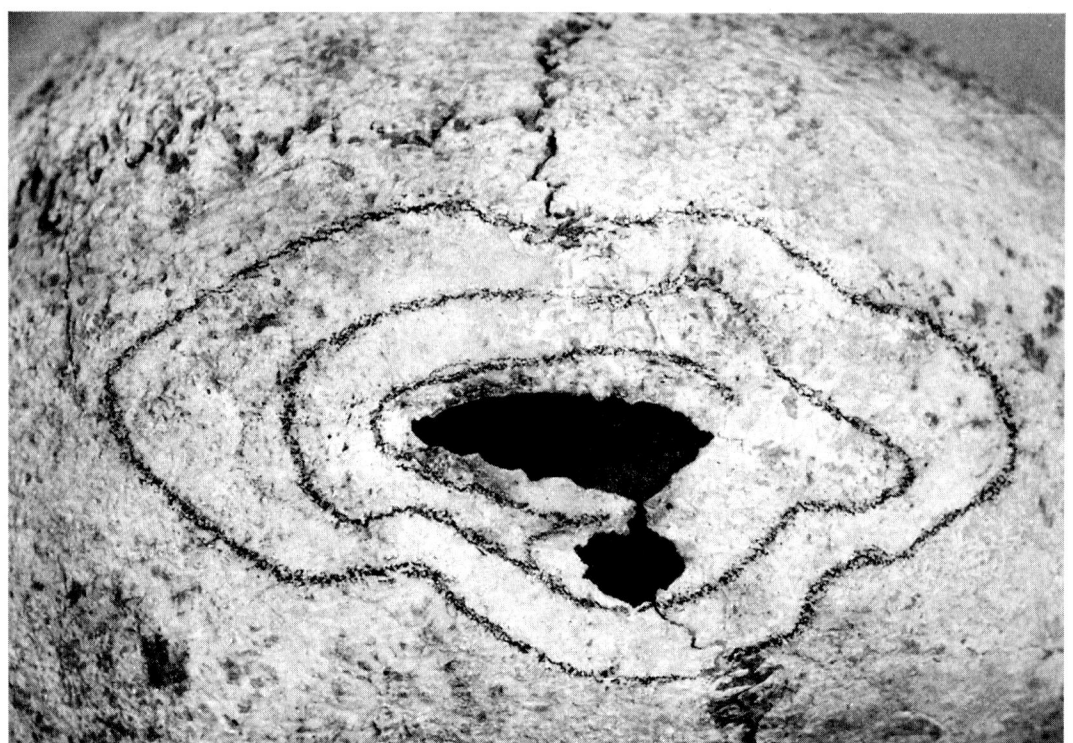

Norden bis Skandinavien. Damit nahm die ur- und frühgeschichtliche Schädelöffnung gleiche oder doch ähnliche Wege wie die Wanderzüge dieser Zeit und die Handelsbeziehungen.[6])

Die ur- und frühgeschichtliche Trepanation war Bestandteil des Kulturguts bestimmter Bevölkerungsgruppen, ähnlich wie die unterschiedlichen künstlerischen Ausdrucksformen in der Art, Gegenstände des täglichen Gebrauchs zu gestalten, die heute für die Forschung wesentliche Anhaltspunkte bieten. So spricht man beispielsweise von „Kugelamphorenleuten" oder „Bandkeramikern". Unter Verwendung solcher Merkmale können bei der wissenschaftlichen Arbeit der Archäologen – bei Ausgrabungen und deren Auswertung zum Beispiel – die verschiedenen Bevölkerungsgruppen identifiziert werden. Auch die Trepanation bietet manchmal für die Wissenschaft diese Möglichkeit; einige Stämme beherrschten sie, während sie

anderen, oft nahe benachbarten Gruppen, fremd war.

Was wissen wir darüber, wie urgeschichtliche Operateure zu Werke gingen, das Schädeldach zu durchdringen? Mit einem scharfen Steinsplitter ließ sich die Kopfhaut zertrennen, vielleicht bogenförmig, um nach Abschieben des Hautlappens den Knochen in ausreichender Breite freizuhaben. Dann aber die eigentliche Aufgabe. Am unkompliziertesten war es, einen geeigneten Feuerstein auf dem Schädeldach hin und her zu reiben, bis der Knochen durchlöchert war – das sogenannte Flächenschaben, das eine einfache und deshalb wohl ältere Technik war. Der Wunsch, größere Öffnungen herzustellen, könnte zum Ringzonenschaben geführt haben; der Operateur durchschabte eine ringförmige Fläche, so daß er die umfahrene Knochenscheibe herauslösen konnte. Die Hirnhäute und gar das Gehirn blieben unangetastet.

Trepanationstechnik: Flächenschaben. Die äußere Bleistiftlinie markiert den Rand der Schabezone. Die inneren Linien zeigen an, wo die Neigung der Schabefläche zur Trepanationsöffnung hin jeweils steiler wird, wo also der Operateur sich schrittweise immer mehr auf die Mitte konzentrierte, um dort schließlich den Knochen vollends zu durchschaben. (Dr. H. Ullrich, Akademie der Wissenschaften der DDR, Zentralinstitut für Alte Geschichte und Archäologie) (Linke Seite)

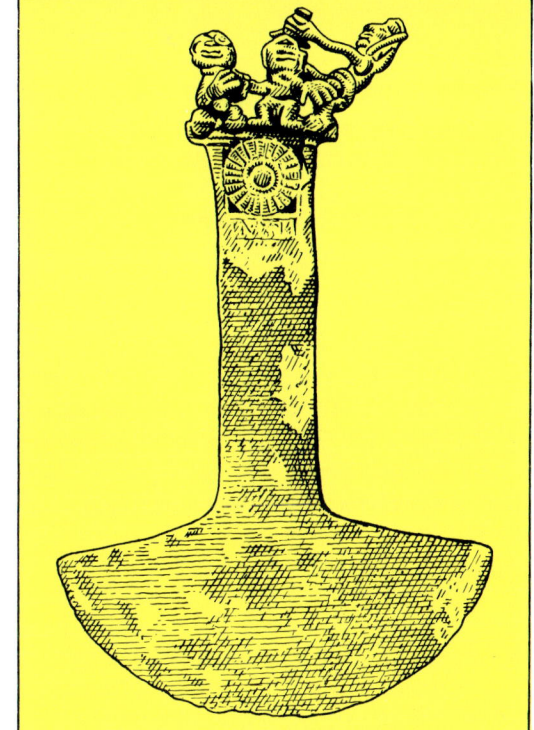

Altperuanisches Messer, das an seinem Griffende die kleinplastische Darstellung einer Trepanation trägt.

Im europäischen Raum scheinen die steinzeitlichen Operateure die verschiedenen Schabetechniken bevorzugt zu haben. Die Trepanationsdefekte dabei waren rund oder oval.

Anders auf dem amerikanischen Kontinent, in Peru. Die dort gefundenen Schädel weisen oft vier- und mehreckige Öffnungen auf, im Schädeldach die Spuren der Instrumente, Rillen und Kerben, so daß man erkennen kann, daß gesägt oder gemeißelt wurde. Andere Schädel allerdings zeigen wieder die Merkmale von Schabetechniken, einige sind durch Bohrungen trepaniert.

Auch Instrumente wurden gefunden, die Operateure der Inkas verwendet haben, also aus jüngerer Zeit stammen – große, grobe Meißel oder Keile aus Obsidian, mit gebogener Schneide, der Griff derb, das Zupacken mit beiden Händen erlaubend, manchmal auch geeignet, Hammerschläge darauf zu führen. Einige Geräte aus prä-kolumbianischer Zeit tragen Verzierungen an den Griffen: Kleinplastiken, die Trepanation darstellend. Solche Stücke sind Raritäten, sie lassen den Verwendungszweck erkennen, und – das ist vielleicht der interessantere Aspekt – sie geben ein anschauliches Abbild des Eingriffs. Der Operateur, hockend über dem Kopf des Patienten, schnitt, meißelte, sägte, hebelte, bis irgendwie das Stück Knochen herausgebrochen war. Der Patient, ohne ausreichende Schmerzbetäubung, sich windend vor Qual, bis er bewußtlos wurde. Das Ganze ein brutaler, in Eile ausgeführter Vorgang. Für subtiles Arbeiten waren weder die Umstände, noch die Instrumente geeignet.

Immerhin scheint die Nachbehandlung sorgsam gewesen zu sein. Zumindest spricht ein Fund dafür, den Dr. Alés Hrdlička aus New York im Süden Perus, in Lomas, kurz vor dem ersten Weltkrieg machte – der Schädel eines kurze Zeit nach der Trepanation Verstorbenen. Er war sehr ordentlich mit einem Verband umwickelt, die innere der verschiedenen Lagen bestand aus einem mullartigen Baumwollstoff, in dem sich Blutspuren nachweisen ließen.

Nun, wozu das alles? Paul Broca vermutete in der ur- und frühgeschichtlichen Trepanation ein Zeichen abergläubischer Zauberriten, vielleicht im Zusammenhang mit Kannibalismus. Seither hat die Forschung neue Ergebnisse und Interpretationen vorgelegt.

Schon an den Broca'schen Schädeln war aufgefallen, daß einige außer den Trepanationsdefekten noch Spuren von Verletzungen aufwiesen, auch von Krankheiten, des Gebisses beispielsweise oder des Ohres. Spätere, umfangreichere Untersuchungen beschränkten sich nicht auf die Knochen des Kopfes. Sie bezogen – soweit vorhanden – das übrige Skelett mit ein. Und es stellte sich heraus, daß an Skeletten Trepanierter häufiger Krankheitszeichen nachweisbar waren als bei anderen, nicht allein im Bereich des Kopfes, sondern auch Wirbelsäulenverkrümmungen, Gelenkveränderungen, Folgen von Knochenbrüchen und anderes. Die Schlußfolgerung daraus liegt auf der Hand: Nicht die abergläubische Gedankenwelt gab primären Anlaß zur Trepanation, vielmehr waren es die tatsächlich vorhandenen krankhaften Zustände, oder besser wohl ihre Symptome. Das Weltbild der Steinzeitmenschen mag ihnen die Symptome in Gestalt von Geistern und Dämonen haben erscheinen lassen, und auf diese Weise war die Trepanation auch Bestandteil ihrer von Aberglauben und Dämonenfurcht geprägten Gedankenwelt – das aber sekundär, obgleich nicht unwesentlich; ursprünglich dagegen die Schmerzen, die Krampfanfälle, die gestörten Funktionen.[7]

Allem Anschein nach war es so, daß die steinzeitlichen Operateure in erster Linie den Anlaß für ihre Trepanation in primitiv-medizinischer Erfahrung sahen, wie immer sich auch diese Erfahrung in ihren Hirnen widergespiegelt haben mochte. Aus heutiger Sicht war das heilkundliche Wissen, auf das sie sich verließen, ohne Frage völlig unzureichend. Wie wenig sich ur- und frühgeschichtliche Operateure über das, was sie taten, oft wirklich im Klaren waren, wie groß ihre Unkenntnis war, zeigt sich unter anderem daran, daß sie manchmal keine vollständige Trepanation, also keine Durchlöcherung des Schädeldachs durchführten, sondern es bei einer Muldung des Knochens bewenden ließen — die sogenannte „symbolische Trepanation". In der Nähe von Paris wurden einige weibliche Schädel mit T-förmigen Rinnen im Bereich des vorderen Schädeldachs gefunden, die vielleicht infolge tiefer, derber Einschnitte in die Kopfhaut oder der Anwendung von Brenneisen entstanden sind. Waren das Spuren magischer Therapieversuche oder Folgen magischer Kosmetik, wie sie in Form künstlicher Narben auch heute bei einigen Naturvölkern noch geübt wird?

Bleiben wir bei der „echten" ur- und frühgeschichtlichen Trepanation. Erstaunlich viele Patienten scheinen den Eingriff überlebt zu haben, einige mögen wohl von ihren Leiden geheilt worden sein[8].

Vergleicht man die Anzahl der Schädel mit eindeutigen Überlebenszeichen mit der Gesamtzahl trepanierter Schädel, so kann man die Chance errechnen, die ein steinzeitlicher Patient hatte, den Eingriff zu überstehen. Ja, auf diese Weise ist sogar so etwas wie ein „Qualitätsvergleich" zwischen den verschiedenen Trepanationszentren möglich. In Südostfrankreich zeigten immerhin 80 Prozent der trepanierten Schädel Überlebenszeichen, im Pariser Becken etwa 45 Prozent und im mitteldeutschen Gebiet gar 90 Prozent. Für andere europäische Gebiete wurden 50 bis 80 Prozent errechnet. In Amerika lag diese Quote zwischen 60 und 80 vom Hundert. — Das sind schon erstaunliche Zahlen. Mehr soll da nicht hineingelesen werden. Die Aussicht auf das Überleben war gar nicht so schlecht für einen steinzeitlichen Patienten; geringer schon die Chance, durch die Schädelöffnung auch tatsächlich geheilt zu werden.

Eine Erklärung mag man in der naturnahen, „abhärtenden" Lebensweise suchen, in der erbarmungslosen Auslese, die die steinzeitlichen Daseinsbedingungen trafen. Wer überhaupt das Erwachsenenalter erreichte, der war, unter Umständen, körperlich stark genug, Hunger, Kälte, Verletzungen und gegebenenfalls auch die Trepanation zu überstehen. Ein anderes wollen wir aber nicht übersehen: Die gefährliche, oft tödliche Wundinfektion hat anscheinend in der Frühzeit der „Chirurgie" nicht die verheerende Rolle gespielt, die sie später dann zu einer Geißel der Menschheit werden ließ. Erst die engen Städte des Mittelalters, in denen große Menschenmengen unter gänzlich unhygienischen Bedingungen zusammengedrängt waren, die in des Wortes Sinn „zum Himmel stinkenden" Hospitäler schufen für Infektionserreger geradezu ideale Lebens- und Ausbreitungsbedingungen. Das alles kam später, und später wird davon ausführlich die Rede sein müssen.

Die Zahl von 90 Prozent überlebter Trepanationen im zentraleuropäischen Raum fällt auf; sie ist angesichts einer relativ großen Fundzahl von einiger Sicherheit. Die Fachleute bezeichnen dieses Trepanationszentrum hin und wieder als „mitteldeutsche jungsteinzeitliche Neurochirurgenschule" — ein wenig klingen da Achtung und Anerkennung mit für die Arbeit jener urgeschichtlichen Operateure. Bei Ketzin im Kreis Nauen, nahe Berlin, befindet sich eine der Fundstätten aus der mittleren Jungsteinzeit. Dort wurde — neben anderem — ein Skelett geborgen, dem H. Ullrich und F. Weickmann eine Krankengeschichte abgerungen, die an überraschender Farbigkeit nichts zu wünschen übrig läßt.

Der steinzeitliche Patient war, als er starb, 40 bis 45 Jahre alt, ein Greis für jene Zeit. In jüngeren Jahren hatte er sich den rechten Unterarm gebrochen, die Elle, die in ausreichend guter Stellung wieder verheilt war. Im Ellbogengelenk aber hat der Mann dann wohl doch Beschwerden bekommen. Größer

aber mögen die Schmerzen gewesen sein, die ihm das Gebiß bereitet hat; einer der Backenzähne war bis zur Wurzel hinunter abgekaut, die Pulpahöhle mit dem Nerven lag frei. Vielleicht waren es die Zahnschmerzen, die den Mann zum „Neurochirurgen" getrieben haben. Eine Vermutung. Tatsache aber, daß der Operateur zunächst eine Schädelöffnung in der rechten Scheitelgegend vornahm. Der Patient überstand den Eingriff, der Erfolg aber blieb anscheinend aus. So wurde später eine zweite Trepanation ausgeführt, auf der linken Seite diesmal und etwas weiter vorn. Wiederum nach einiger Zeit erfolgte ein dritter Eingriff. Der Operateur entfernte den Mittelsteg zwischen beiden Öffnungen, beabsichtigte überdies eine Vergrößerung des ganzen Defekts, begann auch damit, brach dann aber ab. Der Grund für diese dritte und letzte Schädeloperation war anscheinend eine inzwischen aufgetretene Knochenentzündung. — Alle drei Eingriffe hat der Patient überlebt. Sollten tatsächlich seine Zahnschmerzen der Anlaß für diese Torturen gewesen sein, so steht zu befürchten, daß Mühe des Operateurs und Tapferkeit des Patienten umsonst waren.[9])

Der jungsteinzeitliche „Chirurg", der diese drei Eingriffe durchgeführt hat, war offensichtlich auch der Operateur bei anderen „Kugelamphorenleuten" der Gegend um das heutige Ketzin. Ob er zu dieser Bevölkerungsgruppe gehörte oder zugewandert war, wissen wir nicht. Wir wissen auch sonst nichts von ihm. Außer den Spuren seiner Arbeit an einigen verwitterten Schädeln ist nichts geblieben von ihm. Genaugenommen ist das schon sehr viel.

Nach allem, was wir heute wissen, war die Trepanation der erste große chirurgische Eingriff, den Menschen ausführten. Das, was jene Männer in den langen ur- und frühgeschichtlichen Jahrtausenden taten, das war eine erste Ahnung vom Anfang der Chirurgie. In dem Operateur der „Kugelamphorenleute" von Ketzin tritt uns aus der Ferne der Zeit einer von ihnen entgegen. Wir können —

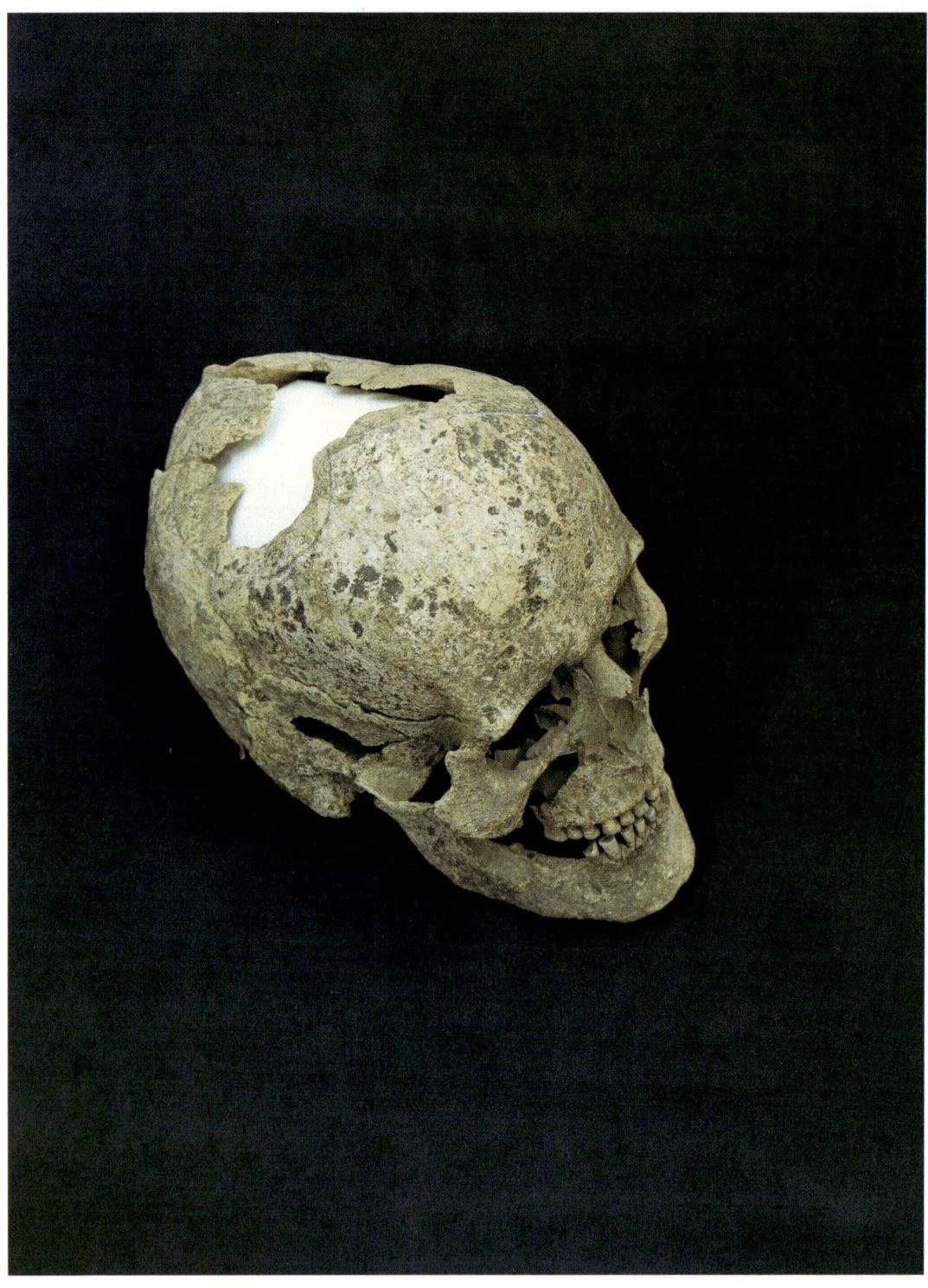

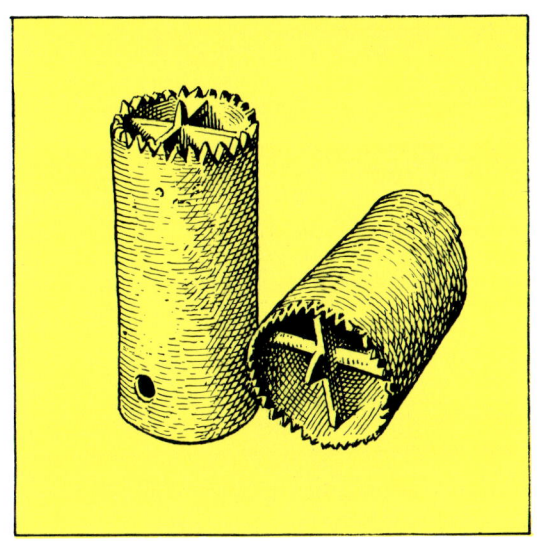

Kronenbohrtrepane aus römischer Zeit.

Der Schädel des jungsteinzeitlichen Patienten, der bei Ketzin gefunden wurde und der die Spuren von drei zeitlich getrennten operativen Eingriffen trägt. (Dr. H. Ullrich, Akademie der Wissenschaften der DDR, Zentralinstitut für Alte Geschichte und Archäologie; Foto Hamann)

anhand des archäologischen Materials – den Bewegungen seiner Hände folgen – den Händen eines der ersten Chirurgen ...

Der „rote Faden", den die operative Schädelöffnung in der Geschichte der Chirurgie darstellte, riß seither nicht mehr ab; er wurde verschiedentlich recht dünn, aber riß nicht. Auch in der Bronze- und Eisenzeit wurde der Eingriff ausgeführt. Und Ärzte der griechisch-römischen Antike trepanierten vereinzelt, um verletzten oder erkrankten Knochen zu entfernen, auch um Blut- oder Eiteransammlungen Abfluß aus der Schädelhöhle zu verschaffen. Sie verwendeten fast durchweg verschiedene Bohrer, insbesondere den sogenannten Kronenbohrtrepan – ein rohrförmiges Gerät, das an einem Ende die kreisrunde Sägeschneide trug und einen zentralen Dorn hatte. Damit wurde der Trepan auf das Schädeldach aufgesetzt, in Drehbewegung versetzt, bis eine runde Knochenscheibe herausgelöst war – eine Technik; die bis in das 19. Jahrhundert nahezu unverändert blieb. Immer aber ging es lediglich um die Eröffnung der knöchernen Schädeldecke, keineswegs um einen Eingriff an den Hirnhäuten oder gar am Gehirn selbst.

Der Frage, die mit Brocas Entdeckung bereits auftauchte, wollen wir nicht ausweichen; sie läßt freilich nur den Versuch einer Beantwortung zu, die Frage nach der Schmerzbetäubung oder zumindest nach irgendeiner Art von Linderung.

Es ist eine naheliegende Vermutung, daß Steinzeitmenschen die Erfahrungen, die sie machen mußten, um zu überleben, auch zu nutzen verstanden, den Schmerz bei Krankheit, Verletzung oder operativem Eingriff zu dämpfen. Die Natur bot Mittel dazu. Eine Reihe von Pflanzen oder Teile davon enthalten schmerzbetäubende, krampflösende oder einschläfernde Stoffe – der Mohn, der Bilsenkrautsamen, die Mandragorawurzel ... Noch heute ist es ein probates Hausmittel, ein Stückchen Gewürznelke in einen schmerzenden Zahn zu stecken; die Linderung läßt meist nicht lange auf sich warten.

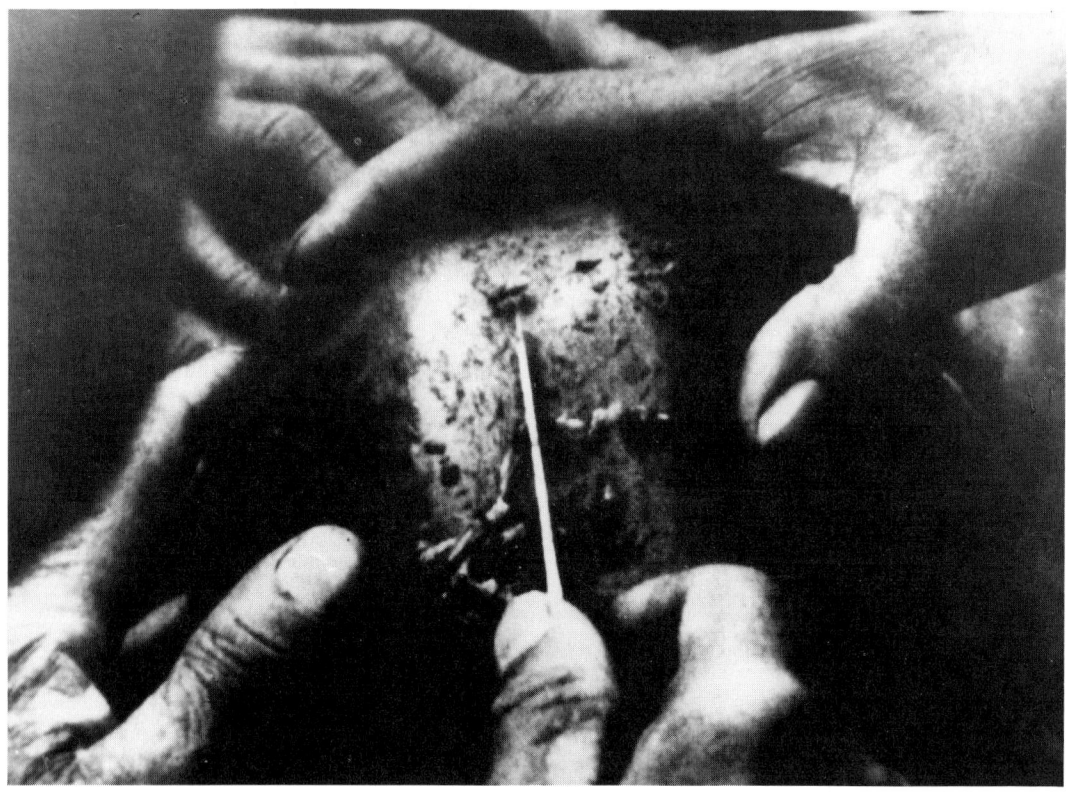

Eine Überlieferung aus dem alten Peru stützt diese Annahme. Mönche, die die Eroberungszüge der Conquistadoren auf dem amerikanischen Kontinent begleiteten, notierten Beobachtungen darüber, wie indianische Priester und Heilkundige die Kokapflanze sowohl als berauschende Droge als auch zum Zwecke allgemeiner und örtlicher Schmerzlinderung anzuwenden wußten. So kaute etwa während der Trepanation der Operateur Kokablätter und ließ den Speichel in die Wunde tropfen.

Rechtes Zutrauen zur „Narkose" der Steinzeit wollen wir nicht fassen, die wir die perfekte Anästhesie unserer Zeit für normal ansehen. Als wie wirksam sich die Pflanzenzubereitungen immer erwiesen haben mögen, man wird annehmen müssen, daß es Schmerz und Schock waren, die letzten Endes dem Operierten das Bewußtsein nahmen. Alles in allem war die Chirurgie der Ur- und Frühgeschichte ein überaus grausames Handwerk, dem Anerkennung zu zollen wir dennoch nicht unterlassen können, weil die steinzeitlichen Operateure keine andere Möglichkeit hatten, ihren Patienten zur Hilfe zu kommen. Im Grunde hielt dieser Zustand an bis in das 19. Jahrhundert hinein. Davon wird zu erzählen sein – an seinem Platz.

Nun, hier könnte dieses Kapitel schließen, wenn nicht gegen Ende des vergangenen Jahrhunderts verschiedene Berichte Forschungsreisender und Fundstücke einen überraschenden Sachverhalt offenbart hätten. Ein solcher Fund war ein Schädel aus Nordafrika, der Spuren mehrfacher Trepanationen mittels unterschiedlicher Techniken aufwies – interessant, aber kaum überraschend. Die Überraschung kam mit der Feststellung, daß dieser Schädel eines Angehörigen des Berbervolkes nur wenige Jahrzehnte in der Erde gelegen hatte. Die primi-

Ein Ababiri – ein „Schädelspalter" – der Kisii bei der Arbeit, fotografiert von den österreichischen Forschern Lersch und Eder unter schwierigen technischen Bedingungen auf einem afrikanischen Dorfplatz. (Linke Seite)

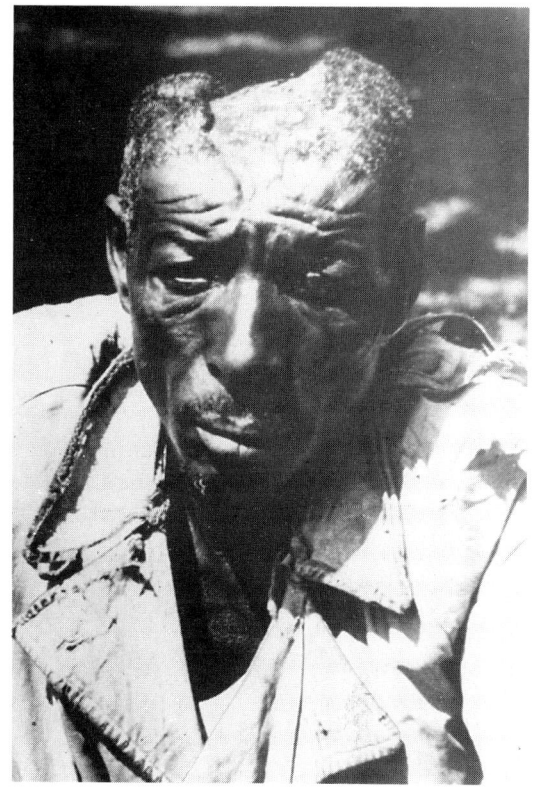

Ein trepanierter Angehöriger des Kisii-Volkes. (Lersch u. Eder)

tive Trepanation hatte in neuerer Zeit stattgefunden!

Und genau das berichteten wiederholt Forschungsreisende. Von den Eingeborenen der ozeanischen Inselwelt nördlich von Australien, die sich mit Steinschleudern häufig schwere Kopfverletzungen zufügten, wurde beispielsweise bekannt, daß sie es verstanden, Knochensplitter zu entfernen, eingedrückte Stellen des Schädeldachs anzuheben und regelrechte Trepanationen auszuführen, um Blutergüsse abfließen zu lassen. Manche Medizinmänner gingen sogar noch weiter und trepanierten auch bei Kopfschmerz und Krampfleiden. Ja, Mütter sollen ihren Kindern mit Muschelschalen die Schädel eröffnet haben, um „prophylaktisch" einen Ausgang für Dämonen zu schaffen.

Detaillierter noch waren derartige Berichte aus verschiedenen Gegenden Afrikas. Und man erinnerte sich, daß bereits dem Heeres-

chirurgen Napoleons, Larrey (s. S. 202), die primitive operative Schädelöffnung bei den Kabylen in Nordafrika aufgefallen war.

Seit der Wende vom 19. zum 20. Jahrhundert nahm das Bild schärfere Konturen an. Außer den Kabylen des Aurès in Nordafrika wurden die Bewohner der Landschaft an Victoria- und Albertsee genannt, auch das Volk der Kisii im Hochland von Südnyanza in Kenia.

Die Kabylen, die zum Trepanieren verschiedentlich den Drillbohrer verwendeten, scheinen in der Vergangenheit unter dem Einfluß antiker, wohl auch arabischer Medizin gestanden zu haben, während die Schabetechniken der Kisii einfacher, „steinzeitlicher" waren. – Kultur- und Medizingeschichte Afrikas, ihre verschlungenen, sich berührenden, beeinflussenden Entwicklungslinien müssen erst noch beschrieben werden. Aber es gibt bereits Hinweise auf Zusammenhänge zwischen der primitiven Trepanation und geschichtlichen, kulturgeschichtlichen Bewegungen auf dem afrikanischen Kontinent – ähnlich vielleicht dem, was über Ur- und Frühgeschichte Europas bekannt wurde; ähnlich überdies, daß auch in Afrika die Trepanation zum Kulturgut nur einiger Völkerschaften gehörte, die den Eingriff auf ihren Wegen durch Zeit und Raum mitführten.

Noch Paul Broca mag den Gedanken gehabt haben, die primitive Trepanation in neuer Zeit wäre eine ausgezeichnete Gelegenheit, vergleichend die Rätsel der Vergangenheit zu lösen. Hier ist aber Vorsicht geboten! Der Ablauf der Geschichte hat kaum einen Winkel der Erde unverändert gelassen. Sachverhalte scheinen einander zu gleichen; doch der Vergleich erfordert Kenntnisse bis weit in die Einzelheiten – problemreiche Arbeit, die in vielerlei Hinsicht noch getan werden muß.

Gibt es aber die Möglichkeit tatsächlich noch, die primitive Trepanation in moderner Zeit zu beobachten? Das war eine der Fragen, die sich die Wiener Max Lersch und Walter Eder und drei andere Österreicher stellten, als sie 1957 zu einer Transafrikaexpedition aufbrachen. 1959 ging die Reise zu Ende, 50 000 Kilometer Wegstrecke kreuz und quer zwischen Tunis und dem damaligen Rhodesien lagen hinter den Österreichern.

Einer der Höhepunkte der Expedition war der Tag, an dem die Männer in einem abgelegenen Kisii-Dorf einem Ababiri, einem „Schädelspalter" gegenüberstanden und mit eigenen Augen sahen, was keiner so recht für möglich gehalten hatte: die primitive Trepanation. Der Patient gehalten von vielen Händen; an seinem kahlrasierten Kopf der Ababiri, drei bis vier Stunden arbeitend, um Subtilität bemüht. Die Österreicher sahen es und machten Aufnahmen davon. Es gelang ihnen nicht festzustellen, ob der Patient mit irgendwelchen schmerzlindernden Mitteln vorbereitet worden war oder gar unter hypnotischem Einfluß stand. Lersch und Eder vermuteten, er wäre vor Schock und Schmerz bewußtlos geworden, was dem tatsächlichen Sachverhalt nahe gekommen sein wird.

Afrikanische Ärzte sind verständlicherweise über die „Konkurrenz" der Medizinmänner ganz und gar nicht erfreut. Die Medizin, schon gar die operative Medizin, gehört in unserer Zeit in die Hände wissenschaftlich ausgebildeter Fachleute. In einer Reihe afrikanischer Staaten müssen die „Schädelspalter" mit hohen Strafen rechnen. Dennoch geschieht es hin und wieder sogar, daß die Notwendigkeit der Trepanation in einer Klinik erkannt wird, der Patient aber dann das Krankenhaus heimlich verläßt, um – uralten traditionellen Zwängen folgend – den Eingriff von einem Ababiri vornehmen zu lassen.

Etwa 500 primitive Schädelöffnungen pro Jahr sollen in unserer Zeit noch stattfinden; die Zahlen über Todesfälle werden mit zwischen 6 und 20 angegeben. Angesichts der Verborgenheit, in der die Eingriffe durchgeführt werden, erscheinen solche Daten nicht sehr zuverlässig. Das traditionelle Instrument ist das steinerne Messer, aber es werden auch sägeähnliche Geräte, Metallmesser, entsprechend zubereitete Kuhhörner verwendet. Ist der Schädelknochen durchdrungen, wird der Ababiri behutsamer als ein Uhrmacher. Peinlich die Verletzung der Hirnhäute oder gar des Gehirns vermeidend, hebt er ein eingedrücktes Knochenstück an, glättet scharfe Knochenkanten oder läßt einen Bluterguß abfließen. Am Ende wird die Wunde mit Wasser gewaschen, mit warmem Fett bestrichen, eine Naht erfolgt selten.[10]

Die primitive Trepanation ist die sehr ernstgenommene Arbeit von Mitgliedern einiger weniger Stämme oder Stammesteile, keineswegs das leichtsinnige Tun von Scharlatanen. Strenge und generationenalte Gesetze regeln das Werden und Sein des Ababiri – eine ehrwürdige Tradition, die Bewunderung verdient, deren Tragödie aber ihr Anachronismus ist. Und sie ist der Nachhall des Paukenschlages, mit dem die Chirurgie einst ihren Anfang nahm, der ur- und frühgeschichtlichen Schädelöffnung.

Kapitel 3
An den großen Strömen –
Priester und Chirurgen

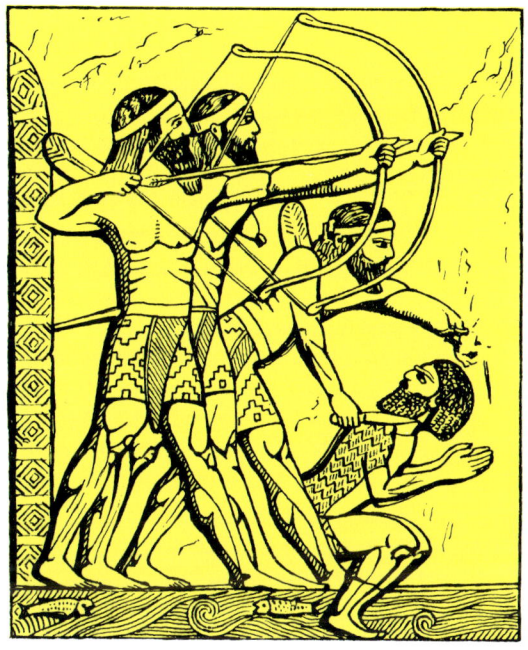

Kriege haben den „alten Chirurgen" immer den vollen Einsatz ihres Könnens abgefordert – auch in Mesopotamien.

Im 4. Jahrtausend v. u. Z. wurde an großen Strömen der Erde eine Entwicklung eingeleitet, die einen neuen und wichtigen Schritt darstellte. Das Volk der Sumerer in Mesopotamien war es dann, das aus Vorformen die Schrift hervorbrachte und damit das Kulturgut der Menschen um einen unermeßlichen Schatz bereicherte. Und die Erfindung der Schrift war es, die die Aufzeichnung der alltäglichen Ereignisse ermöglichte und damit die durch schriftliche – historische – Quellen faßbare Epoche der Menschheit einleitete.[1])

Es begann mit einigen Erfindungen von tatsächlich historischer Bedeutung – mit einer künstlichen Bewässerung, einem brauchbaren Pflug, auch mit dem Brenn- und dem Schmelzofen, der Handspindel, dem Webstuhl ... Und damit ging es weiter, daß der Stammesälteste und der Hüter des Heiligtums, der Priester, die Verwaltung all dessen übernahmen, was jetzt in größerer Menge als in jeder Zeit vorher geerntet und hergestellt wurde. Ähnlich war ihre Aufgabe auch früher schon gewesen. Aber nun, da sie darüber entschieden, wem von der Menge der Güter was zugeteilt wurde und was er dafür zu leisten hatte, selbst aber kaum mehr Hand mit anlegten, wurde daraus eine bevorzugte Stellung in der Gemeinschaft und schließlich – nach Schaffung eines Systems der Aufsicht und Durchsetzung – eine Machtstellung. Kurzum: Was da im Entstehen begriffen war, das stellte nichts anderes dar als die frühe Klassengesellschaft. Den Kern dabei bildete die Frage, wie und von wem das Ergebnis der

31

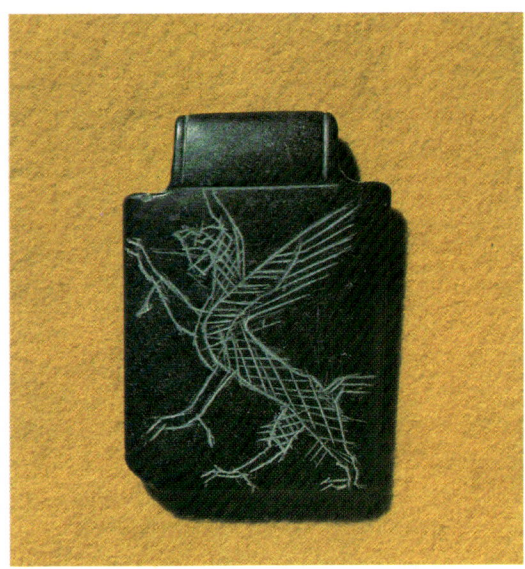

Der Sturmdämon Pazuzu, der auch Fieber und Kopfschmerzen verursacht haben soll. Assur, 1. Hälfte des 1. Jahrtausends v. u. Z.

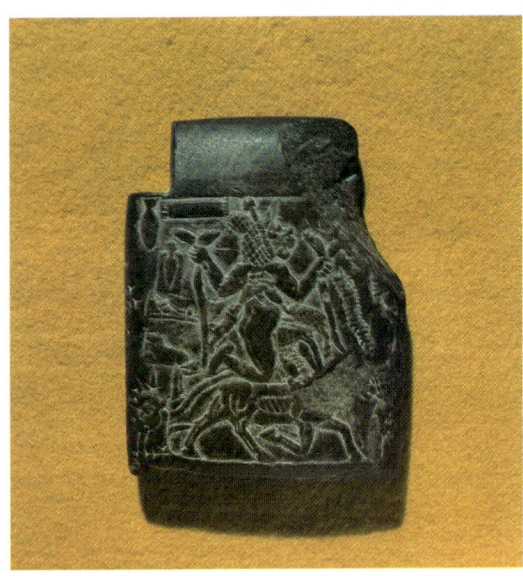

Die Dämonin Lamaschtu, die für das Kindbettfieber verantwortlich gemacht wurde. Assur, 1. Hälfte des 1. Jahrtausends v. u. Z. (Staatliche Museen zu Berlin – DDR, Vorderasiatisches Museum)

gemeinschaftlichen Arbeit verteilt wurde. Kein Zweifel, das war ein ganz entscheidender Impuls, wie sich im weiteren Ablauf der Geschichte erweisen sollte, und ist es bis heute geblieben.

Archäologen unserer Zeit gruben aus der Erde, was – außer Legenden – geblieben ist von jenen uralten Metropolen, von Ur und Uruk, von Babylon und Ninive beispielsweise und von dem unsagbar alten Jericho. Sie bewegten gewaltige Erdmassen, hoben Städte und Monumente wieder an das Licht. Und sie arbeiteten zentimeterweise, mit Pinsel und Pinzette, wenn sie – in Scherben zumeist – Vasen, Siegel, Amulette, Statuetten entdeckten oder ... beschriftete Tontafeln, im Archiv des Königs Assurbanipal in Ninive allein mehrere Zehntausend Fragmente davon. Was folgte, war eine jahrzehntelange Arbeit des Ordnens, Zusammensetzens und Entzifferns.

Bleiben wir in Mesopotamien, das Völker kommen, aufsteigen und untergehen sah, in dem mächtige Reiche entstanden und das von fremden Heerscharen erobert und verwüstet wurde, wo gewaltige Städte erbaut wurden und wieder im Staub versanken ... Die Szenerie wechselte. Charakteristisch war dennoch im Wechsel der Staaten und Dynastien ein Beharren auf Althergebrachtem, auf der Tradition. Der große Schritt zur frühen Klassengesellschaft aber war getan.[2]

Dieses Bild der relativen Unveränderlichkeit, des Beharrens auf der Tradition, trifft auch für die Medizin Mesopotamiens zu; eine Entwicklung der Heilkunde läßt sich anhand der überlieferten Zeugnisse schwerlich nachweisen. Wir werden also, wenn wir von einigen dieser Zeugnisse erzählen, nicht so sehr auf die zeitliche Einordnung achtgeben, als vielmehr auf Spuren, die die Chirurgie darin hinterlassen hat.

Die vielerorts gefundenen Keilschrifttafeln sind eine der wichtigsten Quellen, etwas über das Leben im Zwischenstromland zu erfahren, auch über die Medizin.

Ein „Briefwechsel" zwischen einem König

und zwei Ärzten wurde entdeckt, allerdings aus recht später Zeit, aus dem 7. Jahrhundert v. u. Z., mit wiederholten Klagen des Herrschers über seinen Gesundheitszustand, über die wenig wirksame Behandlung und über das allzu lange Fernbleiben der Ärzte. Die gleichen Klagen an seinen Geisterbeschwörer: „Meine Arme und Beine sind schwach, und ich kann meine Augen nicht öffnen ... all meine Knochen brennen ...", – vielleicht litt der König an Rheumatismus oder Gicht. Der Priester tröstete seinen Herrn, „Ashur, Shamash, Bel und Nabu" würden schon für die Genesung Sorge tragen, die Krankheit werde weichen, und der König solle nur gut essen. – Wohl in Sorge um den Fortbestand seiner Dynastie ließ der König auch den Kronprinzen untersuchen. Die Ärzte antworteten mit gutem oder zumindest gutgemeintem Rat, übersandten Medizin (die zuvor an Sklaven ausprobiert worden war) und meinten im übrigen, mit dem Prinzen wäre alles in Ordnung. – Schwer zu sagen, ob und inwieweit die Bemühungen von Priestern und Ärzten dem König Linderung brachten. Sicher ist, daß er später auf einem Kriegszug seiner Krankheit erlag[3]).

Dieser illustrative Schrifttafelfund im assyrischen Staatsarchiv war Ansporn. Man stieß auf weitere, ältere Spuren mesopotamischer Medizin, und langsam zeichneten sich die Umrisse jener archaischen, von Götterglauben, Dämonenfurcht und Magie geprägten Heilkunde ab.

Sünde, Bestrafung dafür, Unreinheit, Krankheit lagen in der Vorstellungswelt Mesopotamiens dicht beieinander, wurden manchmal mit ähnlichen oder gar gleichen Worten bezeichnet. Entzogen die Götter dem Menschen ihren Schutz, so war er den Krankheitsdämonen ausgeliefert. Folgerichtig ging es dem Arzt, aber auch dem Priester und Geisterbeschwörer mehr darum, das Werk eines solchen Dämons – oder eines feindlich gesinnten Zauberers – zu erkennen, als darum, die Krankheit als solche zu erfassen, also Diagnostik zu betreiben, schon gar nicht

in unserem modernen Sinne. Eine Reihe solcher Dämonen meinte man, ohne weiteres eindeutig feststellen zu können; in schwierigen Fällen wurden Traumdeutung, Tieropferschau und ähnliches mehr zu Rate gezogen. Beschwörungsformeln, schützende Amulette, Opferungsrituale nahmen eine zentrale Stellung ein. Patient, Arzt und Priester unterlagen der gleichen magisch-religiösen Weltschau, und davon geprägt waren ihr Denken, Fühlen und Handeln auch im Rahmen der Heilkunde. Rückwertend eine Abgrenzung von Medizin im neuzeitlichen Sinne einerseits und Magie andererseits vorzunehmen, hieße, solche Zusammenhänge außer Acht lassen und das Gesamtbild verzerren.[4])

Soweit ein schneller Überblick. Im Einzelnen lieferten die mit Fleiß und Geduld arbeitenden Wissenschaftler eine Reihe interessanter Details. Auf einigen Schrifttafeln entschlüsselten sie Passagen, in denen man heutzutage Beschreibungen von Leiden wie Schlaganfall, Mittelohrentzündung, Gonorrhoe, Harnsteine erkennen kann. Und in einigen Fällen schlossen sich knappe Angaben über die Behandlung, die zu verabreichenden Medikamente an — ein erster, tastender Schritt, gesammelte Erfahrung zu durchdenken und zu verallgemeinern. Auch das gab es also; wichtig genug, es zu notieren.

Viel gäbe es davon zu erzählen. Wir lassen es genug sein, denn wir suchen anderes. Und ein „Schriftstück" anderer als der Tontafeln Art entdeckte 1901 eine französische Expedition in Susa: die von Babylon dorthin verschleppte Basaltstele des Hammurapi (ca. 1728–1686 v. u. Z.). Die Gesetzessammlung, die der babylonische Herrscher in diese dunkle Steinsäule einzumeißeln befahl, ist ein hochinteressantes Dokument mesopotamischen Lebens und wichtig auch im Rahmen unserer Erzählung, wie wir sehen werden.

Gleich zu Beginn des Textes verkündete Hammurapi, daß ihm die Königswürde unmittelbar von den Göttern verliehen wurde, ebenso auch der Auftrag zur Gesetzgebung,

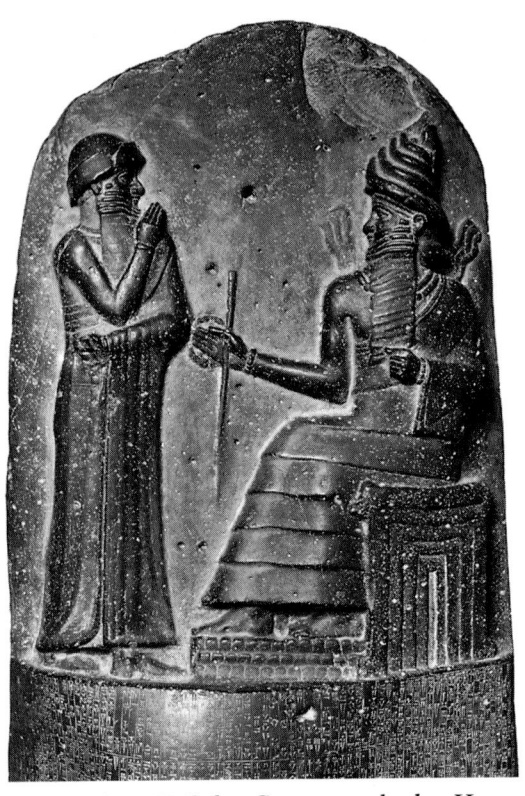

Der obere Teil der Gesetzesstele des Hammurapi. Der König empfängt stehend das Gesetz von einer Gottheit. (Staatliche Museen zu Berlin — DDR)

damit er „wie der Sonnengott ... erscheine und das Land erleuchte"; und wenig später machte er unmißverständlich klar, wer er — der Gesetzgeber — war, nämlich „der Berühmte ... der ewig lebende königliche Sproß, der mächtige König, der Sonnengott von Babel, der Licht aufgehen ließ über das Land Sumer und Akkad, der König, der die vier Weltteile zum Gehorsam zwang, der Liebling der Istar ..."[5]).

Dann folgen die rund 300 Paragraphen der Gesetzessammlung. Einige wollen wir zitieren, denn am besten sprechen sie für sich selbst. Einige der Festlegungen für Körperverletzungen: „Wenn jemand das Auge eines Freien zerstört, wird man sein Auge zerstören. Wenn er den Knochen jemandes zerbricht, wird man seinen Knochen zerbrechen. Wenn er das Auge eines muschkēnum (der eine gesellschaftliche Stellung zwischen frei und versklavt inne hatte[6])) zerstört oder den Knochen eines muschkēnum zerbricht, soll er 1 Mine Silber bezahlen. Wenn er das Auge des Sklaven eines Mannes zerstört oder den Knochen des Sklaven eines Mannes zerbricht, soll er die Hälfte seines (des Sklaven) Wertes bezahlen ..."[7]). Eine schematische Anwendung des Wiedervergeltungsprinzips also, des „Auge um Auge, Zahn um Zahn". Die Schuldfrage wurde nicht erörtert[8]). Abstufungen in der Bestrafung richteten sich lediglich danach, welchem Stande der Verletzte angehörte.

An der Stelle, an der Hammurapi in seinem Gesetz die Arbeit verschiedener Handwerker reglementierte, ließ der „Liebling der Istar" auch die Keilschriftparagraphen in die Steinsäule meißeln, die sich mit einigen ärztlichen Tätigkeiten befaßten. Einige Beispiele dazu: „Wenn ein Arzt einen Menschen bei schwerer Krankheit mit einem bronzenen Instrument behandelt hat und der Mensch gesundet; wenn er die Hornhaut eines Menschen mit einem bronzenen Instrument geöffnet hat, und das Auge des Menschen gesundet, soll er (der Arzt, D. R.) 10 Schekel Silber erhalten ..."[9])

Die Operationen mit „bronzenem Instrument", die hier erwähnt wurden, lassen sich kaum noch mit Sicherheit definieren – die Spaltung eines Abszesses könnte beispielsweise in diese Rubrik gehört haben. Ein Eingriff wurde immer wieder gesondert im Gesetzestext genannt: der Eingriff am Auge. Die Deutung dieser Worte ist problematisch, wie man schon daran erkennen mag, daß eine Vielzahl von unterschiedlichen Übersetzungs- und Interpretationsversuchen angestellt wurden[10]). Meinte das Hammurapi-Gesetz damit einen der erstaunlichsten Eingriffe der alten Chirurgie: die Staroperation, den „Starstich"?

Diese Operation sei zunächst erklärt. Bei der Augenkrankheit, die man gemeinhin den „Grauen Star" nennt, trübt sich die Linse des Auges und wird zunehmend undurchsichtig; Blindheit des Auges ist der Endzustand. Beim sogenannten Starstich versuchte der Operateur, mit einer Nadel durch die Hornhaut zu stechen, die Linse zu erreichen, zu lockern und so zu verlagern, daß das Licht die Netzhaut am Augenhintergrund wieder erreichen konnte; manchmal – vor allem in späterer Zeit – war er auch bemüht, die getrübte Linse mit einem Instrument zu fassen und herauszuziehen.

Tatsache ist, daß dieser Eingriff schon sehr früh zum Repertoire der alten Chirurgie gehörte. Aber es bleiben Fragen offen, die nach den anatomischen Kenntnissen beispielsweise oder die nach der Schmerzbetäubung; wir wissen kaum etwas darüber[11]). Offenlassen müssen wir auch, ob das Hammurapi-Gesetz tatsächlich auf den Starstich Bezug nahm. Der Zweifel daran wird durch neuere Textdeutungen erhärtet, in denen der Begriff „nakkaptum" – um dieses Wort geht es vor allem – nicht mit dem Auge selbst, sondern mit dem Augenbrauenbogen beziehungsweise mit der Schläfe in Verbindung gebracht wird[12]). Das würde bedeuten, daß die Operation, die im Hammurapi-Gesetz so besonders erwähnt wurde, ein Eingriff in der Umgebung des Auges gewesen sein könnte, keinesfalls

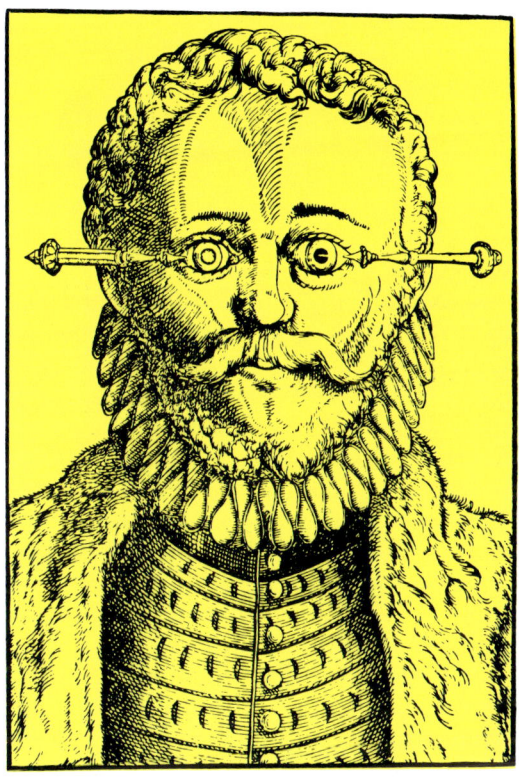

Der Starstich in einer Darstellung des 16. Jahrhunderts. (Bartisch „Ophthalmoduleia")

aber der Starstich. — Wie auch immer, unsere Erzählung wollte dieser Problematik hier nicht ausweichen, und wir werden dem Starstich ohnehin nur wenige Seiten später erneut begegnen (s. S. 49).

Ein Paragraph des Gesetzes betraf den Fall des Mißerfolges. Starb der Patient nach der Behandlung oder wurde das Auge zerstört, so lautete die Festlegung für den Arzt lakonisch: „... so schlägt man ihm seine Hände ab!" Ging die Augenoperation bei einem Sklaven negativ aus, hatte der Arzt die Hälfte des Wertes des Sklaven zu bezahlen.

Auch hier keinerlei Erörterung der Frage nach der Schuld des Arztes am Mißerfolg seines Eingriffs, eine Frage, die man etwa derart hätte stellen können: War der Mißerfolg wegen eines vermeidbaren Fehlers des Arztes eingetreten oder vielleicht infolge des Krankheitsverlaufs? Festgelegt wurde lediglich, daß, wenn der Patient starb, an dem Arzt die barbarische Strafe des Händeabschlagens zu vollziehen war. Unter solchen Umständen werden die mesopotamischen Heilkundigen nur in den seltensten Fällen, nur, wenn sie ihrer Sache sehr sicher waren, zum chirurgischen Instrument gegriffen haben. Ein Gesetz wie das des Hammurapi mußte auf die Dauer eine Entwicklung der Chirurgie — und sei es nur in den bescheidenen Grenzen damaliger Möglichkeiten — zum Erliegen bringen, jedenfalls was die operative Seite der Chirurgie betraf.

Aber es gab auch die andere Seite der Chirurgie, die Chirurgie ohne Messer oder Brenneisen. Im Hammurapi-Gesetz war davon die Rede: „Wenn ein Arzt den gebrochenen Knochen eines Freien in Ordnung bringt oder einen kranken Muskel heilt, so wird der ‚Herr der Wunde' dem Arzt 5 Schekel Silber geben." [13]) Grausame Strafen für einen Mißerfolg bei der Versorgung von Knochenbrüchen und Wunden waren nicht vorgesehen, so daß das Risiko des Arztes auf den chirurgischen Eingriff beschränkt blieb. Da erfahren wir also von der Existenz einer mesopotamischen Knochenbruchbehand-

lung, leider wissen wir nichts genaueres davon, auch nicht darüber, ob das Fehlen von Strafandrohungen möglicherweise einer positiven Entwicklung der Knochenchirurgie förderlich war. Im Hammurapi-Gesetz ging es dann weiter mit Festlegungen für tierärztliche Arbeiten und für die Tätigkeit der Barbiere. Die Barbiere scheinen sich nicht nur mit dem Haareschneiden und dem Bärtestutzen befaßt zu haben, sondern auch mit der „kleinen Chirurgie", das heißt, sie werden Pflaster aufgelegt und Schröpfköpfe angesetzt, hin und wieder wohl auch Zähne gezogen haben. Außerdem hatten sie die Sklaven zu kennzeichnen, indem sie ihnen in die Haut der Hände oder des Gesichts die Zeichen der Besitzer einbrannten. Auch dem Barbier drohte die Strafe des Händeabschlagens, aber nicht etwa, wenn dem Sklaven durch das Brandmarken ein Schaden entstand, sondern wenn der Barbier das Zeichen „eines anderen als des wahren Besitzers" [14]) einprägte. Barbierern und auch Badern werden wir im weiteren Ablauf der Chirurgiegeschichte immer wieder einmal begegnen.

Gleich im Anschluß drohte das Hammurapi-Gesetz einem Baumeister mit dem Tode, falls das von ihm errichtete Haus einstürzte und den Hausherrn erschlug; kam der Sohn des Hausbesitzers dabei zu Tode, so tötete man den Sohn des Baumeisters; für getötete Sklaven hatte der Baumeister gleichwertig Ersatz zu leisten.

Bleiben wir noch für kurz bei der mesopotamischen Chirurgie. Im Hammurapi-Gesetz wurden zwei Gruppen von Menschen genannt, die sich chirurgischer Arbeit widmeten — wenn auch in unterschiedlichem Umfang: der Arzt und der Barbier.

Grausame Strafen — wie in einer grausamen Zeit nicht anders zu erwarten — wurden an den mesopotamischen Untertanen vollstreckt, an den Ärzten im Zusammenhang mit ihrer Arbeit allerdings nur, wenn sie operativ tätig wurden (und keinen Erfolg hatten). Das erscheint auf den ersten Blick merkwürdig, wird aber verständlich, wenn man die magisch-religiöse Weltschau des mesopotamischen Menschen in Rechnung stellt.

Das gesamte Leben war durchdrungen und beherrscht vom Glauben an Götter und Dämonen, mit deren Wirken man alle unerklärlichen Erscheinungen – also auch Krankheiten – deutete. In der Therapie nahmen folglich Beschwörungs- und Austreibungsrituale einen wesentlichen Platz ein. Dieser ganze Bereich mußte unberührt bleiben von einem Gesetz wie dem des Hammurapi; Göttern und Dämonen konnte man keine derartigen Vorschriften machen, schon gar nicht, da ja der Herrscher und Gesetzgeber selbst – wie er nachdrücklichst feststellte – der „Sonnengott von Babel" und der „Liebling der Istar" war, sich also der Sphäre der Götter zugehörig fühlte.

Das Bild änderte sich um Nuancen, wenn der Arzt operative Heilkunde betrieb und sich dabei also den Bedingungen der Zeit entsprechend hauptsächlich auf oberflächliche Erkrankungen und Verletzungen beschränkte. Gewiß, auch eine Operation mag mit Zaubersprüchen vorbereitet oder begleitet worden sein. Aber eine Verletzung war in ihrer Ursache, ihrem Erscheinungsbild und in der Behandlung recht leicht zu verstehen; die Zusammenhänge waren klar und durchsichtig. Dämonen konnten da kaum im Spiel sein. Und wenn der Arzt zum bronzenen Instrument griff und operierte, dann betrieb er Handwerk. – Anscheinend haben es die Verfasser des Hammurapi-Gesetzes in ähnlichem Licht gesehen, wenn sie für die operative Tätigkeit des Arztes Festlegungen trafen, die denen für Baumeister oder auch für Schiffsbauer in vielem ähnelten.

Die Keilschriftparagraphen in der Stele des Hammurapi, die die Medizin betreffen, stellen nicht nur so etwas wie ein „ärztliches Tarifsystem"[15]) dar – das erste, das wir kennen –, sie waren auch eine frühe Form der Absicherung vor ärztlichen Fehlern und vor dem Mißbrauch ärztlicher Macht, so weit das möglich war. Spätere Zeiten fanden auch andere Formen.

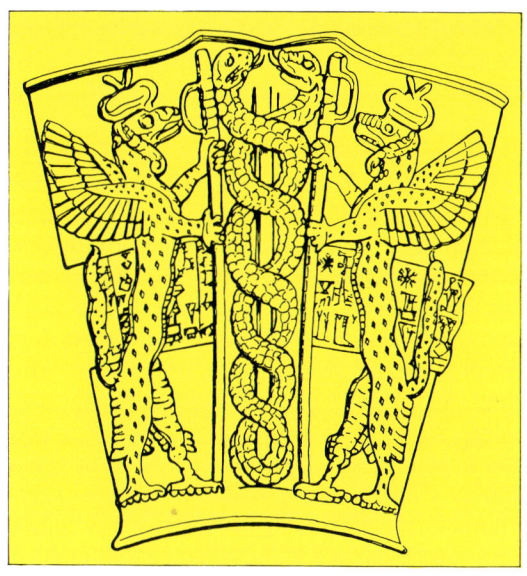

Emblem des Heilgottes Ningischzida.

Wenn wir Mesopotamien nun verlassen, so können wir dabei ohne weiteres den Wegen folgen, die vor mehr als 3000 Jahren auch einige Ärzte und Geisterbeschwörer des Zwischenstromlandes gingen. Nicht selten führten diese Wege nach Nordwesten, ins Reich der Hethiter im heutigen Kleinasien. Von einigen ist bekannt, daß sie von ihrem Herrscher geschickt wurden. So trafen um das Jahr 1280 v. u. Z. ein Arzt und ein Geisterbeschwörer aus Babylon am Hofe des Hethiterkönigs Hattusil ein, um in die Fußstapfen des Raba-sha-Marduk zu treten, der einige Jahre früher von Mesopotamien gekommen und am gleichen Ort ärztlich tätig gewesen war. Von Raba-sha-Marduk ist sehr wahrscheinlich, daß er im Hethiterreich mit dem ägyptischen Heilkundigen Pareamakhu zusammengetroffen ist. Vorstellbar auch, wie beide miteinander wetteiferten um den Heilerfolg und um die Gunst des Herrschers. Und das wäre nicht die einzige Begegnung zwischen Medizinern Mesopotamiens und Altägyptens gewesen; die Altertumsforschung hat weitere Hinweise dieser Art zusammengetragen. Die vielen kriegerischen Verwicklungen — auch dies Berührungsstellen zwischen den Kulturen — seien hintangestellt; man will meinen, daß der friedlichen Begegnung im Hinblick auf Wissens- und Gedankenaustausch die größere Bedeutung zukam.

War der ägyptische Arzt sehr erfolgreich bei den Hethitern, so konnte er dort vielleicht ein kleines Schmuckstück aus dem kostbaren Eisen erwerben, bevor er die Heimreise antrat. Er verließ das anatolische Hochland mit seinen burgenbeherrschten Städten, die Menschen, deren verschiedene Sprachen er nicht verstand, und die unzähligen fremden Götter[16]. Lang war die Reise bis zu den Ufern des Nils, bis nach Memphis, wo das Heiligtum seines Gottes stand, der Tempel des Imhotep ...

Imhotep! Ein Mythos. Der Name war geblieben aus ferner, legendenumwobener Zeit; schemenhaft zu ahnen der Mann, der ihn trug. War er es — Wesir und Oberpriester des Tempels von Heliopolis — hinter dessen Stirn der Gedanke entstanden ist, das Grabmal seines Pharaos Djoser (um 2650 v. u. Z.) zur Pyramide aufzutürmen, zur Stufenpyramide beim heutigen Sakkara? Die Pyramiden Altägyptens als monumentale Darstellung der Macht, die das Wissen darstellte?

Von Imhotep ging die Sage, daß er derjenige war, der nach jahrelangem Ausbleiben der lebenswichtigen Nilüberschwemmungen Rat wußte. Er forschte — so die Überlieferung — in den heiligen Büchern, ließ den Göttern der Nilquellen Opfer bringen, und die Not wendete sich.

Da ist sie also, die Legende von den geheimnisumwobenen heiligen Büchern der ägyptischen Tempel, die „hermetischen" Bücher, von denen wir uns heute allerdings — gerade im Hinblick auf die Medizin — durchaus eine Vorstellung machen können. Diese Legende ist ein Hinweis mehr, daß hinter den Tempelmauern generationenlang Wissen und Erfahrung gesammelt wurden, kontinuierlich gemehrt und durch die Zeit weitergereicht.

In den Tempeln wußte man mehr vom Rhythmus der Nilüberschwemmungen, vom Lauf der Gestirne, von Mathematik und Physik, von benachbarten und fernen Völkern, auch von der Medizin und vornehmlich freilich von den Göttern; vor allem von den Göttern und Dämonen, die in Ägypten — wie auch anderenorts — das Denken und Fühlen der Menschen, ihr Leben beherrschten. Das hinter den Pylonen der Tempeltore gehütete Wissen war über die Länge der Zeit ein sicheres Mittel, Einfluß zu nehmen, Macht auszuüüben. Ob man sich dessen bewußt war oder nicht, man tat es.

Imhotep, der Priester, Architekt, Astronom, Politiker, und auch Imhotep, der Arzt, so wollte es die Überlieferung. Er blieb den Völkern im Gedächtnis, undeutlicher werdend, als eine der Heilgottheiten Ägyptens, als Sohn des Ptah, und ein Nachhall davon blieb noch in der griechischen Antike.

In Memphis, am Unterlauf des Nils, stand
der bedeutendste Tempel des gottgewordenen Arztes, ein Zentrum der altägyptischen
Heilkunde. Hier wurden Mediziner ausgebildet, und hierher kehrten sie zurück, an den
Feierlichkeiten zu Ehren Imhoteps teilzuneh-
men.

Was für eine Medizin war das?

Die altägyptische Kultur währte zwischen
dem Pharao Menes in der Frühzeit und
Kleopatra fast drei Jahrtausende, und das war
mehr Zeit, als danach bis heute vergangen ist.
Die von der Legende verklärten Anfänge
gerieten in Vergessenheit; wir wissen heute
kaum noch etwas davon. Alte Schriften ver-
gilbten, zerbröckelten, verwehten. Abschriften blieben und davon wieder und wieder
Abgeschriebenes. Und mit dem Absterben
der altägyptischen Kultur verschwanden die
letzten Papyrusrollen unter dem trockenen
Sand, der die Ruinen der Tempel und Paläste
und die verborgenen Gräber bedeckte.

Ein junger Amerikaner, begeistert für die
Wunder Ägyptens, fand vor etwas mehr als
hundert Jahren eine Spur davon wieder, was
die Medizin betraf: Edwin Smith, der in
London und Paris von den Reichen der
Pharaonen gehört und gelesen hatte, der die
Landessprache beherrschte und der auch von
Hieroglyphen und hieratischer Schrift etwas
verstand. Er reiste an den Nil, das zu sehen,
was die Bücher beschrieben — Säulenreihen,
ziellos blickende Statuen, die Pyramiden.
Und im Menschengewirr der neuen Städte
traf er auf obskure Geschäftemacher, die mit
echten und falschen Antiquitäten, mit Papyrusrollen und Teilen davon einträglichen
Handel trieben.

Smith brachte einen Papyrus[17]) mit nach
Hause (um 1862), der angeblich in einem Grab
bei Theben gefunden worden war. Er erkannte den medizinischen Inhalt seiner Er-
werbung, aber wohl nicht seine Bedeutung.
Jedenfalls, er veranlaßte zeitlebens keine
Übersetzung oder Veröffentlichung.

Erst nach Smith' Tod ermöglichte seine
Tochter, daß Henry James Breasted, ein er-

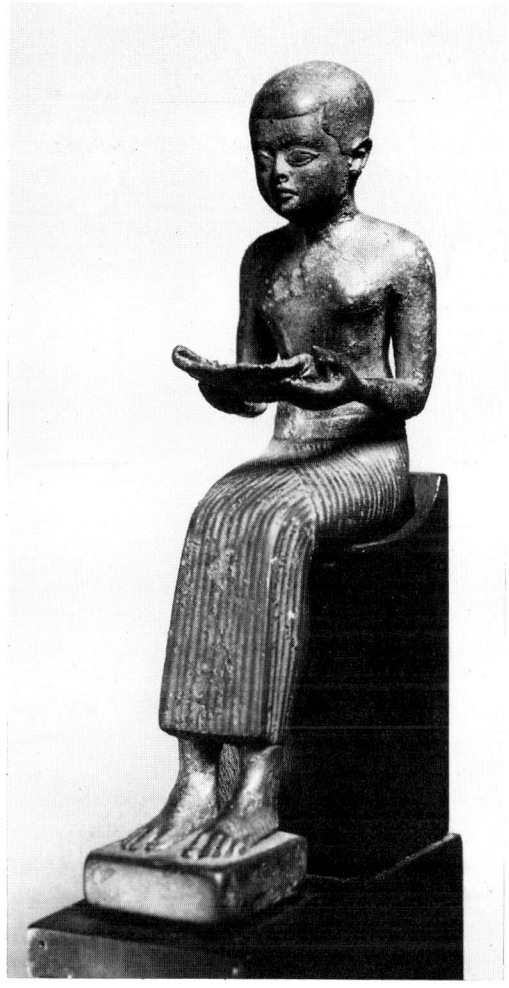

Imhotep. (Staatliche Museen zu Berlin —
DDR)

39

fahrener amerikanischer Ägyptologe, mit der Übersetzungsarbeit beginnen konnte. Zehn Jahre dauerte es. Breasted hielt durch, angespornt durch die wachsende Erkenntnis, etwas ganz Besonderes, ja, Sensationelles zuwege zu bringen. Und dann, 1930, wurde das kommentierte, zweibändige Werk veröffentlicht: Es war „das älteste Chirurgiebuch der Welt"![18] Der Vorhang des Vergessens lüftete sich. Das, was wir über die Chirurgie Ägyptens wissen, haben wir im Wesentlichen aus dem Papyrus Edwin Smith erfahren.

Einige Jahre später als Smith reiste der deutsche Ägyptologe Georg Ebers in das Land seiner lebenslangen Sehnsucht. Er besaß einen ausgezeichneten Ruf als Fachmann und hatte eine begeisterte Leserschaft als Verfasser abenteuerlich-romantischer Bücher über das alte Ägypten. — 1873 hielt Professor Ebers in Luxor einen mehr als 20 Meter langen Papyrus in den Händen, der schon Smith seinerzeit angeboten worden sein soll. Und wie Smith lehnte auch Ebers ab, erkannte dann aber, daß es sich um eine Seltenheit, um einen medizinischen Text handelte. Kurz entschlossen griff er nun doch zu, kaufte den Papyrus und veröffentlichte ihn zwei Jahre später im Faksimilé. Und als schließlich 1937 die erste gute Übersetzung vorlag, erwies sich der Papyrus Ebers für die Beurteilung der gesamten ägyptischen Medizin als ebenso wichtig wie der Papyrus Edwin Smith für die der Chirurgie.

Noch einige andere Papyrusrollen oder Bruchstücke davon tauchten auf und konnten — manchmal nach abenteuerlichen Umwegen — der Erforschung zugänglich gemacht werden. Wenig genug sind es trotzdem, noch dazu oft in arg ramponiertem Zustand. Das Bild, das sie von der ägyptischen Medizin zulassen, ist wohl nicht mehr als ein Torso. Möglich übrigens, daß weitere Papyri im Besitz von Privatsammlern der Veröffentlichung noch vorenthalten werden.

Die medizinischen Papyri sind sämtlich keine Urschriften. Sie stellen mehr oder weniger geordnete sogenannte kasuistische Sammelschriften von Einzeltexten dar, Sammlungen von Diagnosen, Rezepten, Zaubersprüchen. Die Untersuchung der Texte, insbesondere der Vergleich der Papyri miteinander, legt die Schlußfolgerung nahe, daß sie sämtlich Abschriften älterer Vorlagen sind, ja, daß diese Vorlagen wieder auf ältere Schriftstücke zurückgehen. Auch dafür gibt es Hinweise.

Die Leute, die die Arbeit des Abschreibens taten, waren vielfach fachlich nicht ausgebildet und auch wenig interessiert. Mechanisch übertrugen sie die Schriftzeichen, so auch Bemerkungen, die frühere Leser auf den Vorlagen am Rande notiert hatten, etwa solche wie „gut zu tun" oder „etwas wirklich Vortreffliches"[19]. Unleserliche Stellen ließen sie aus, bemerkten allenfalls in der Lücke „zerstört vorgefunden". Manchmal passierte es auch, daß ein Einzeltext kurz hintereinander zweimal in den gleichen Papyrus übertragen wurde. Hatte der Schreiber vielleicht vor sich einen Stapel von Ostraka, den ägyptischen „Zetteln" liegen, die er nacheinander abschrieb, und waren sie ihm hin und wieder ein wenig durcheinander geraten? Auch die Tatsache, daß einige Einzeltexte in mehreren Papyri auftauchen, aber in unterschiedlicher Nachbarschaft, könnte auf eine solche „Zettelsammlung" hindeuten.

So mag also ein Heilkundiger — ein Priester, ein Arzt — sich einen solchen Papyrus bestellt haben; die Auswahl der Einzeltexte, an der er vielleicht mitgewirkt hat, wurde bestimmt von seinem Interessengebiet.

Der Papyrus Edwin Smith ist mit etwa 4,70 Metern relativ kurz. Die Vorderseite enthält den chirurgischen Text. Der Anfang allerdings ist zerstört, was nicht verwundern kann, denn am zusammengerollten, zum Lesen bereiten Papyrus befand sich der Beginn außen und war am wenigsten geschützt. Falls ein Titel vorhanden war, so ist er heute verloren; die Bezeichnung „Wundenbuch" wurde in neuer Zeit geprägt und ist ohnehin nicht sehr glücklich. — Auf der Rückseite des

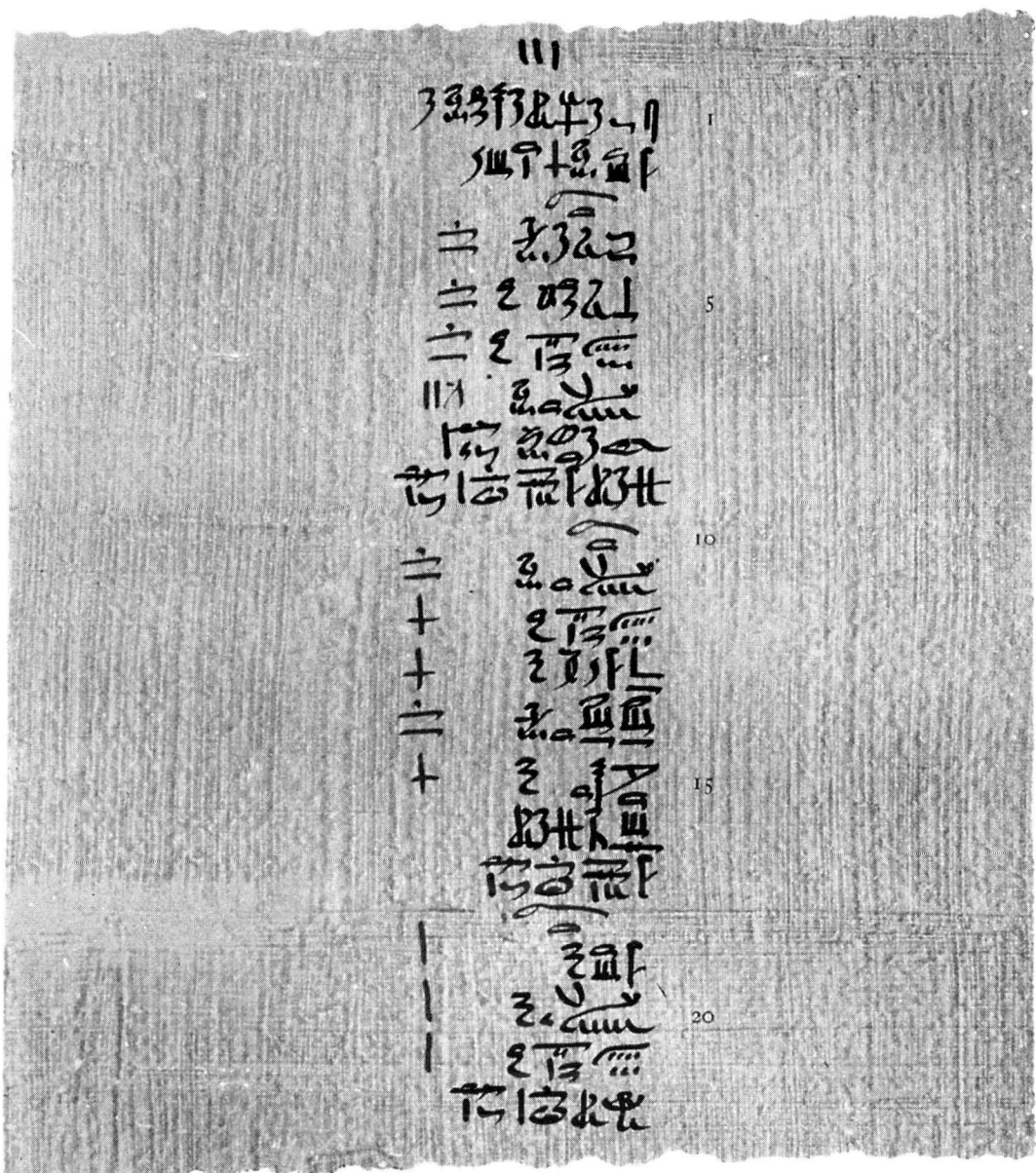

Ein Abschnitt aus dem Papyrus Ebers.

Papyrus hat der gleiche Schreiber andere medizinische Texte notiert, und in späterer Zeit wurde weiteres hinzugefügt, beispielsweise die Rezeptur für eine Verjüngungssalbe.

Der chirurgische Text nun zeichnet sich gegenüber einigen anderen Papyri durch Ordnung und an manchen Stellen durch inneren Zusammenhang der einzelnen Fallbeschreibungen aus. Da ist von sauberen und verschmutzten Wunden mit jeweils unterschiedlichen therapeutischen Konsequenzen die Rede. Nehmen wir ein Beispiel, oder vielleicht zwei, von der „Heilkunde einer Wunde am Kopf"! Der Fall 1 des Papyrus Edwin Smith: „Wenn du untersuchst einen Mann mit einer Wunde an seinem Kopf ... – Dann mußt du dazu sagen: einer mit einer Wunde an seinem Kopf, und ... nicht ist ein Klaff vorhanden ... eine Krankheit, die ich behandle. Dann sollst du sie verbinden mit frischem Fleisch am ersten Tage. Behandle sie danach mit Öl/Fett, Honig, Fasern jeden Tag, sodaß es ihm besser geht". Oder der Fall 7, zumindest in Auszügen: „Heilkunde einer Klaffwunde an seinem Kopf, die bis zum Knochen reicht, durchlöchert sind die (unübersetzbar) seines Schädels ... Wenn du ... jenen Mann findest, es hat sein Fleisch Hitze bekommen infolge jener Wunde, welche in den (unübersetzbar) seines Schädels ist, und jener Mann, er hat Zahnschmerzen infolge jener Wunde bekommen; dann mußt du deine Hand auf ihn legen, und findest du seine Stirn feucht von Schweiß; die Stränge seines Nackens sind gestreckt; sein Gesicht ist gerötet; seine Zähne (unübersetzbar), sein Rücken (unleserlich); der Geruch des Kastens seines Kopfes ist wie die Ausscheidung von Kleinvieh; sein Mund ist gebunden; seine Augenbrauen sind (unübersetzbar), sein Gesicht ist wie wenn es weint. – Dann mußt du dazu sagen: einer mit einer Klaffwunde an seinem Kopf, die bis zum Knochen reicht, durchlöchert sind die (unübersetzbar) seines Schädels; er hat Zahnschmerzen bekommen; gebunden ist sein Mund; er leidet an Ver-

steifung an seinem Nacken: eine Krankheit, die man nicht behandeln kann."

Ähnlich im Aufbau und in der Formulierung sind die Einzeltexte über Gelenkverrenkungen und Knochenbrüche, über Wirbelsäulenverletzungen. Bei Schädelbrüchen mit eingedrückten Knochenstücken wird das operative Anheben beschrieben; die eigentliche Trepanation ist im Papyrus Edwin Smith nicht erwähnt, wie ja Trepanationen in Ägypten aus dem 2. Jahrtausend v. u. Z. auch kaum belegt sind.

Die Anwendung des Messers und des Brenneisens in geeigneten Fällen wird beschrieben. Vielfältig sind die Verbandstechniken. Unklar bleibt, ob eine Form der Wundnaht geübt wurde; möglich wäre es, denn während des Einbalsamierens wurde der Bauchschnitt nach Entnahme der Eingeweide mit Nadel und Faden wieder vernäht; etwas in dieser Art war also bekannt. – Die Qualität des Pulsschlages wurde in die Krankenbeobachtung und in die Festlegung von Behandlungsmaßnahmen einbezogen. Die frühen Ärzte Ägyptens erkannten im Schlagen des Herzens ein Zeichen des Lebens und sahen in ihm das Zentrum der Seele und des Körpers ...

Der letzte, der achtundvierzigste Abschnitt des Papyrus Edwin Smith beschreibt eine Wirbelsäulenverletzung: „... Dann mußt du dazu sagen: einer mit einer Zerrung an einem Wirbel seines Rückens: eine Krankheit, die ich behandle. – Dann mußt du ihn ausgestreckt hinlegen (auf den Rücken). Dann sollst du ihm machen ..."

Hier bricht der Text ab. Das Thema Chirurgie in seiner vorgegebenen Ordnung vom Kopf bis zu den Füßen war längst noch nicht abgehandelt. Nicht daß der Papyrus beschädigt wäre, vielmehr hat der Schreiber vor 3500 Jahren an dieser Stelle seine Arbeit nicht fortgesetzt. Weshalb immer das geschah, es ist der Grund dafür, daß uns vieles von der ägyptischen Chirurgie bisher verborgen blieb.

Immerhin, das Ganze verrät doch eine

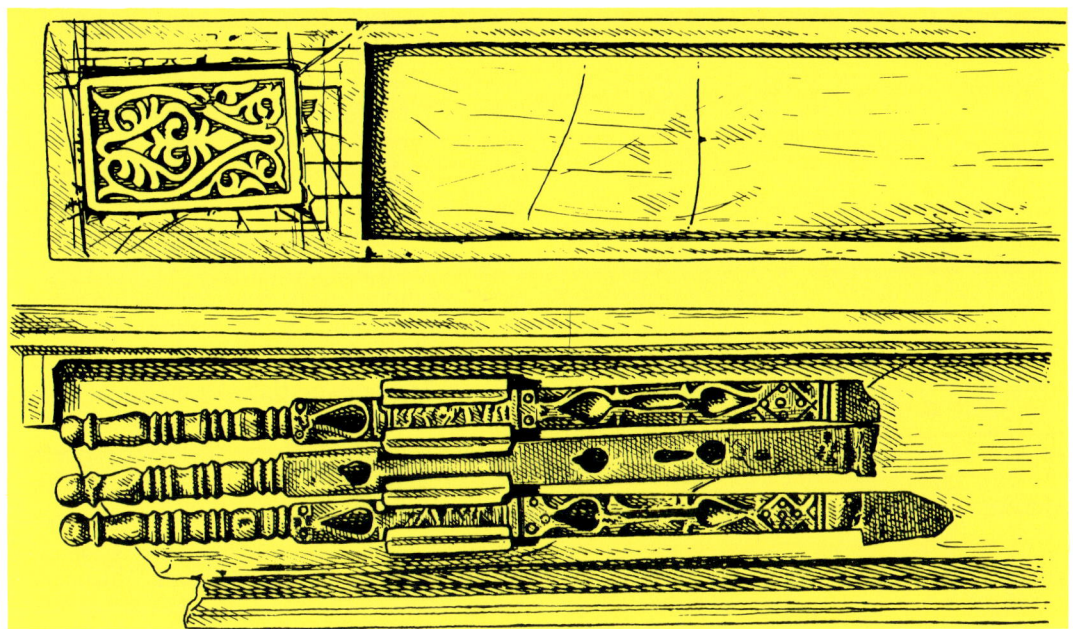

Chirurgisches und augenärztliches Instrumentarium aus Altägypten; erhalten sind im wesentlichen nur die Griffe der Geräte.

erstaunlich nüchterne und genaue Kranken-beobachtung, und auch die therapeutischen Maßnahmen erscheinen in vielen Fällen sinn-voll, jedenfalls innerhalb der Grenzen dama-liger Möglichkeiten – Chirurgie aus Erfah-rung. Magie war wenig dabei, ein einziger Zauberspruch nur im ganzen Edwin-Smith-Papyrus, wie das beim Behandeln von Wunden und Knochenbrüchen kaum anders zu erwarten ist.

Wenn der ägyptische Arzt chirurgisch tätig werden wollte, entsann er sich seiner Er-fahrung – oder auch derjenigen anderer – und griff zur Heilsalbe und zum Verbandszeug, zum Messer oder zum Brenneisen. Aber-gläubische Rituale und Zaubersprüche waren kaum geeignet, ihm als „Handwerkszeug" zu dienen. – Anders in der „inneren" Medizin. Der Arzt war wie jeder andere Ägypter der magisch-religiösen Weltvorstellung unter-worfen; man kannte keine andere: Krank-heiten waren Folgen des Wirkens von Göttern und Geistern. Folgerichtig wendete der Arzt nicht nur seine Medikamente an (die übrigens aus heutiger Sicht in ihrem Wert oder Unwert sehr unterschiedlich einzuschätzen sind), sondern genauso selbstverständlich und unmittelbar auch Beschwörungen und Zaubersprüche[20]). Die eigentliche praktisch-chirurgische Handlung blieb relativ unberührt von Aberglaube und Dämonenfurcht, was seine Ursache in zwei wesentlichen und miteinander zusammenhängenden Charakteristika der alten Chirurgie hatte: Die weitgehende Beschränkung auf oberflächliche und unschwer erklärbare Leiden und Verletzungen sowie die Betonung der handwerklichen Seite der Chirurgie. – Wir fühlen uns an Mesopotamien erinnert; und in der Tat, die Bilder ähneln sich.

Unter allen bekannten medizinischen Papyri ist nicht einer, der nicht Spuren des von Götterglauben bestimmten Weltbildes trägt, der eine mehr, der andere – wie beispielsweise der Papyrus Edwin Smith – weniger. Da wurde nicht nur auf Ursprünge in alter Zeit hingewiesen – „gefunden in alten Schriften als etwas für die Menschen Nützliches" –, sondern immer wieder die göttliche Herkunft beschworen. Ein Rezept „wurde gefunden bei einer Bestandsaufnahme im Tempel des Osiris-Onnophris"; ein Zauberspruch fiel vom Himmel herab „in den Hof des Tempels von Chemmis und wurde als ein Wunder zum König Cheops gebracht". Oder der „Anfang von der Sammelschrift des Umherziehens der Schmerzstoffe, die gefunden ist in alten Schriften in einem Kasten mit Büchern unter den Füßen des Anubis in Letopolis ... Was man damals wegen des Buches machte, war eine Prozession bei Sonnenaufgang und ein Opfer bestehend aus Brot, Bier, Terebinthenharz auf Feuer, auf den Namen von Isis der Großen, Horus-Chentechtai, Chons-Thoth, dem Gott, der im Bauch ist"[21]).

Der Übergang ist fließend: Rational anmutende Textstellen wechseln sich mit solchen magischen Inhalts ab, wie überhaupt in dieser Medizin – und das ist eines ihrer wesentlichsten Kennzeichen – rationale und mystisch-magische Komponenten gleichberechtigt nebeneinander zu finden sind. Wer

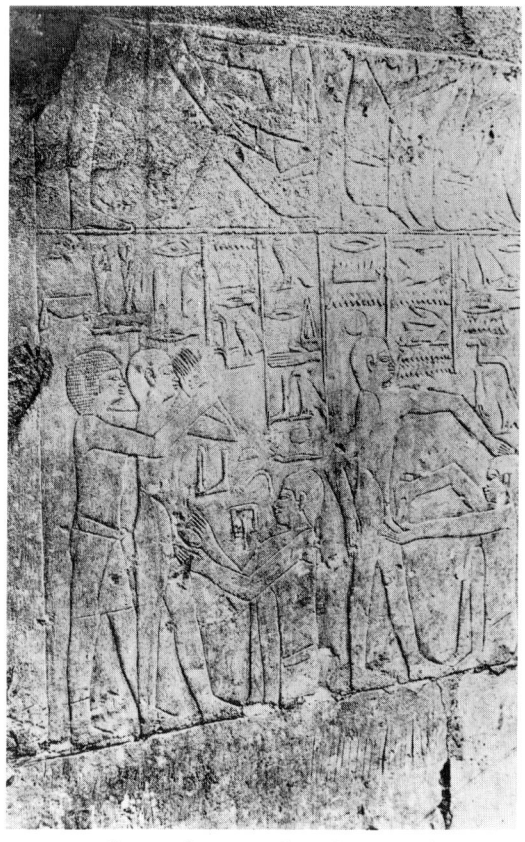

Darstellung der Beschneidung auf einem Relief in der Nekropole von Sakkara; ca. 2500 v. u. Z. (Sudhoff 1909)

will die Grenze ziehen, es sei denn, er wollte unsere moderne Medizinvorstellung der Vergangenheit aufzwingen?

Es gibt außer diesen Papyri andere Quellen, über altägyptische Medizin etwas zu erfahren; Inschriften und Reliefs, Nachrichten in Papyri anderer Thematik, Berichte aus späterer Zeit, nicht zuletzt die Ergebnisse von Untersuchungen an Mumien. Nun, auf eine ausführlichere Schilderung müssen wir verzichten, unsere Erzählung will vorankommen.

Eine archaische Medizin, geprägt von alle Lebensbereiche durchdringendem Götter- und Dämonenglauben, aber auch gekennzeichnet durch die Anwendung eines frühen Erfahrungswissens — so wird man es etwa zusammenfassen dürfen. Die Chirurgie, soweit sie beurteilbar ist, nüchtern und um Sachlichkeit bemüht, aber eng begrenzt in ihrem Spektrum, vorwiegend sich auf Verletzungen beschränkend. Kennzeichnend wohl auch dies: Der häufigste operative Eingriff im alten Ägypten, die Beschneidung, die teilweise oder völlige Entfernung der Vorhaut des männlichen Gliedes, wurde nicht von Ärzten, sondern von Totenpriestern ausgeführt. Totenpriester war jedoch nur eines ihrer Ämter, ihr tatsächlicher Beruf bleibt unklar. Ihren Ursprung mag die Beschneidung einst in uralter hygienischer Erfahrung jener südlichen Völker gehabt haben, die längst vergessen war. Es blieb der Eingriff als religiöser Ritus, nicht als medizinische Handlung.

Einer der Gründe für die Enge des chirurgischen Wirkungsbereiches war sicher das völlig unzureichende Wissen um die Anatomie. Das verwundert auf den ersten Blick, denn im Zusammenhang mit dem Einbalsamieren wurden die Leichen doch ausgeweidet, und das — so sollte man meinen — bot vielerlei Möglichkeit anatomischen Studierens. Aber nicht Ärzte, sondern „bestimmte Leute …, die sich auf diese Kunst verstehen",[22]) taten die Arbeit, indem sie das Gehirn mit einem Haken zur Nase herauszogen und

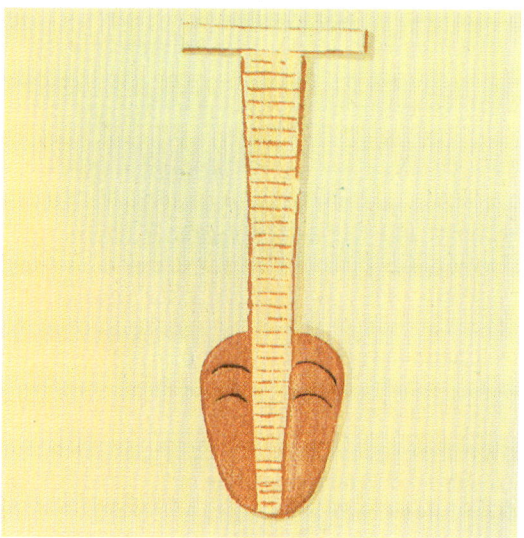

Darstellungen eines ägyptischen Papyrus: Lunge (?) …

… und Herz. (Griffith)

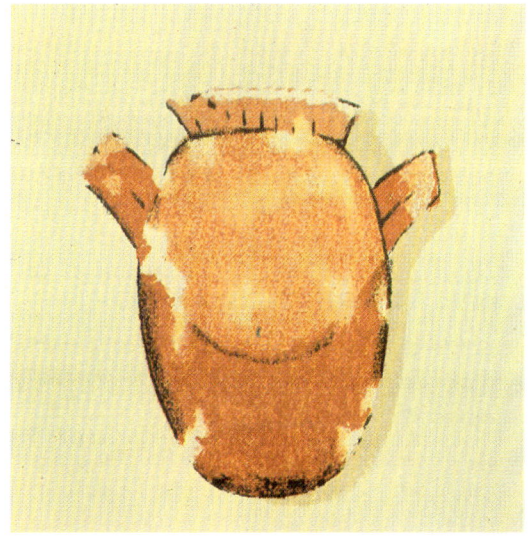

durch einen Schnitt die Baucheingeweide entfernten, die Höhlungen spülten, mit harziger Flüssigkeit ausgegossen, die Leiche dann tagelang in granuliertes Natron oder Kochsalz zum Entziehen des Wassers legten, danach wuschen, mit Leinwandstreifen umwickelten und mit Gummi bestrichen. Kaum geeignet das Ganze für subtile Studien, und Heilkundige hatten ohnehin damit nichts zu schaffen. Die Entnahme der Eingeweide geschah außerdem keineswegs nach irgendwelchen anatomischen Grundsätzen, war ein grober handwerklicher Vorgang; oft wurden etwas verborgen liegende Organe – wie Harnblase oder Leber – an ihrem Ort belassen, so daß man heute beim Durchstrahlen der Mumien mit Röntgenstrahlen manchmal Steine der Harn- und Gallenblase, auch der Nieren nachweisen kann.

Bevor die Szene zu den Ufern anderer großer Ströme wechselt, sei ein Eindruck noch in Worte gefaßt, dessen man sich für die alte Medizin am Nil nicht erwehren kann. Die medizinischen Papyri, geschrieben in der Zeit zwischen 1900 und 1100 vor unserer Zeitrechnung, bieten das Bild einer vorbehaltlosen, vertrauensseligen Übernahme älterer Kenntnisse und Ideen; ihre Tradition reicht oft bis zu tausend Jahre weiter zurück. Von sachlicher Kritik oder fachmännischer Überarbeitung ist kaum etwas spürbar, geschweige denn etwas von vorwärtsdrängendem Wissensdurst und Forschergeist. Die ägyptische Medizin hat, falls die Nachricht aus der Vergangenheit nicht trügt, die wesentlichen Impulse in ihrer Anfangs- und Frühzeit erhalten. Die Zeit der Papyri, die uns erhalten sind, war die Zeit des Bewahrens und Weiterreichens, in der Folge aber zunehmend gekennzeichnet von Stillstand und Leblosigkeit[23]).

Ein anderer Kulturkreis stand bereit, eine Hauptrolle in der Geschichte des Wissens und der Wissenschaft und auch in unserer Erzählung zu spielen. Lebendig und vielfältig regte es sich an den Gestaden des Ägäischen Meeres. Und über das Meer hinweg und an den Küsten entlang bestanden fruchtbare Verbindungen. Dort in Griechenland wird es weitergehen im nächsten Kapitel, in diesem aber vorher noch ein großer und wichtiger Umweg.

Weit ist es vom mittelmeerischen Raum bis nach Indien und war es um so mehr in der Epoche der frühen Kulturen. Gebirgszüge, Flüsse, Sümpfe und Urwälder trennten voneinander. Man fand den Weg dennoch, Küstenpfaden folgend, auch zur See im lenkenden Schutz des Landes, um zu tauschen – Waren und Gedanken ...

„Altes Indien" – das ist ein in Zeit und Raum sehr weitfassender Begriff. In der ersten Hälfte unseres Jahrhunderts gruben Archäologen im Tal des Indus zwei uralte Städte aus der Erde: Mohenjo-daro und Harappa, die im 3. bis 2. Jahrtausend v. u. Z. existiert hatten. Diese frühe indische Kultur, die Handelsverbindungen bis nach Mesopotamien besaß, erlag vermutlich nach einer Ära des Niedergangs dem Ansturm einwandernder Stämme, die sich „araya" (Arier)[24] nannten. Woher immer die Einwanderer gekommen sein mögen – aus Innerasien wohl –, es gelang ihnen, etwa in der Mitte des 1. Jahrtausends v. u. Z. die ersten größeren Staaten zu bilden. Ungefähr zur gleichen Zeit schuf Kyros II. das persische Großreich, das, von Kleinasien bis an die indischen Grenzgebiete reichend, eine neue Verbindung zur Mittelmeerwelt brachte.

In ihrer frühen Form war die altindische Medizin Bestandteil des priesterlichen Wissens, das vor Fremden geheimgehalten und zunächst mündlich überliefert wurde. Im Verlaufe des 1. Jahrtausends v. u. Z. erfolgte dann die Niederschrift dieser Gesänge, die man Veden nannte, und „Veda" heißt nichts anderes als „Wissen"; es war seinem Charakter nach vorwiegend magisches Wissen[25]). Der Rg-Veda (Wissen von den Liedern) ist der älteste; dort und im Atharva-Veda (Wissen des Feuerpriesters) wurden in unterschiedlichem Zusammenhang „Wesen" beschrieben, in denen Krankheiten – oder besser Symptome – zu erkennen, manchmal nur zu vermuten sind. Da war von Takman die Rede, einem „tückischen, sprachlosen und gliederlosen" Feuerwesen[26]), in dem wir heute die Interpretation von einigen Fieberformen sehen können, oder von Hariman, den einige Forscher als Gelbsucht deuten. – Solchen feindlichen Unholden setzten die Heilkundigen in erster Linie Beschwörungsformeln und Vertreibungsriten entgegen; das erscheint logisch, wenn man ihre magische Vorstellungswelt akzeptiert.

Ungefähr in der Mitte des 1. Jahrtausends v. u. Z. ging aus dieser vorwiegend von Religion und Magie geprägten Medizin die klassische Medizin des alten Indiens hervor – der Ayurveda, das „Lebenswissen". Es traten von der Priesterschaft unabhängige Ärzte in Erscheinung, die über große praktische Erfahrung verfügten und die versuchten, mittels Systematisierung und philosophisch-spekulativer Gedankengänge eine theoretische Grundlage zu schaffen. Den menschlichen Körper sah man zusammengesetzt aus sieben Grundstoffen, sechs Säften und aus den drei Elementen Wind, Galle und Schleim; Krankheiten entstünden durch Störungen im Zusammenwirken der drei Elemente. Gewisse Anklänge an Vorstellungen, wie wir sie vom antiken Griechenland noch zu berichten haben (s. S. 65), sind nicht von der Hand zu weisen. Kontakte – Handelsbeziehungen – zwischen Indien und dem Mittelmeerbereich gab es gewiß, so daß ein gegenseitiger Gedankenaustausch durchaus vorstellbar ist[27]). Wir wollen das vielschichtige und höchst komplizierte Thema der indischen Medizin nicht weiter untersuchen, sondern uns dem Teilbereich zuwenden, der Thema unserer Erzählung ist, der Chirurgie.

Neben anderem sind uns drei bedeutende systematische Medizinsammelwerke überliefert, jeweils verbunden mit dem Namen eines großen altindischen Arztes: Caraka (1.–2. Jhd. u. Z.), Suśruta (etwa 4. Jhd. u. Z.) und Vāgbhata (5.–6. Jhd. u. Z.)[28]. Und im Werk des Suśruta, in der Suśruta-Samhitā,

geht es vorwiegend um Chirurgie: Der Götterarzt Dhanvantari, der aus dem Weltmeer mit der Schale der Unsterblichkeit erscheint, wird von Suśruta und anderen um Auskunft über Wunden und ihre Behandlung gebeten. Und dann folgt Abschnitt auf Abschnitt, jeweils verkündet von Dhanvantari; die Chirurgie bleibt im Mittelpunkt, eine Chirurgie, die voller Überraschungen ist, vergleicht man sie mit allem, wovon bisher in unserer Erzählung die Rede war.

Vor Suśruta mochte die indische Chirurgie derjenigen anderer früher Kulturen – wie Mesopotamien oder Ägypten – geähnelt haben. Die Versorgung von Verletzungen, wie sie das Wanderleben der „arya" mit sich brachte, wie sie in Kriegen und während der Jagd auftraten, wird der Schwerpunkt chirurgischer Arbeit gewesen sein.

Von hier führte die Entwicklung durch die Jahrhunderte zur Kriegs- und Unfallchirurgie auf vergleichsweise hohem Niveau, wie Suśruta sie beschrieb, der Wunden säuberte und versorgte, Pfeilverletzungen behandelte, die Amputation beherrschte, der auch Schädelverletzungen nach Keulenhieben und -würfen zu heilen verstand, ja, auch die Trepanation ausführte. Den Schmerz dämpfte der altindische Chirurg mittels des berauschenden Tranks madyapa (was immer das gewesen sein mag, wir wissen es nicht).

Eine andere Entwicklungslinie altindischer Chirurgie könnte ihren Anfang beim Aderlaß genommen und weitergeführt haben zum Punktieren von Wasserbrüchen und zum Ablassen krankhafter Flüssigkeitsansammlungen in der Bauchhöhle (Ascites). Groß war der Schritt dann zu der Fähigkeit, den Darmverschluß in bestimmten Fällen und die Darmverletzung operativ zu behandeln. Ungewöhnlich dabei die „Ameisennaht": Der Chirurg legte die Ränder der Darmwunde aneinander und hielt dann bengalische Ameisen so daran, daß sie mit ihren am Kopf befindlichen Zangen die Wundränder ergriffen und zusammendrückten; die Leiber der Ameisen wurden entfernt, die Köpfe mit den

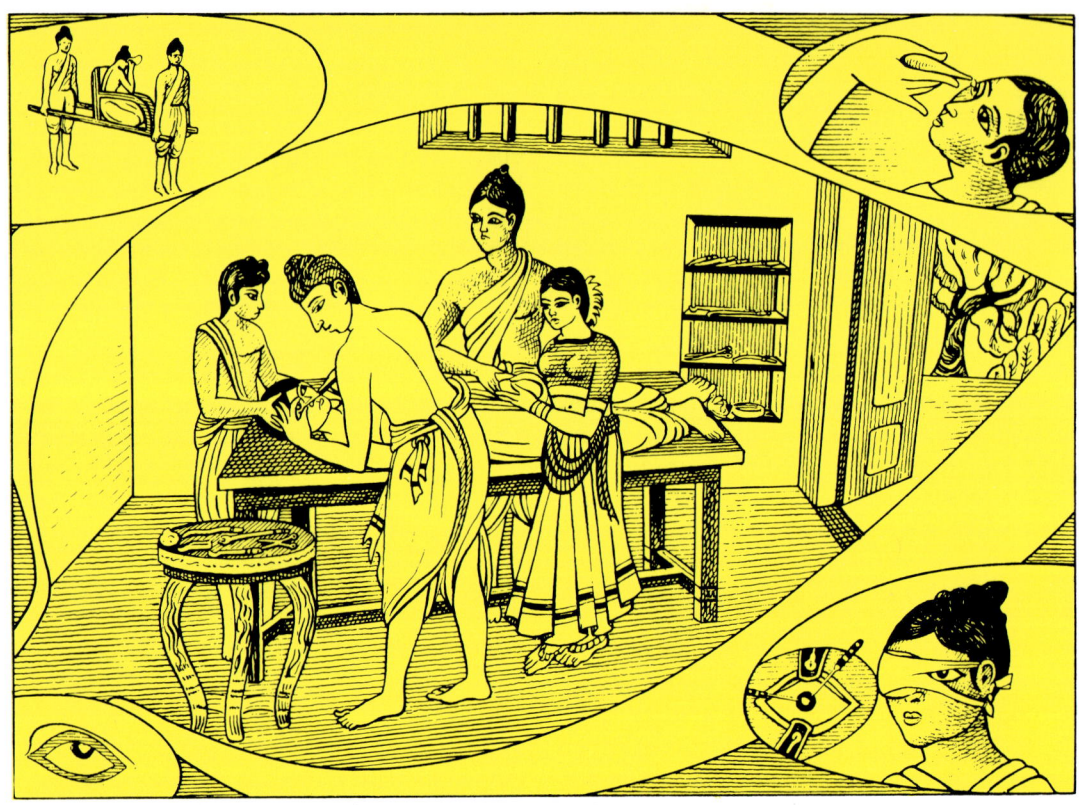

Der Starstich in Indien. Zeichnung nach einer schönen indischen Vorlage, wobei die Einrahmung der Operationsszene der Kontur eines geöffneten Auges folgt.

Zangen verblieben an der Wunde und hielten ausreichend lange, um die Heilung zu gewährleisten. Allerdings beherrschte der altindische Chirurg auch Nahttechniken, die den modernen ähnelten …

Nun, hier muß der Chirurg unserer Tage zu Worte kommen. Wir können nicht anders, als Kühnheit und Einfallsreichtum altindischer Operateure zu bewundern. Gleichzeitig aber muß Zweifel angemeldet werden, daß ihnen mehr als zufälliger Erfolg beschieden war. Noch heute ist die Chirurgie des Darms, schon gar des Dickdarms, ein problemreiches Gebiet und an Voraussetzungen gebunden, die in Altindien nicht vorhanden waren. Dabei geht es um die intensive Vorbereitung und Vorbehandlung des Gesamtorganismus, um die Reinigung und Desinfektion des Darms, um eine hochentwickelte Operationstechnik (nicht nur im Hinblick auf die Darmnaht), um eine vielseitige und komplizierte Nachbehandlung – das Ganze eine Wissenschaft für sich. – Bewundern müssen wir auch die Tapferkeit der altindischen Patienten. Wenn auch hin und wieder von schmerzbetäubenden Zubereitungen die Rede ging, so können wir uns doch nicht vorstellen, daß eine sichere Narkose erreichbar war. Das allerdings gilt für die ganze alte Chirurgie (nicht nur Altindiens), ja, es gilt für die alte Zeit überhaupt. Schmerzen und Qualen gehörten dazu, trotz aller gutgemeinter, letzten Endes aber untauglicher Versuche, daran etwas zu ändern. Wir werden nicht umhinkönnen, davon auch im weiteren Ablauf unserer Erzählung immer wieder zu berichten.

Diese Operationen – die Eröffnung des Bauchraums und gar die Darmnaht – waren originale Schöpfungen altindischer Chirurgie, die im Mittelmeerraum und im übrigen Europa später neu erarbeitet werden mußten.

Zwei andere Eingriffe, der Starstich und der Blasensteinschnitt, haben ihre Anfänge möglicherweise auch in Altindien, jedenfalls aber wurden sie dort mit großer Subtilität durchgeführt, einschließlich der oft so vernachlässigten Vor- und Nachbehandlung, wenn auch in der einfachen Form damaliger Möglichkeiten.

Zum Starstich haben wir Mutmaßungen schon geäußert, als von Mesopotamien und seiner Chirurgie die Rede war (s. S. 35). In Indien wurde die erstaunliche Operation am Auge ausgeführt, das ist gewiß, wenngleich auch genauere Aussagen darüber, wann und wie dies seinen Anfang hatte, kaum möglich sind.

Der Blasensteinschnitt war eine der großen Operationen der alten Chirurgie, davon wird noch oft zu erzählen sein. Der Schnitt erfolgte typischerweise in der Dammgegend zwischen den Beinen des Patienten und ging in Richtung Harnblase. War diese eröffnet, so wurde der Stein unter Anwendung von Dehn- und Greifinstrumenten gefaßt und entfernt. Der altindische Chirurg hielt sich dabei etwas seitlich – links – von der Mittellinie, um unter

Schonung der Harnröhre die Blase zu erreichen. Auch diese, später als Seitensteinschnitt bezeichnete Technik wurde von europäischen Schnittärzten erst nach vielen Jahrhunderten eingeführt.

Aufsehen in Fachkreisen erregte das Bekanntwerden des Abschnittes der Suśruta-Sammlung, in dem von plastischer Chirurgie die Rede ist. Altindische Chirurgen hatten eine operative Technik entwickelt, Ohrläppchen zu korrigieren, die durch überschweren Schmuck verunstaltet waren. Und sie waren in der Lage, teilweise zerstörte Nasen plastisch-chirurgisch zu ersetzen. Dazu benützten sie einen Hautbezirk aus der Wange oder der Stirn, den sie fast völlig freischnitten, umschwenkten und zur Nase formten, wobei sie offensichtlich sogar ein Stück Nasenscheidewand schufen. Die Idee war einfach und genial: Der Hautlappen blieb an einer Stelle mit dem Ursprungsort verbunden und wurde von dorther mit Blut versorgt, so daß er an seinem neuen Ort anwachsen konnte. Das ist noch heute einer der wichtigsten Grundsätze plastischer Chirurgie.

Denkbar, daß im alten Indien der Bedarf nach der chirurgischen Nasenplastik durch die barbarische Strafe des Nasenabschneidens hervorgerufen war. Wie auch immer, die plastische Chirurgie ist eine der großen Errungenschaften altindischer Medizin. – Im Mittelalter wurde in Italien eine ähnliche Methode erarbeitet (s. S. 144). Die Engländer lernten Suśrutas Technik noch im 18. Jahrhundert in Indien kennen; der Londoner Chirurg Joseph Constantine Carpue publizierte 1816 seine ersten guten Erfahrungen damit. Bedarf nach der Nasenplastik bestand nach wie vor, denn die Syphilis kann in ihrem Verlauf auch zur Zerstörung der Nase führen.

Gab es einen Chirurgen mit Namen Suśruta tatsächlich? Die Fachleute sind unterschiedlicher Meinung. Ja, sagen die einen, schon die Erwähnung im Text beweist das. Die aber mögen spätere, irrtümliche Ergänzungen sein, meinen andere. Da „suśruta" mit „be-

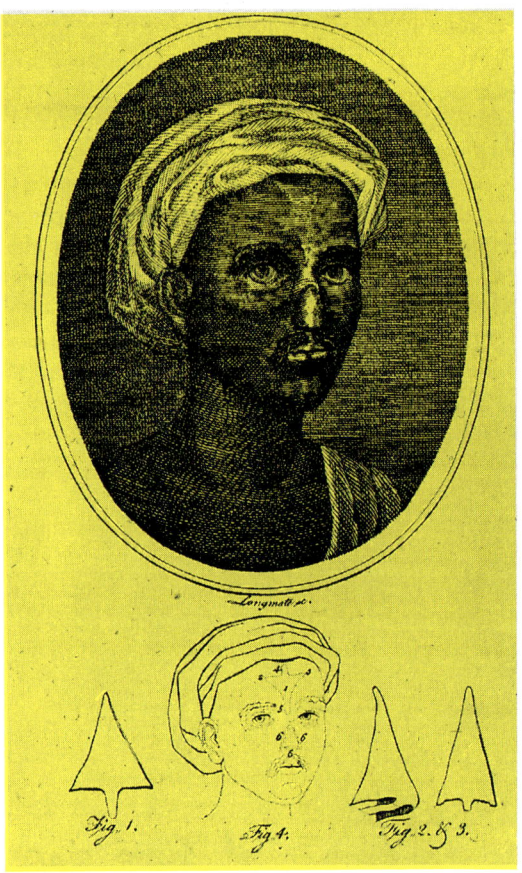

Die indische Nasenplastik. Entnahmestelle für die neugebildete Nase war in diesem Fall die Stirn. (Gurlt)

rühmt" übersetzt werden kann, wäre es denkbar, daß im Gange der Zeit aus dem das Werk kennzeichnenden Adjektiv der Name eines Arzt-Chirurgen entstanden ist, der nie existiert hat ...

Wer immer Verfasser der Suśruta-Samhitā war, er hätte den Namen Suśruta, der „Berühmte" zu recht getragen. Die Chirurgie, die er darstellte und „den edelsten Teil der Heilkunde, ewig und verehrungswürdig" nannte, war von hohem Niveau, ideenreich, in manchem schlechthin genial. Seine ganze Größe aber gewann Suśruta – nennen wir ihn nur so – durch die Haltung, die in dem Satz gipfelte: „Ein Arzt, der nur einen Teil seiner Kunst kennt, ist wie ein Vogel mit nur einem Flügel"[29]). Suśruta war nicht „Handwerker", sondern Arzt-Chirurg im besten Sinne; er behandelte nicht den Blasenstein (beispielsweise), sondern den Patienten in seiner Ganzheit aus Körper und Seele. Wir werden im weiteren Verlauf der Chirurgiegeschichte sehen, wie groß dieser Gedanke war – und wie oft er in Gefahr geriet, vergessen zu werden.

Es ist auch schwer zu sagen, wie weit die chirurgische Tradition der etwa aus dem 4. Jahrhundert u. Z. stammenden Suśruta-Samhitā tatsächlich zurückreicht. Verschiedene Forscher haben für die einzelnen Abschnitte des Sammelwerks sehr unterschiedliche Vorstellungen entwickelt[30]).

Am Ende dieses Kapitels steht unsere Erzählung vor dem Problem, der indischen Chirurgie auf ihren Höhepunkt folgend schon ungefähr das 4. Jahrhundert u. Z. erreicht zu haben und nun – da sie wieder von der mittelmeerischen Welt berichtet wird – zeitlich um mehr als tausend Jahre zurückgehen zu müssen. Wir wollen diesen großen Zeitsprung mittels einer gedanklichen Eskapade unternehmen, die Indien und Griechenland miteinander in einen Zusammenhang bringt, der zugegebenermaßen ungewöhnlich ist und – das sei betont – für den die indologische Wissenschaft keinen konkreten Beleg liefert. Ein Gedankenspiel also; aber warum nicht?

Achilleus, der strahlende Held des griechischen Belagerungsheeres vor Troja, war – wie Homer berichtet – an der Ferse tödlich verwundbar. Nun, gewiß ist die Verletzung einer für das Sprunggelenk wichtigen Sehne eine schwere Wunde, aber doch kein Grund, unbedingt daran zu sterben. Warum also das mit der Achillesferse? – Wenn wir aber hören, daß den nach Indien einwandernden Stämmen der vedischen Arier die Funktion der Gelenke unter den Bedingungen des Wanderlebens verständlicherweise als besonders wichtig, als lebensnotwendig erschien, daß ihnen die Durchtrennung der Gelenke als wirksamstes Kampfmittel galt, daß die „angenommene Gelenklosigkeit eines Dämons als Zeichen seiner Unverwundbar-

keit ausgelegt wurde"[31]), so wird uns das Problem des griechischen Helden schon einfühlbarer. Möglicherweise ist die tödlich verwundbare Achillesferse die sagenhafte Erinnerung der Griechen an weit zurückliegende Wanderzüge; möglicherweise aber ist diese Legende auch die Spur von Vorstellungen, die aus Indien herübergeweht waren. Achilleus war verwundbar, noch dazu an einem für die Fortbewegung wichtigen Gelenk. Die Verletzung der Ferse machte ihn lebensuntauglich, war also tödlich; so jedenfalls hätten es die Altinder gesehen.

Und mit Achilleus sind wir mitten in der Welt der griechischen Legende, und dort nehmen wir den Faden unserer Erzählung wieder auf.

Kapitel 4
Von Apollo bis Antyllos

Furcht macht Götter. Möglich, aber bei den Griechen der frühen Antike will man's nicht so recht glauben. Ihre Götter lebten, liebten und ... lachten, daß es eine Pracht war. Die Griechen verehrten ihre Götter; man redete aber auch miteinander, stritt sich, überlistete sich gegenseitig. Zeus war der Göttervater, gewiß. Nur, man selbst war auch nicht irgendwer, war ja sogar verwandt mit den Olympiern. — Erzählen wir etwas davon, freilich nicht ohne gewisse Absicht.

Es fing an wie so oft, diesmal aber war ein Gott mit im Spiel. Apollo überraschte eine Jungfrau namens Koronis im Bade, und ... sie wurde schwanger. Ihr Vater fürchtete die Schande und verheiratete sie mit ihrem Vetter Ischys. Das blieb Apollo nicht verborgen; sein Späher, die Krähe, berichtete es ihm. Erzürnt schickte der Sonnengott seine unfehlbaren Pfeile gegen Ischys. Artemis aber, Apollos Schwester und Göttin der Jagd, hieß das Verhalten ihres Bruders nicht gut und tötete ihrerseits Koronis. Apollo kam gerade rechtzeitig, die tote Koronis zur Verbrennung aufgebahrt zu sehen und seinen ungeborenen Sohn zu retten. Er brachte das Kind auf den Berg Pelion zum Centauren Cheiron, dem Lehrer vieler griechischer Helden. Apollos Sohn erhielt den Namen Asklepios, wuchs heran und wurde unter Cheirons lenkendem Schutz zum Heilkundigen, dessen Ruhm weithin erstrahlte.

Schließlich bat ihn sogar die unlängst noch so zornige Artemis, den toten Hippolytos wieder zum Leben zu erwecken. Hippolytos war bei einer Wagenfahrt am Meer gegen

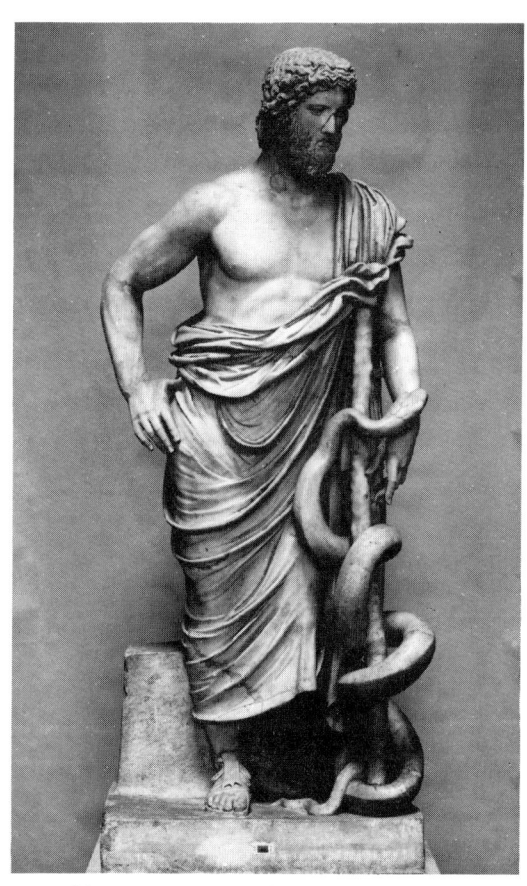

Asklepios. (Staatliche Museen zu Berlin — DDR, Antiken-Sammlung)

einen Felsen gestürzt; dahinter steckte wieder eine andere Geschichte, in die auch Aphrodite verwickelt war. — Asklepios' Wiederbelebungsversuche waren erfolgreich, was ihm kein Glück einbrachte. Hades, der Gott der Unterwelt, empfand das als Einmischung in seine Angelegenheiten und beschwerte sich bei Zeus, seinem Bruder. Und Zeus erschlug den Asklepios mit dem Donnerkeil. Menschen waren sterblich, und daran sollte Asklepios, der Arzt, nichts ändern![1])

Soweit das, was die Sage in Erinnerung behielt; genaugenommen sind es mehrere Sagen aus unterschiedlicher Zeit und unterschiedlicher Gegend (und es gibt noch mehr). Die Legende, wie wir sie Homer verdanken, weiß von Asklepios als einem thessalischen Adligen und berühmten Arzt zu berichten und von seinen Söhnen Machaon und Podaleirios, daß sie Ärzte im griechischen Belagerungsheer vor Troja waren, daß sie nicht nur Wunden verbanden, sondern als Krieger auch schlugen. Und die Enkel des Asklepios — sie hießen Sphyros und Alexanor, so weiß es die Legende — sollen ihrem Großvater den ersten Tempel errichtet und geweiht haben.[2])

Ein Körnchen Wirklichkeit mag sich da verborgen haben — es ist verloren. Das Früheste, das wir tatsächlich von Asklepios wissen, ist, daß er in manchen Gegenden Griechenlands als Totengeist, als Heros, verehrt wurde. Auf seinem Grabe — längst vergessen wo — sollen Lampen angezündet worden sein. Im Freien oder in Höhlen standen seine Altäre. Ähnlich wie Asklepios wurden auch verschiedenenorts andere Geister Verstorbener um Orakel, Hilfe und Heilung angefleht. Warum dann dem Asklepios Tempel gebaut wurden und er zum Heilgott im Kreise der Unsterblichen des Olymps aufstieg, wer will das heute noch klären? Vielleicht gab es Grund zu der Annahme, daß Gebete zu ihm besonders häufig von Erfolg gekrönt waren. Die Schlange — dem Reich der Toten, dem Grabe angehörend — blieb in seiner Begleitung, war manchmal Verkörperung des Gottes selbst.[3])

Aufgerichtet, um einen Stab, einen Wanderstock züngelnd zeigten die Künstler der Antike sie zusammen mit dem Heilgott, und von diesen Darstellungen nahm die moderne Medizin ihr Symbol, den Äskulapstab. — Erst recht spät — im 5. Jahrhundert v. u. Z., so scheint es — kam es zu diesem Aufstieg des Asklepios in den griechischen Götterhimmel mit dazugehörigen Kultstätten und ihrer Tempelmedizin. Zuvor hatten die griechischen Ärzte zu Apollo gebetet; die Ärzte, von denen Homer berichtete, waren hochangesehene Männer ohne enge, unmittelbare Bindung an kultische Einrichtungen.

Eines der bedeutendsten Asklepiosheiligtümer entstand in der Landschaft Argolis, nahe der Stadt Epidauros. Dort in den Bergen finden sich die Überreste davon: ein weites Trümmerfeld in einem Tal hinter weinbewachsenen Hängen, daneben ein Amphitheater, das besterhaltene des griechischen Altertums, wie man sagt; irgendwo die Ruinen eines zweiten, kleineren, auch eines Stadions ... Das Ganze war mehr als nur ein Tempel. Das war eine großzügige Anlage verschiedenster Bauwerke, geeignet, einen umfangreichen Kult- und Kurbetrieb in Gang zu setzen, aber auch gedacht, während der Zeit des Aufenthalts für Betätigung und Unterhaltung zu sorgen.

Der Höhepunkt für den Pilger, der Hilfe und Heilung suchte, kam mit der sogenannten Inkubation, der Nacht im Tempel.

Was dort nun tatsächlich geschah, wird kaum je völlig enträtselt werden können. Von Priesterbetrug — vielleicht mit Hypnose oder berauschenden Tränken — war die Rede, wenn es erklärt werden sollte[4]). Auch von echten Heilungen auf der Grundlage von Suggestion und Autosuggestion, von ernsthafter ärztlicher Tätigkeit mit religiös-kultischer Verbrämung. Wie auch immer, hier ist nicht der Platz, über Für und Wider dieser Deutungsversuche zu debattieren. Die Tätigkeit von Ärzten — expressis verbis — ist für das Heiligtum bei Epidauros bisher nicht nachweisbar gewesen.

Aber etwas anderes drängt sich in den Gang unserer Erzählung. Ein berühmter Reisender und Schriftsteller der Antike, Pausanias, besuchte im 2. Jahrhundert u. Z. die Tempelanlage von Epidauros und sah dort einige Stelen mit Inschriften, auf denen die Wundertaten des Asklepios verzeichnet waren; früher, so schrieb er in seinem Reisebericht, wären es noch mehr gewesen[5]). Gegen Ende des 19. Jahrhunderts wurden einige dieser Tafeln wiedergefunden, teils aus dem Trümmerfeld geborgen, teils aus späteren Bauten herausgelöst. Die darauf eingemeißelten Texte — sie stammen wohl aus dem 4. Jahrhundert v. u. Z. — sind es, was uns noch in Epidauros festhält.

Priester des Heiligtums waren allem Anschein nach die Verfasser oder doch die Auftraggeber — geschickte Reklamefachleute, wie man zugeben muß. In nüchterner, sachlicher Manier berichteten sie die fabelhaftesten Sachen, unglaubliche Phantastereien in Form von Fallbeschreibungen. Und liest man zwischen den Zeilen, so erfährt man einiges vom Erfolgsrezept des Tempels in Epidauros. Die Gottheit war virtuos in ihren Mitteln, Lahme, Blinde und Sieche zu heilen, schlitzte Bäuche auf und holte Würmer und verschluckte Blutegel heraus, goß Medizin in blinde Augen, heilte auch hin und wieder, ohne sich in die Karten sehen zu lassen, achtete dabei genau auf die Erstattung des Dankopfers — allerdings nicht ohne Milde: Einem steinkranken Knaben half Asklepios für zehn Murmeln. Der Gott half auch bei nichtmedizinischen Schwierigkeiten, beispielsweise einer Frau bei der Suche nach dem Schatz ihres verstorbenen Mannes oder einem armen Geschirrträger, dem der Trinkbecher seines Herrn zerbrochen war.

Dennoch scheint es Leute gegeben zu haben, die die Wunder des Asklepios nicht ernst nahmen und ihren Spott darüber machten. Nun, da war der Gott nicht zimperlich mit seinen Strafen und zeigte sich erst besänftigt, wenn Geschenk und Gebet ernsthafte Reue glaubhaft machten. Und dann gab es Konkurrenzunternehmen, andere Asklepiostempel, die aber beileibe nicht in dem Maße mit der Gnade des Gottes gesegnet waren wie das Epidaurosheiligtum: Eine Frau mit einem Bandwurm im Bauch ging in ein „auswärtiges" Heiligtum. Dort erschienen ihr die Söhne des Gottes und machten gleich zwei Fehler. Zunächst operierten sie am falschen Ort, indem sie den Kopf abschnitten, und dann konnten sie den Kopf nicht wieder aufsetzen. Die Ärmste mußte mit abgetrenntem Kopf liegenbleiben bis zur nächsten Nacht, in der Asklepios aus Epidauros(!) herbeieilte, den Kopf wieder auf dem Hals befestigte, den Bauch aufschnitt und nach Entfernung des Wurmes wieder zunähte.

Überhaupt war Asklepios chirurgisch sehr aktiv. Eine seiner Spezialitäten war das Entfernen von Pfeilen und Speerspitzen aus verschiedenen Körperteilen, einmal sogar aus den Augen, wonach er gleich noch neue „Pupillen" einsetzte; die Patienten wachten am Morgen im Heilraum auf, gesund, die Waffenstücke in ihren Händen.

Ein Kabinettstück war die Behandlung eines wassersüchtigen Mädchens. Er schnitt ihr den Kopf ab, hängte sie an den Füßen auf und ließ das Wasser herauslaufen, setzte den Kopf wieder auf — das Mädchen war geheilt; und das Ganze geschah über beträchtliche Entfernung hinweg, denn anstelle der Kranken, die nicht reisefähig war, schlief ihre Mutter im Heilraum des Tempels ... Eine phantastische Chirurgie im Traum der Völker!

Der Asklepioskult mit der zu ihm gehörenden Art von Medizin breitete sich aus in der Welt der griechischen Antike, später des griechisch-römischen Einflußbereichs und war — viel später — noch an einigen Orten lebendig, als die anderen Götter der Antike lange schon der christlichen Religion hatten weichen müssen.

Der wohl älteste Asklepiostempel stand in Trikka. Das Heiligtum von Epidauros erreichte eine Blütezeit im 5./4. Jahrhundert v. u. Z.; aus dieser Zeit stammen auch die „Fallbeschreibungen" auf den Steintafeln, von denen wir ein wenig erzählt haben. Ein Tempel in Athen mußte schon bald um einen neuen, größeren erweitert werden. In Troizen, Ephesos und Pergamon wurden Asklepiosheiligtümer ebenso errichtet wie im ägyptischen Memphis und an vielen anderen Orten. Imuthes-Asklepios hieß der Gott in Ägypten; Imhotep – sein Name klingt da an – war längst noch nicht vergessen. Schon Anfang des 3. Jahrhunderts v. u. Z. holten die Römer den Heilgott, verkörpert in der Schlange, von Epidauros in ihre Stadt und bauten ihm, den sie Aesculap nannten, auf der Tiberinsel einen Tempel.

Eine „Art von Medizin" war das schon, was in den Tempeln betrieben wurde, selbst wenn man den engeren Kreis des Tempelschlafs, der Wunderheilungen beiseite lassen möchte; allerdings würde auch in diesem Zusammenhang die Erörterung allein der Frage nach suggestiven Faktoren in das Medizinische reichen. Aber auch der Kurbetrieb, der in den klimatisch meist günstig gelegenen Heiligtümern mit der Vorbereitung auf den Tempelschlaf verquickt war, insbesondere die oft geübten Bäder und sonstigen Wasseranwendungen – all das war Medizin, freilich unter dem Vorzeichen des Kults, der Religion. Vorstellbar ist auch, daß an dem einen oder anderen Tempel ein Priester es verstanden hat, Abszesse zu spalten, Pflaster aufzulegen oder ähnliches. Genaue Beweise für eine solche priesterärztliche Tätigkeit sind allerdings nicht überliefert. Ebenso gibt es keinen sicheren Hinweis darauf, daß die Ärzte, die teils als Wanderärzte und teils seßhaft und angestellt in den Städten ihrer Arbeit nachgingen, auch in Asklepiostempeln medizinisch tätig geworden sind. Wir wissen, daß einige dieser Ärzte an verschiedenen Orten Interesse für die Heiligtümer zeigten und auch Kontakte mit ihnen pflegten; mancher Arzt mag auch als „Patient" zu Asklepios gekommen sein. Aber als Fachleute – etwa in Form einer „Tempelsprechstunde" – sind Ärzte an den Heiligtümern nicht in Aktion getreten[6]).

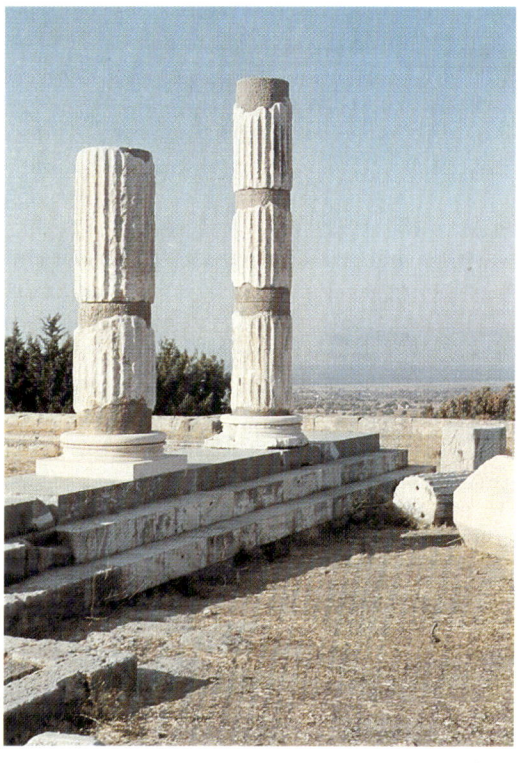

Ruinen des Asklepiostempels auf Kos. (Foto Frau Dr. E. Rohde)

Ein Asklepiostempel — ein bedeutender — fehlt bisher in unserer Erzählung; holen wir das jetzt im Zusammenhang mit dem Verhältnis zwischen den Heiligtümern und den Ärzten nach. Am Südende der kleinasiatischen Küste des Ägäischen Meeres, die ja im Altertum über ihre ganze Ausdehnung zum griechischen Kulturkreis gehörte, liegen Kos und Knidos — eine Insel und eine Halbinsel. Reste des Asklepiostempels von Kos haben die Zeit überdauert. Hell stehen einige Säulen am besonnten Hang vor den dunklen Zypressen und Lebensbäumen, und weiter dahinter matt glänzend und blau das Wasser der Ägäis. Als dieser Tempel zu Beginn des 3. Jahrhunderts v. u. Z. erbaut wurde, haben Mitglieder der bereits dort bestehenden Ärzteschule eine nicht unwichtige Rolle dabei gespielt, und es scheint, als wäre ein enger Kontakt in der Folgezeit bestehen geblieben. Das kann nicht verwundern, vielmehr wäre es damals als höchst merkwürdig empfunden worden, wenn Ärzte nicht Anteil an einem so bedeutenden Ereignis genommen hätten, wie es der Bau — und die Weihe — eines Asklepiostempels nun einmal darstellte, zumal viele Ärzte ihre Ahnenreihe bis auf Asklepios zurückführten und sich stolz Asklepiaden nannten, stolz, zu Ehren des großen Vorfahren ihre Kunst auszuüben, zu Ehren des gottgewordenen Arztes, aber nicht im Dienste des Tempels[7]).

Asklepiade nannte sich auch ein Arzt, der durch die Ärztegemeinschaft von Kos seine ersten prägenden Eindrücke erhalten hatte und dessen Name heute als Symbol für einen Höhepunkt der griechischen Medizin gilt: Hippokrates von Kos! Als man in Kos begann, den Asklepiostempel zu bauen, war der Lebensweg des Hippokrates im fernen Thessalien längst zu Ende gegangen!

Unsere Erzählung drehte sich, seit ihr Schauplatz Griechenland wurde, um Asklepios, den Heilgott, und um den Kult in seinen Heiligtümern. Und je länger davon die Rede war, um so mehr wurde erkennbar, daß es offensichtlich außerhalb des Tempelbetriebs eine andere griechische Medizin gegeben hat, die eigentliche Medizin Griechenlands, die es — bisher von unserer Erzählung unbemerkt — längst schon mit Hippokrates zu einem Höhepunkt ihrer Entwicklung gebracht hatte. Kos ist ein guter Ort, das festzustellen. Die Insel war ein prägnanter Berührungspunkt zwischen einer solchen Heilkunde einerseits und der Welt des Kults andererseits, und gerade dort legten die Vertreter dieser Medizin Selbstbewußtsein und Selbständigkeit von einer Art an den Tag, wie wir sie im bisherigen Ablauf unserer Erzählung nicht kennengelernt haben. Ärzte, die weder Priester waren, noch unter unmittelbarem Einfluß von Priestern standen, Ärzte, die unabhängig von Magie und Kult ihre Arbeit taten — das war neu! Keine der früheren Kulturen hatte etwas in dieser Form aufzuweisen. Was war da geschehen in Griechenland in der Zeit, in der wir bisher nur von Asklepios und von den Vorgängen in seinen Heiligtümern berichtet haben?

Davon muß erzählt werden, und die Versuchung ist groß, sich in der Beschreibung dieser Epoche der geistigen Revolution und Umwälzung (weit über die Grenzen der Medizin hinausgehend) zu verlieren, groß auch die Gefahr, dabei unser Thema — die alte Chirurgie — gänzlich aus dem Blickfeld gleiten zu lassen[8]). Beschränken wir uns also auf einige Stichworte, wie sie unsere Erzählung braucht.

Zunächst die zeitliche Einordnung. War beim Asklepioskult vor allem von der Zeit zwischen dem 5. und 3. Jahrhundert v. u. Z. die Rede, so muß der Bericht über die Medizin mit einigen Worten über die Zeit vor dem 6. Jahrhundert v. u. Z. beginnen. Wir fangen also noch einmal „von vorn" an, denn die Entwicklung der großen griechischen Medizin begann vor den Höhepunkten des Asklepioskults und verlief weitgehend unabhängig davon, wenngleich nicht ohne Berührungsstellen, denn Griechen pflegten miteinander zu reden, wortreich, leidenschaftlich und voll Interesse.

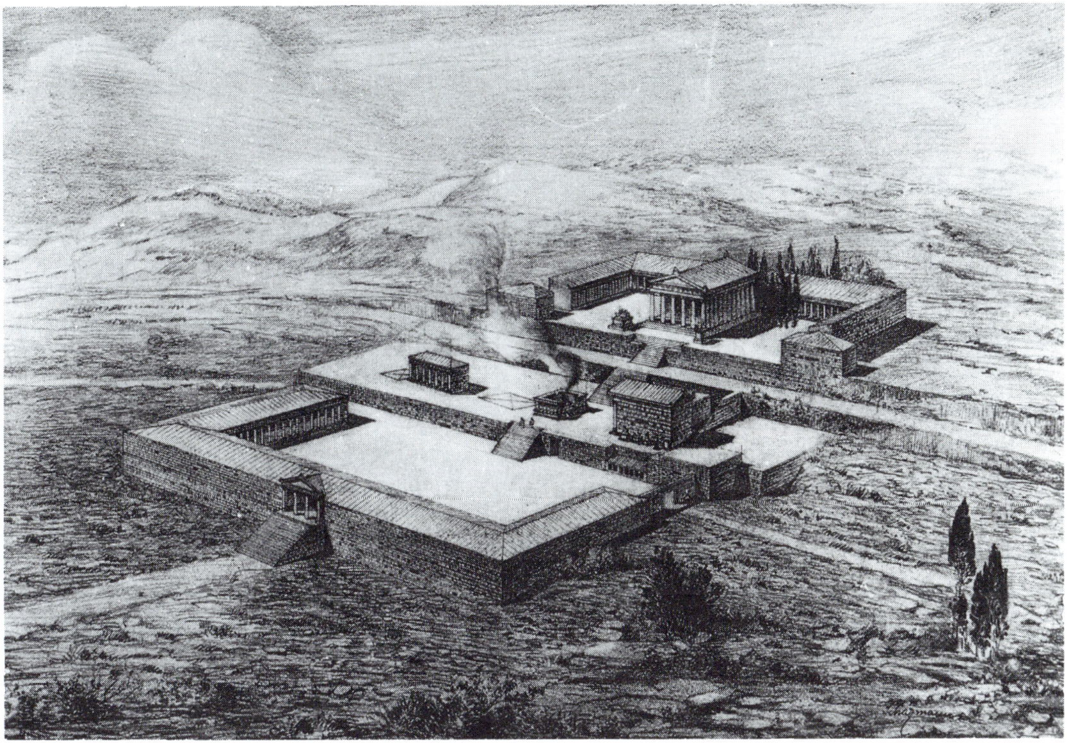

In ihren Anfängen sah die Heilkunde der Griechen gewiß nicht viel anders aus als die benachbarter, älterer Kulturkreise. Das hieß für die Chirurgie, daß Wunden verbunden, verletzte Gliedmaßen ruhiggestellt, Abszesse gespalten, wohl auch Geschwülste hin und wieder mit dem Brenneisen behandelt wurden. Die Schädelöffnung war nicht ganz unbekannt: Eines der Gräber von Mykene gab das Skelett eines Mannes frei, der — offensichtlich nach einem Schädelbruch — trepaniert worden war[9]). Wahrscheinlich sogar, daß man die Amputation und die Versorgung mit einfachen Prothesen beherrschte. In den Gesängen Homers und auf Abbildungen einiger Vasen finden sich Erinnerungen daran. Homer erwähnte im Rahmen seiner Beschreibung des Trojanischen Krieges auch eine Vielzahl von Verwundungen, genauer ging er auf 141 Verletzungen seiner Helden ein[10]) und bewies dabei seine exakte Beobachtungsgabe, keineswegs

Der Asklepiostempel auf Kos in hellenistischer Zeit; Rekonstruktionszeichnung. (Herzog)

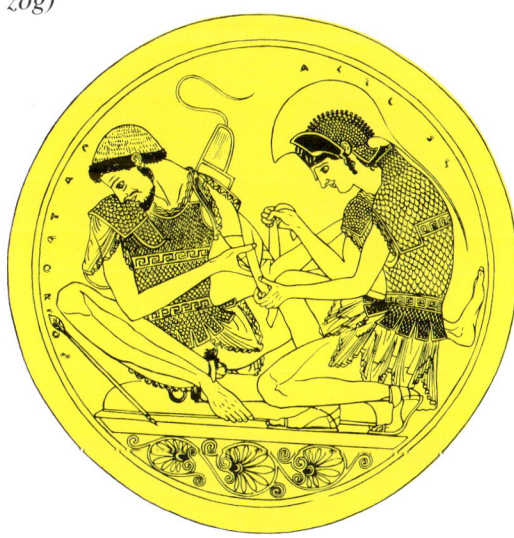

Szene aus dem trojanischen Krieg: Achilleus verbindet den Patrokles.

57

aber unerwartet gute anatomische Kenntnisse; was er aufschrieb, das war auf den Schlachtfeldern jener Zeit zu sehen. Homer schilderte Belagerung und Eroberung Trojas, nicht etwa die Chirurgie seiner Epoche. Dennoch ist erkennbar, daß die Behandlung der Wunden – Entfernung von Lanzen- oder Pfeilspitzen, Reinigung, Verband – zwar einfach, aber durchaus sinnvoll gehandhabt wurde. Dabei beschrieb Homer – und das verdient, ausdrücklich hervorgehoben zu werden – den Heilzauber in chirurgischem Zusammenhang in der „Ilias" gar nicht, in der „Odyssee" nur einmal. Das alles entspricht dem Bild einer Erfahrungschirurgie, ähnlich der in Mesopotamien und Ägypten, und ähnlich wie dort – wir haben keinen Grund, anderes anzunehmen – stand das ganze Leben unter dem Eindruck religiöser Vorstellungen. Sehr wahrscheinlich ist aber, daß das Erfahrungswissen griechischer Ärzte zugenommen hatte im Vergleich zu früherer Zeit, und ziemlich sicher ist, daß die Ärzte einen unabhängigen Berufsstand zu bilden begannen und sich hoher Anerkennung erfreuten. Von einer Bindung an Tempel oder ähnliche Einrichtungen ist nichts bekanntgeworden. Stattdessen scheinen sie schon in dieser Periode in den Dienst der Gemeinden getreten zu sein oder ein Leben als Wanderärzte geführt zu haben.[11])

Dann kam das 6. Jahrhundert v. u. Z., und Neues, bisher in der Geschichte nicht Dagewesenes erschien – ein Impuls im Denken und Fühlen der Menschen, der bis heute nichts an Kraft eingebüßt hat. Griechische Denker verließen die magisch-religiöse Weltschau der Alten und gingen daran, grundsätzlich neue Vorstellungen von der Welt zu schaffen. Welche Wege sie dabei auch immer einschlugen, ihr gemeinsamer Ausgangspunkt war: Nicht das willkürliche Wirken von Göttern und Dämonen bewegte die Welt und begegnete dem Menschen in der Natur. Nein, es waren vielmehr natürliche Ursprünge und Zusammenhänge, Naturgesetze! Das galt es zu erforschen und zu erkennen. –

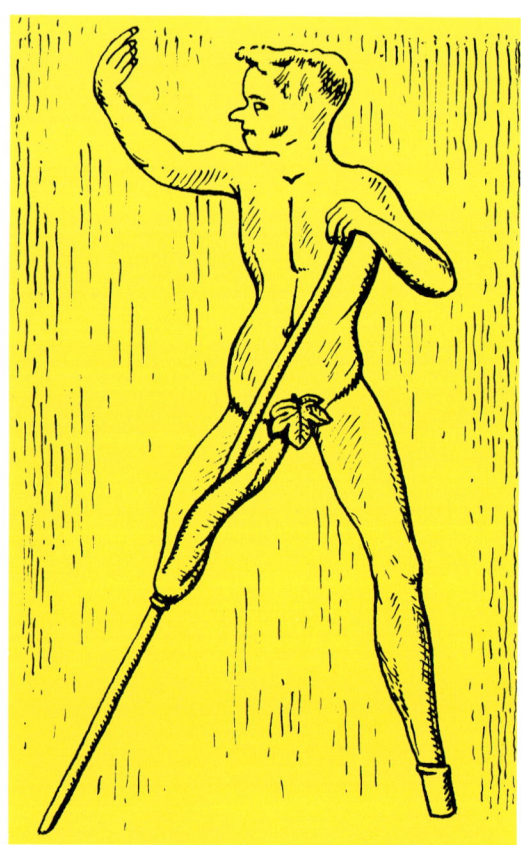

Antike Beinprothesen. Zeichnung nach einer süditalienischen Vase des 4. Jahrhunderts v. u. Z.

Hintergrund und Grundlage dafür bildete die Entwicklung in der griechischen Gesellschaft — der Aufschwung von Handel und Handwerk, die Kolonisation, der Anfang einer Waren- und Geldwirtschaft, die „soziale und politische Differenziertheit der griechischen Stadtstaaten"[12]).

Das Tor war aufgestoßen; es begann der lange Weg der Wissenschaft. Und Männer wie Thales (um 625—545) und Anaximander von Milet (um 610—545), Pythagoras von Samos (um 580—496), Heraklit von Ephesos (um 544—483), Demokrit von Abdera (um 460—370), taten die ersten bedeutenden Schritte, Männer, die in sich Selbstbewußtsein und Wissensdurst, Kühnheit des Denkens und ein Übermaß an Phantasie vereinten.

Einer der folgenreichen Gedanken jener Zeit war der von der Symmetrie, der Harmonie von Gegensätzen, dem Gleichgewicht von Kräften und Gegenkräften in der Welt und im Menschen, ja, auch im Menschen, denn der war ein Teil der Welt, war ein Mikrokosmos, den Makrokosmos in seiner Einheit von Gegensätzen widerspiegelnd[13]).

Diesen Gedanken griff um 500 v. u. Z. Alkmaion von Kroton auf, der als einer der ersten unter den Naturphilosophen auch einiges zu medizinischen Themen geschrieben hat. Kroton war zu der Zeit eine blühende griechische Kolonie in Süditalien. Kurz vor Alkmaion hatte dort Pythagoras gelebt; es ist fast sicher, daß beide sich noch kennengelernt haben. Alkmaions Arbeitsmethoden waren das Nachdenken, das Beobachten, das Schlußfolgern, das Spekulieren auch, und so kam er beispielsweise zu dem wichtigen Ergebnis, das Gehirn wäre das zentrale Organ des Empfindens und Wahrnehmens, des Erinnerns, der Erkenntnis. Diese Feststellung war nicht so selbstverständlich, wie man heute meinen könnte; noch Aristoteles später, der Lehrer Alexanders des Großen, sah im Herzen das Organ des Empfindens, im Gehirn aber „eine Art Schwamm, der als Kühleinrichtung diente"[14]).

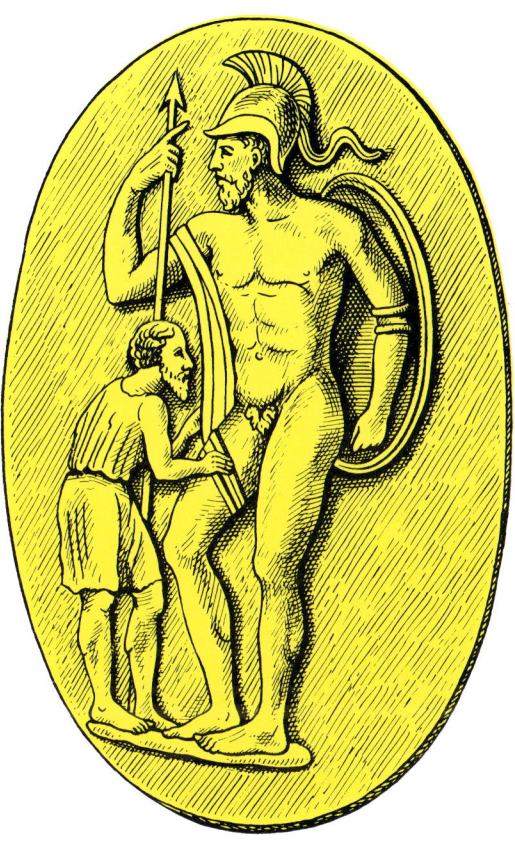

Machaon verbindet Menelaos während der Belagerung von Troja.

Und dann wagte Alkmaion als erster eine Definition der Begriffe „Gesundheit" und „Krankheit", eine Definition, die nichts mit Dämonen- und Götterglauben zu tun hatte, sondern im Einklang stand mit jenem weitgreifenden Gedanken vom Gleichgewicht der Gegensätze in der Welt: Gesundheit als Zustand der Harmonie von Gegensätzen im Organismus – von feucht und trocken, von kalt und warm, bitter und süß ... Krankheit war Disharmonie, war das Übergewicht einer dieser Qualitäten. Gewiß, auch hier war Spekulatives dabei, wie nicht selten bei den griechischen Naturphilosophen, aber bedeutend und bahnbrechend ist dieser Versuch des Alkmaion, die Medizin mit ihren Grundlagenbegriffen auf das Niveau der neuen Gedanken zu heben, sie auf den „modernsten Stand" zu bringen. Die Harmonie des gesunden Menschen ähnelte dem Gleichgewicht des Weltganzen.

Man kann sich diese Stadt Kroton – am „hinteren Sohlenende des italienischen Stiefels" – sehr gut vorstellen: Handel und Wandel blühten, pulsierendes Leben in den Straßen und auf dem Marktplatz und im Hafen, dort vor allem. Aufgeschlossenheit, Kontaktfreudigkeit, Aktivität kennzeichneten die Atmosphäre, in der Pythagoras wirkte und in der eine Ärztegemeinschaft entstehen und einen Mann wie Alkmaion hervorbringen konnte.

Ähnlich wird man sich das Bild in den Städten am anderen, am östlichen Ende des griechischen Kulturkreises ausmalen dürfen, wo an der Küste Kleinasiens entlang eine dünne Kette griechischer Siedlungen das persische Riesenreich vom Ägäischen Meer trennte. Auch in diesen Städten der Hafen und der Marktplatz die Dreh- und Angelpunkte des Lebens, nur waren hier wohl die Stadtmauern etwas fester gefügt, die Tore genauer bewacht, und die Blicke der Einwohner mögen hin und wieder sorgenvoll auf den unheimlichen persischen Nachbarn gerichtet gewesen sein.

Kos, die Inselstadt, und gegenüber an der kleinasiatischen Küste Knidos, die Halbinsel, waren solche griechischen Siedlungen. Hier fanden sich – wohl später als in Kroton, aber auch schon im 6. Jahrhundert v. u. Z. – Ärzte zusammen, um ihr Wissen auszutauschen, weiterzudenken, sich auf allgemein anerkannte Grundsätze in ihrem Denken und Handeln zu einigen; gegenüber der alten Sitte, das Wissen innerhalb einiger Familien zu bewahren und weiterzureichen, war das ein entscheidender Fortschritt. Die medizinischen Schulen von Kos und Knidos waren in erster Linie gleichsam Treffpunkte für Fachleute, geistige Heimstätten. Und sehr bald tauchten auch in Kos und Knidos die neuen Gedanken auf und prägten fortan die Heilkunde, die dort gelehrt und geübt wurde. Und neu war auch der Umstand, daß nunmehr bei den Ärzten dieser Schulen junge Leute zu finden waren, die nicht als Familienangehörige, sondern als Fremde die Medizin erlernten.

In den Grenzen unserer Erzählung kann diese Schilderung nicht mehr als die Form einer knappen Skizze dessen haben, was im Griechenland des 6. Jahrhunderts v. u. Z. geschah: Eine weltverändernde Revolution des Denkens, entstanden aus den historischen Bedingungen, aber fortwirkend bis heute. Auch die Medizin gehörte dazu, eine Medizin, die nun im Aufbruch stand, eine Wissenschaft zu werden.[15]

Wie sah nun die Praxis des griechischen Arztes in jener Zeit aus? Die Quellen der Überlieferung fließen für dieses erste Jahrhundert wissenschaftlicher Medizin nicht so reichlich wie nur wenige Jahrzehnte später. Aber es scheint, als hätte die griechische Medizin schon bald begonnen, sich der Heilkunde benachbarter und älterer Kulturen überlegen zu zeigen. Diesen Eindruck vermittelt unter anderem ein Ärzteschicksal über zweieinhalb Jahrtausende hinweg, das gleichermaßen abenteuerlich wie illustrativ für jene Zeit war, daß es schon deshalb erzählt werden soll; hinzu kommt, daß Demokedes – so hieß der Arzt – seinem Leben

Nun, es gibt Hinweise, daß Hippokrates zum Ende seines Lebens als einer der bedeutendsten Repräsentanten der Medizin seiner Zeit galt — zumindest in Athen; Platon (um 427–347), der einzige Zeitgenosse, von dem sich zwei Erwähnungen des Hippokrates erhalten haben, setzte voraus, daß jedermann den „Koer Hippokrates aus Asklepios' Familie" kannte[20]). Als man lange nach dem Tode des Hippokrates dann in Alexandreia, das zu seinen Lebzeiten noch gar nicht existiert hatte, daran ging, die Schriften aus der hohen Zeit griechischer Medizin zu sammeln, war sein Name in bester Erinnerung und wurde mit diesen Schriften in Verbindung gebracht und letztlich mit der Medizin, wie sie sich darin widerspiegelte. Und diese Medizin blieb Leitfaden für die Heilkundigen späterer Epochen, erlitt dabei die verwirrendsten Schicksale. Jede Zeit suchte und fand in Hippokrates, was sie suchen und finden wollte — lassen wir hier undiskutiert, ob gerechtfertigt oder nicht.

Bleibt die Lebensgeschichte des Hippokrates auch weitgehend im Dunkel der Vergangenheit verborgen, so ist uns der Arzt Hippokrates doch kein Fremder. Er war „ein berühmter Arzt unter anderen berühmten Ärzten"[21]) jener Zeit, und von der Heilkunde, die sie betrieben, wissen wir doch einiges. Wir nennen diese Medizin der Tradition entsprechend die hippokratische und sind gewiß, daß er — auch er — sie ausgeübt und geprägt hat. Die Schriften, die die wichtigsten Quellen unserer Kenntnis darüber sind, fassen wir mit seinem Namen als „Corpus hippocraticum" zusammen und wissen doch von keiner einzigen sicher, ob er wirklich ihr Verfasser war.

Der alte, kluge Gedanke des Alkmaion von Kroton von der Gesundheit als Gleichgewicht der Gegensätze tauchte wieder auf in der hippokratischen Heilkunde, unterschiedlich formuliert in den einzelnen Schriften. Diese Medizin ging darüber hinaus einen weiteren Schritt, suchte die Träger der gegensätzlichen Kräfte und fand sie für ihre Zeit in den Säften

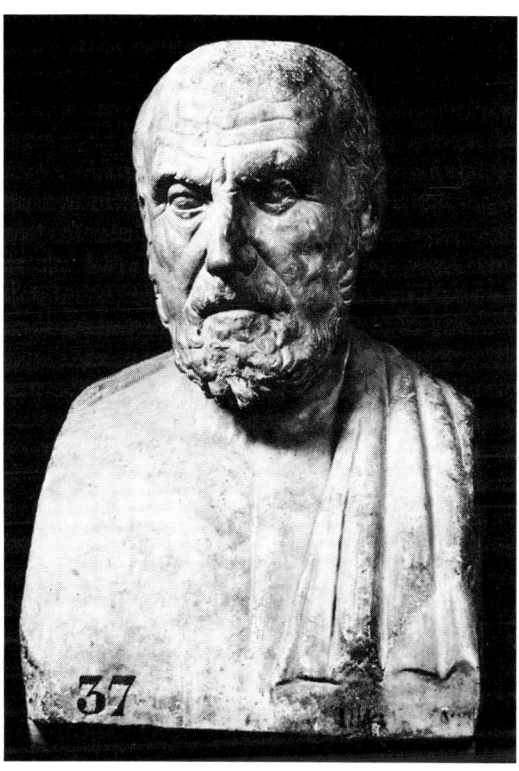

Hippokrates. (Deutsche Fotothek Dresden)

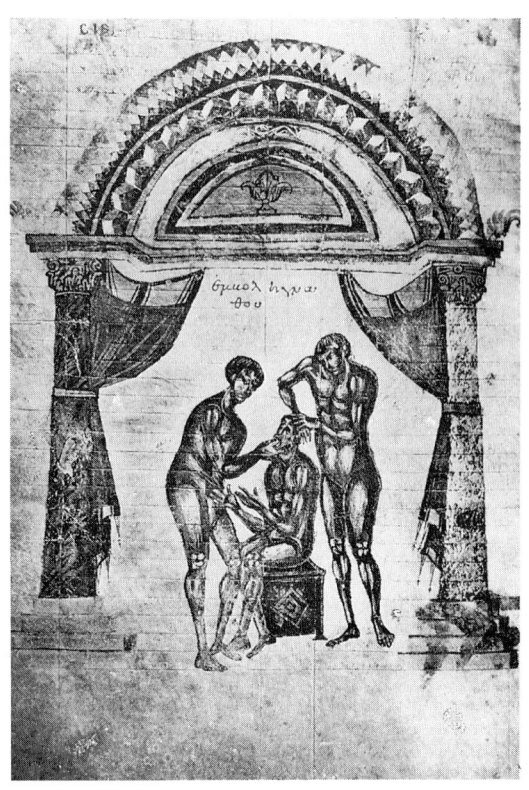

Einrenken einer Unterkieferverrenkung, wie sie in hippokratischer Zeit geübt wurde. In grundsätzlich ähnlicher Weise – allerdings in Narkose – erfolgt der Eingriff auch heute. (Apollonios)

Schultereinrenkung nach Hippokrates in einer Darstellung des 16. Jahrhunderts. (Rechte Seite)

des Körpers, in „Blut, Schleim, gelber und schwarzer Galle"[22]). Aus der wissenschaftlichen Grundhaltung des hippokratischen Arztes erwuchs die Schlußfolgerung, daß die Ausgeglichenheit der Säftemischung, die Störung dieser Harmonie und die einsetzenden Heilungsvorgänge natürliche Zustände bzw. Vorgänge waren, daß also die Tätigkeit des Arztes Erfolg versprach, wenn er die Natur erkannte und ihr zu helfen verstand – eine der wichtigsten Erkenntnisse, die in der Vergangenheit der Heilkunde je gewonnen wurden.

Inbegriffen in einem solchen Gedankengang war für den Hippokratiker allerdings auch die Konsequenz, nicht zu behandeln, wenn eine Krankheit sich ihm als unheilbar darstellte. Da, wo die Medizin ihre Absicht zu heilen nicht erfüllen konnte, war sie fehl am Platze – eine sehr nüchterne, geschäftsmäßige und aus heutiger Sicht kaum verständliche Haltung. Aber der Gedanke der Caritas, der Barmherzigkeit, fand erst viel später – im Mittelalter – Eingang in die Medizin!

In der Praxis suchte der Heilkundige sich durch genaueste Krankenbeobachtung über die Art der Störung des Säftegleichgewichts und ihre Prognose zu orientieren, um dann bei einer „heißen und trockenen" Erkrankung, die beispielsweise mit Fieber einherging, eine Lebensweise sowie Medikamente zu verordnen, von denen er sich „kalte und feuchte" Wirkungen versprach, kühle Umschläge also, reichlich Getränke und dergleichen mehr.

Das alles – und sehr viel mehr gäbe es noch zu sagen – stellte ein Gedankengebäude dar, das natürliche Erscheinungen auf einem vergleichsweise hohem Niveau und im für die Möglichkeiten der Praxis erforderlichen Umfang erklärte; es gab nichts besseres in jener Zeit. Das Wesentliche aber war: Die

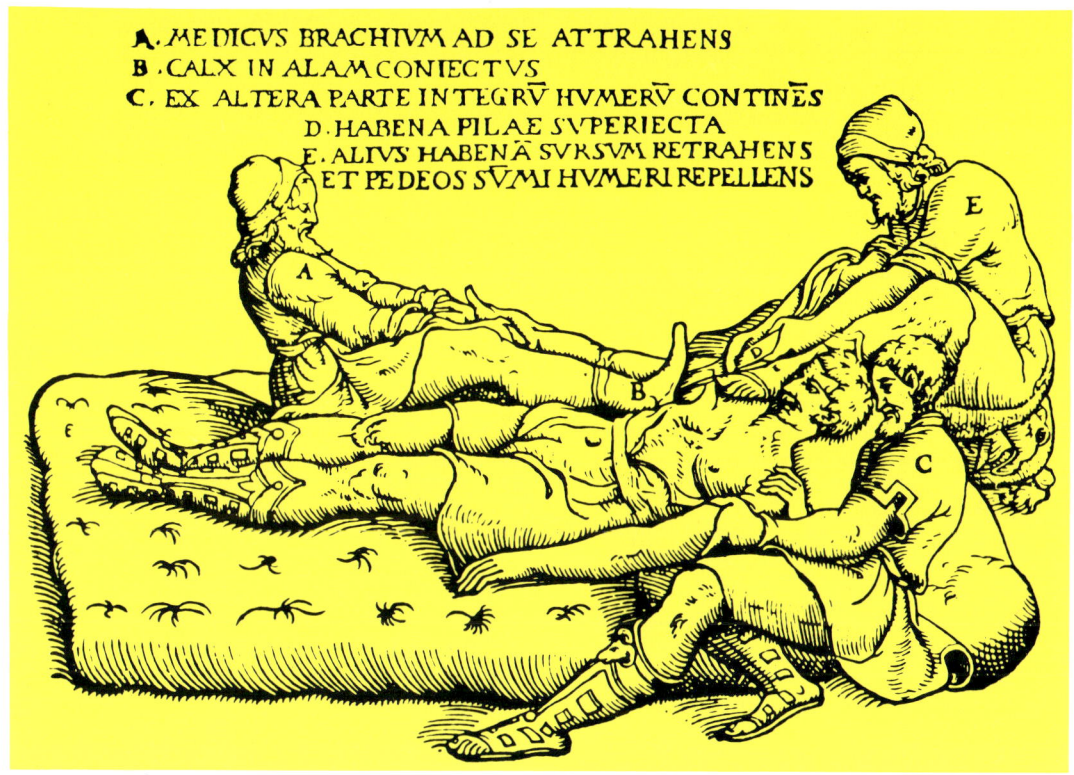

A. MEDICVS BRACHIVM AD SE ATTRAHENS
B. CALX IN ALAM CONIECTVS
C. EX ALTERA PARTE INTEGRV HVMERV CONTINES
D. HABENA PILAE SVPERIECTA
E. ALIVS HABENA SVRSVM RETRAHENS
ET PEDE OS SVMI HVMERI REPELLENS

hippokratische Medizin tat den entscheidenden Schritt zur Wissenschaft, fort von der Magie und hin zum rationellen Denken.

Nun aber zur Chirurgie, die Bestandteil der hippokratischen Medizin war und die auf bemerkenswert hohem Niveau stand. Schwer zu sagen, wie groß der praktische Fortschritt tatsächlich war; es fehlt an ausreichender Botschaft über die Anfänge der griechischen Chirurgie. Aber ein Fortschritt war es, ein bedeutender, wenngleich auch nicht ausschließlich original griechische Schöpfung. Vielfältig waren die Verbindungen im östlichen Mittelmeerraum, reichten wohl auch bis Mesopotamien, bis Persien. Ein Beispiel: Schon im 7. Jahrhundert v. u. Z. standen Griechen als Söldner in ägyptischem Dienst. Vorstellbar, daß chirurgisch tätige Heilkundige mit dabei waren. Die Weltanschauung, die Religion Ägyptens mag den griechischen Kriegern und Chirurgen fremd geblieben sein.

Die Art der Wundbehandlung, die Technik der einfachen Operationen aber konnte man sich ohne weiteres abschauen.[23])

Wissensdurstig und aufgeschlossen lernten die Griechen dort und anderswo und machten es schließlich besser. Mit sachlichem Denken, mit genauer und umfassender Krankenbeobachtung, mit praktischem Sinn schufen sie in hippokratischer Zeit eine Chirurgie, wie sie in den früheren Kulturen des Mittelmeerraums und Vorderasiens nicht ihresgleichen hatte, wenngleich sie auch in ihren Teilen von unterschiedlicher Qualität war.

Erstaunlich genau wußten hippokratische Ärzte über die Verletzungen des Kopfes und ihre Versorgung bis hin zur Trepanation Bescheid. Natürlich waren sie in der Lage, Abszesse zu spalten, Aderlässe auszuführen, Schröpfköpfe anzusetzen.

Eine Bauchchirurgie aber gab es kaum. Verletzungen des Darms wurden im allgemeinen als unheilbar angesehen und waren es unter den damaligen Bedingungen auch. Krebsgeschwülste der weiblichen Brust behandelte man – wie zuvor auch schon – mit dem Brenneisen, desgleichen die Hämorrhoiden.

Ein Glanzstück hippokratischer Chirurgie war die Behandlung von Knochenbrüchen und Gelenkverrenkungen. Gerade beim Einrichten ausgerenkter Gelenke brachten es griechische Ärzte zu wahrer Meisterschaft. Viele ihrer Maßnahmen in dieser Hinsicht bestehen noch vor dem kritischen Urteil unserer Zeit, einige Methoden werden noch immer fast unverändert angewendet: Treten einem modernen Chirurgen Schwierigkeiten beim Einrichten einer Schulterverrenkung entgegen, so greift er zur Methode „nach Hippokrates" und ... hat Erfolg. Geschickt wendete der hippokratische Arzt beim Behandeln von Verrenkungen die Hebelgesetze an, „denn was könnte eine sachgerechte Hebelung nicht bewegen?"[24]) Voraussetzung dafür müssen – man kann es sich nicht anders vorstellen – recht genaue Kenntnisse der Anatomie und der Mechanik von Gelenken gewesen sein, Kenntnisse, wie man sie nicht ausschließlich durch Beobachtungen am Verletzten erwerben kann. Wenn wir auch keine sichere Kunde darüber aus der Vergangenheit haben, so können wir nicht umhin anzunehmen, daß einer derart guten Behandlung zielgerichtete Studien am Skelett, speziell an Gelenken und Bändern vorangegangen sind.

Ganz im Gegensatz zu diesem Eindruck steht das Bild, das die hippokratische Chirurgie im Hinblick auf die Anatomie ansonsten bietet. Von wesentlichen anatomischen Kenntnissen als Voraussetzung für chirurgische Arbeit ist da kaum etwas zu spüren, was sich unterschiedlich für die Chirurgie auswirkte. Die alten handwerklichen Arbeiten des Aderlassens, des Schröpfens oder des Behandelns mit dem Brenneisen wurden technisch perfekt beherrscht[25]). Auch das Verhalten gegenüber von Verwundungen –

das Reinigen, das Verbinden, die Sorge um den Allgemeinzustand des Patienten – stand auf einem vergleichsweise hohen Niveau. Bei all dem war es vor anderem die Erfahrung, die das unzureichende anatomische Wissen in gewissem Umfange wettzumachen vermochte.

Wie groß die Unkenntnis hippokratischer Ärzte im Hinblick auf die Anatomie tatsächlich war, ist beispielsweise daran zu erkennen, daß sie den Aderlaß zur Behandlung von Blutungen anwendeten, die sie mit den üblichen Mitteln wie Hochlagerung, Druckverband, Ätzmittel oder ähnlichen nicht zu stillen vermochten; das Abbinden einer verletzten Ader mit einem Faden etwa war zu jener Zeit noch gänzlich unbekannt. – Zweifellos versiegte die Blutung aus einer Wunde, wenn man an einer anderen Körperstelle den Patienten bis zur Ohnmacht zur Ader ließ, also nichts anderes tat, als durch eine zweite Blutung einen Blutdruckabfall, einen Kreislaufzusammenbruch herbeizuführen – man trieb gewissermaßen den Teufel mit Beelzebub aus; der Patient kam durch eine derartige absichtliche „Fast-Verblutung" in allergrößte Gefahr. Vom Kreislauf des Blutes oder gar vom Blutdruck hatte der hippokratische Arzt genau so wenig eine auch nur halbwegs richtige Vorstellung wie von den dazugehörigen Funktionen[26]).

Die Anatomie des Körperinneren – der Brusthöhle zum Beispiel oder der Bauchhöhle – war dem griechischen Arzt des 5. Jahrhunderts v. u. Z. fast völlig unbekannt, ganz zu schweigen von den Funktionen der Organe und Organsysteme. Folglich war der Arzt nicht in der Lage, sachgerecht in diesen Bereichen zu operieren, auch nicht in den

Eine Art des Einrenkens einer Schulterverrenkung in hippokratischer Zeit, dargestellt in Apollonius' von Kition Kommentar zur hippokratischen Schrift „Peri arthrôn" (1. Jhd.), von dem sich eine byzantinische Kopie des 9. Jahrhunderts in der Bibl. Laurenziana, Florenz, befindet.

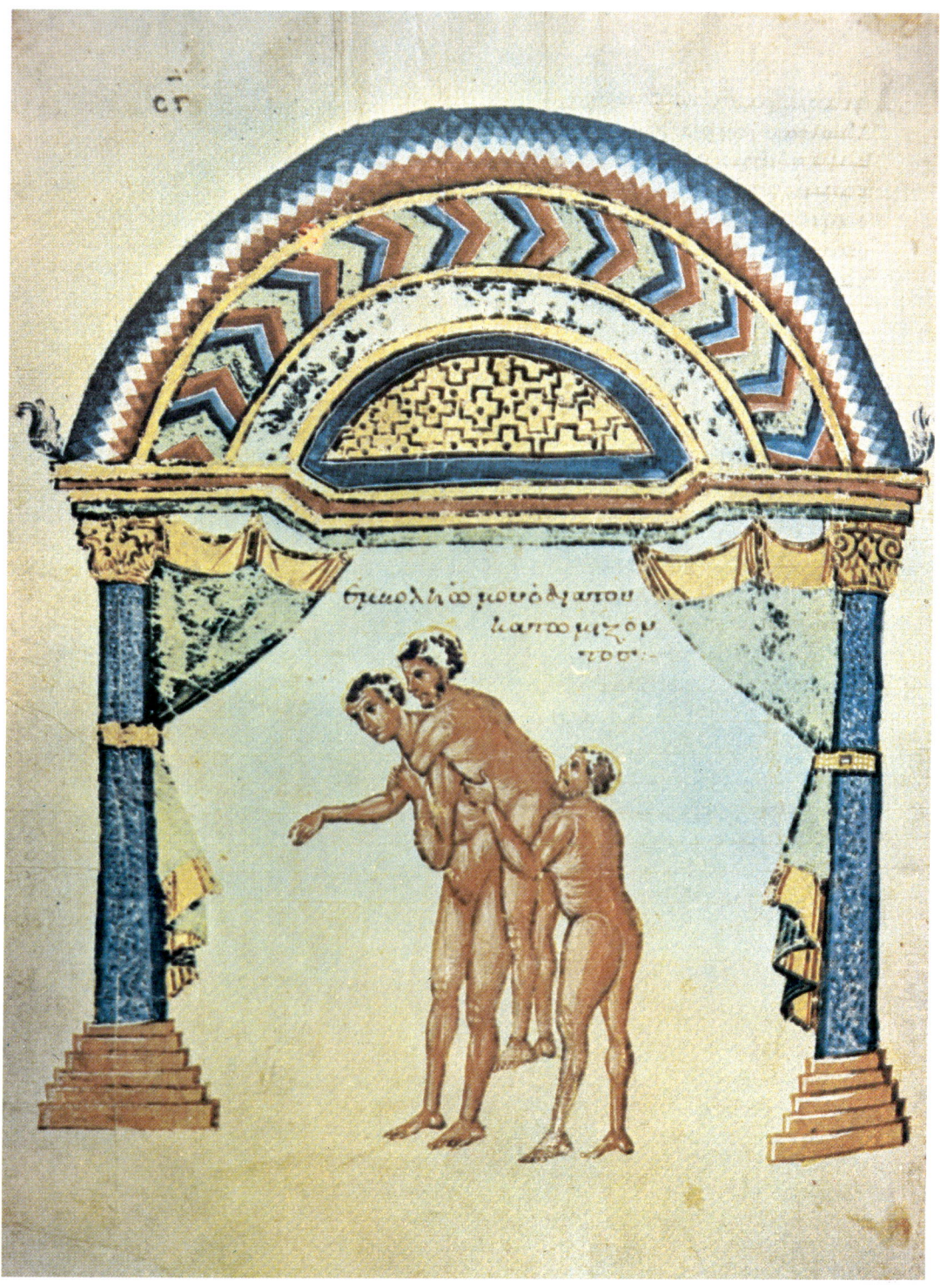

engen Grenzen, die die Bedingungen jener Zeit zogen; kein Versuch also, etwa Bauchwandbrüche anatomiegerecht zu operieren, keine Möglichkeit, Darmverletzungen oder gar Darmverschlüsse aktiv chirurgisch anzugehen. Die sogenannte „Blinddarmentzündung" — genauer, die Entzündung des Wurmfortsatzes am Blinddarm — war praktisch immer eine lebensgefährliche Erkrankung (und das bis zum Ende des 19. Jahrhunderts); schon die Diagnose hätte man wegen mangelnden anatomischen Wissens kaum stellen können. — Eine Chirurgie, wie sie hier notwendig gewesen wäre — aktiv, „blutig", mit dem Skalpell vordringend — gab es nicht innerhalb der hippokratischen Medizin.

Da, wo keine anatomischen Kenntnisse vorhanden waren, konnte sich keine hochstehende Chirurgie herausbilden. Im Griechenland des 5. Jahrhunderts v. u. Z. machten religiöse Vorschriften das Sezieren menschlicher Leichen weitgehend unmöglich. Das war sicherlich einer der Gründe für das zwiespältige Bild, das uns die hippokratische Chirurgie bietet.

Aber der Hippokratiker ließ auch andere Möglichkeiten anatomischen Studiums — die Tiersektion beispielsweise — fast gänzlich außer acht. Und man möchte auch meinen, daß sich in jener Zeit des wissenschaftlichen Aufbruchs Mittel und Wege hätten finden lassen, religiöse Verbote zu umgehen. Das Desinteresse des hippokratischen Arztes an der Anatomie hatte offensichtlich noch weitere Ursachen. Wesentlich im Hinblick darauf erscheint die Tatsache, daß einer der Grundgedanken hippokratischer Medizin — die Harmonie, das Gleichgewicht von Gegensätzen — ohnehin nicht von anatomischen Gegebenheiten ausging, sondern von der Theorie der ausgewogenen Säftemischung. Stützte sich der Mediziner in seinen Überlegungen und in seinen Handlungen ausschließlich auf die Säftelehre, konnte er die Anatomie getrost beiseitelassen; er befand sich im Einklang mit der geltenden wissenschaftlichen Theorie. Wichtig zu betonen,

daß dies eine Überlegung unserer Tage ist; dem hippokratischen Arzt, der sich im Besitz einer anwendbaren medizinischen Lehre wußte, war der Mangel anatomischen Wissens wohl nicht bewußt.

Interessant ist, daß ähnliche Gedankengänge wie im Hinblick auf die Anatomie naheliegen, wenn man die Situation der hippokratischen Chirurgie innerhalb der hippokratischen Medizin überdenkt. Die griechischen Ärzte jener Zeit — und Hippokrates gehörte zu ihnen — begriffen die Chirurgie ohne jede Einschränkung als zu ihrer „Kunst" gehörig, es gab keinerlei Geringschätzung oder Abgrenzungsbestreben. Dennoch verlief da eine haarfeine Trennungslinie, uns heute bei genauem Hinsehen erkennbar und auch nur, weil wir — rückblickend — mehr wissen. Es war ganz einfach folgendes: Die hippokratische Chirurgie existierte außerhalb wesentlicher Gedanken der hippokratischen Wissenschaft. Die Lehre von der Ausgeglichenheit der Säftemischung bot der Medizin insoweit eine tragfähige theoretische Grundlage, wie es darum ging, mittels der Lebensführung, der Ernährung und der Gabe von Medikamenten auf ein gestörtes Säftegleichgewicht (sprich Krankheit) Einfluß zu nehmen. Für die praktische Chirurgie konnte die Säftelehre eine ähnliche Bedeutung nicht gewinnen. Gewiß, die hippokratische Wissenschaft war eine theoretische Basis zum Beispiel für den Aderlaß, mit dessen Hilfe man glaubte, in bestimmten Fällen Störungen der Säftemischung korrigieren zu können. Aber bei der lokalen Wundbehandlung etwa, bei der Versorgung von Brüchen und Verrenkungen, da also, wo die hippokratische Chirurgie auf hohem Niveau wirksam wurde, konnte die Säftelehre kaum irgendwelche Hilfe bringen. — Wie gesagt: Ein haarfeiner Riß nur, aber wir wollen ihn mit Blick auf Späteres nicht übersehen.

Für die griechische Medizin des 5. Jahrhunderts v. u. Z. kann man in diesem Zusammenhang nicht umhin, das Fazit zu ziehen: Das Erkennen und die Behandlung der „inneren Krankheiten" waren fast ausschließlich die Domäne der Säftelehre, der allgemein anerkannten wissenschaftlichen Theorie. Das hatte zur Folge, daß der hippokratische Arzt kaum Interesse an der Erforschung der Anatomie des Körperinneren hatte und daß er auch nicht den Versuch unternahm, solche Krankheiten gegebenenfalls operativ zu behandeln.

Vielleicht liegt in einer solchen Überlegung auch der Schlüssel für das Verständnis eines Absatzes aus dem Ärzteeid, den wir heute den „hippokratischen" nennen. Wir wollen ein wenig von diesem Eid erzählen (der übrigens mit größter Wahrscheinlichkeit nicht Hippokrates zum Urheber hatte), auch deshalb, weil in ihm von Chirurgie die Rede ist. Der entsprechende Absatz lautet: „Das Schneiden werde ich nicht anwenden, nicht einmal bei Steinleidenden, dies werde ich vielmehr den Männern überlassen, die diese Tätigkeit ausüben"[27]). Nimmt man an, daß hier mit „Schneiden" das operative Vordringen in das Körperinnere gemeint war, dann würde sich diese Verpflichtung des Eides in gewissem Sinne in das Bild hippokratischer Chirurgie einfügen. Sollte andererseits der Arzt mit dem Schwören dieses Eides einen weitergehenden, umfassenderen Verzicht auf chirurgisches Tun gelobt haben, so wäre er eine Ausnahmeerscheinung unter den Medizinern jener Zeit gewesen, denn – es sei hier wiederholt – in der ärztlichen Praxis gehörte diejenige Chirurgie, die wir als „hippokratisch" charakterisiert haben, ganz einfach dazu.

Nun, wie das auch immer gewesen sein mag, eindeutig an jener Stelle des sogenannten hippokratischen Eides ist der Hinweis auf „Männer …, die diese Tätigkeit ausüben", Männer also, die den Bereich chirurgischer Arbeit übernahmen, der von jenen Ärzten abgelehnt wurde. Die alten Quellen verraten uns kaum mehr über diese Leute – möglich, daß sie im Kreis der Bader zu finden waren[28]), auch nichts über ihre etwaige Ausbildung oder über die Qualität ihrer Arbeit. – Die Erwähnung solcher Praktiker der Chirurgie,

die keine Ärzte waren, ist bedeutsam im weiteren Ablauf unserer Erzählung. Im 5. Jahrhundert v. u. Z. mögen sie keine große Rolle gespielt haben; später – viel später – werden wir ihnen wieder begegnen.

Der „hippokratische" Eid ist mit großer Wahrscheinlichkeit nur von wenigen griechischen Ärzten geschworen worden; gewiß ist, daß er nicht Allgemeingut war. Der Inhalt einer Reihe von Festlegungen des Eides hat aber sinngemäße Entsprechungen in den hippokratischen Schriften, so daß man schlußfolgern kann, daß der Kreis der Ärzte, der sich strengen fachlichen und moralischen Normen unterwarf, doch über den kleinen Kreis der dem eigentlichen Eid verpflichteten Heilkundigen hinausging. Solche Normen bezogen sich auf die Gewissenhaftigkeit in der Arbeit, auf die Lebensführung des Arztes, auf das Verhältnis zwischen Lehrer und Schüler, auf Fragen der Bezahlung und – nicht zuletzt – auf die Wertschätzung der „Kunst". „Rein und heilig werde ich mein Leben und meine Kunst bewahren", hieß es im Eid, und in einer hippokratischen Schrift distanzierte man sich scharf von Nichtskönnern und Großsprechern, die „keine wirklichen Ärzte, ein Schimpf für die Menschen" genannt wurden[29]).

Moralische und fachliche Normen dieser Art gaben sich griechische Ärzte vom Format eines Hippokrates selber. Anderweitige Festlegungen von Bedeutung über das Wirken der Heilkundigen, etwa in Form von staatlichen Gesetzen oder Erlassen, existierten nicht. Der Arzt, der die Vorschriften der betreffenden Textstellen aus den hippokratischen Schriften oder auch des Ärzteeides einhielt, hatte große Aussicht auf Erfolg und Anerkennung. So mögen es auch die Verfasser des Eides gesehen haben, wenn sie einem solchen Arzt verhießen, daß er sich seines Lebens und seiner Kunst erfreuen und Achtung „bei allen Menschen für alle Zeit" erwerben könnte. Man wird also in diesen Verhaltensregeln der Ärzte letzten Endes eine Widerspiegelung der Forderungen erkennen können, die an einen guten Mediziner in jener Zeit gestellt wurden.

Hippokrates von Kos starb ungefähr im Jahre 370 v. u. Z. „Das Leben ist kurz, die Kunst ist lang, der rechte Augenblick ist knapp bemessen, der Versuch ist trügerisch, die Entscheidung schwierig …"[30] — ein Wort, von dem man glauben möchte, daß es tatsächlich von ihm gesprochen wurde.

Ehe wir wieder von der Chirurgie erzählen, müssen wir etwas tun, was die Griechen seinerzeit wohl versäumten: den Blick nach Norden richten. Dort — in Makedonien — braute es sich zusammen, während die Griechen sich im Peloponnesischen Krieg zugrunde richteten. Im Jahre 338 v. u. Z. überrannte König Philipp von Makedonien das griechische Mutterland, und sein Sohn Alexander tat das gleiche mit der übrigen antiken Welt, soweit er sie erreichen konnte. Am fernen Indus aber mußte er umkehren, in Babylon starb er geschüttelt vom Malariafieber im Jahre 323 v. u. Z. Sein Leichnam wurde in die Stadt am Nildelta überführt, die er, wie viele andere auch, gegründet und mit seinem Namen versehen hatte: Alexandreia!

Der Lehrer Alexanders, der große Aristoteles, überlebte seinen Schüler um etwa ein Jahr. Sein Wort hatte Gewicht, auch da, wo er Fragen der Heilkunde berührte. Einer seiner Grundgedanken wurde so formuliert: „Die Gottheit und die Natur tun nichts zwecklos"[31], und das Weiterdenken führte zu dem Fazit, der Zweck der Natur wäre der Mensch. Ein großer Gedanke, aber nicht ohne nachteilige Ausstrahlung in späterer Zeit. Er regte in hohem Maße die naturwissenschaftliche Forschung an, weil er die Suche nach dem Zweck von Dingen und Erscheinungen — auch in der Medizin — zur Folge hatte. Er bot andererseits dem Mittelalter einen Ansatzpunkt für den Einbau aristotelischer Lehren in das christliche Dogma; Dogmatisierung aber war gewiß nicht im Sinne des Aristoteles.

Der letzte Weg Alexanders des Großen führte nach Alexandreia. Viele Wege jener Zeit führten dorthin. Unsere Erzählung wird einem davon folgen, der in Kos begann. Kos und Knidos waren auch zur Zeit der Feldzüge Alexanders und danach noch bedeutende Zentren griechischer Medizin. Die Ärzte Chrysippos in Knidos und Praxagoras in Kos erfreuten sich eines ausgezeichneten Rufs und wurden wenig später mit dem Ausdruck hoher Verehrung in einem Atemzug mit dem unvergessenen Hippokrates genannt — ein Dreigestirn griechischer Medizin. Im Hinblick auf die Zurückhaltung im aktiv Chirurgischen, wie sie die hippokratische Medizin einst gekennzeichnet hatte, sorgte Praxagoras (geb. um 340 v. u. Z.) für eine große Überraschung mit einer kühnen Operation, die uns anmutet wie das Wetterleuchten einer neuen chirurgischen Ära. Praxagoras von Kos war der erste, von dem wir sicher wissen, daß er mit dem Messer den Bauchraum eröffnete[32]. Er tat dies in Fällen von Darmverschluß bei eingeklemmten Leistenbrüchen. Er durchtrennte die Bauchdecke, befreite den Darm aus seiner Einklemmung und schnitt ihn auf, um dem angestauten Darminhalt einen Ausgang zu verschaffen — der Endzustand war ein künstlicher Anus im Bereich des Bruches. — Heutzutage ist ein solcher Eingriff, wenn überhaupt, dann nur unter extremen Ausnahmebedingungen angebracht. Der moderne Chirurg beseitigt den Bruch und die Bruchöffnung; sollte er den Darm eröffnen oder gar einen geschädigten Darmabschnitt entfernen müssen, so sorgt er dafür, daß der Darm wieder verschlossen und die normale Durchgängigkeit wiederhergestellt wird. — Vergegenwärtigt man sich die Bedingungen, unter denen Praxagoras operierte, dann wird man erkennen, daß ihm seine Methode in einer Reihe von Fällen sinnvoll erscheinen mußte und daß er damit gewiß manchem Patienten das Leben gerettet haben mag.

Die Ärzteschule von Kos, die der eher konservativ eingestellten hippokratischen Medizin einst wichtige Beiträge geliefert hatte, brachte um 300 v. u. Z. der operativen

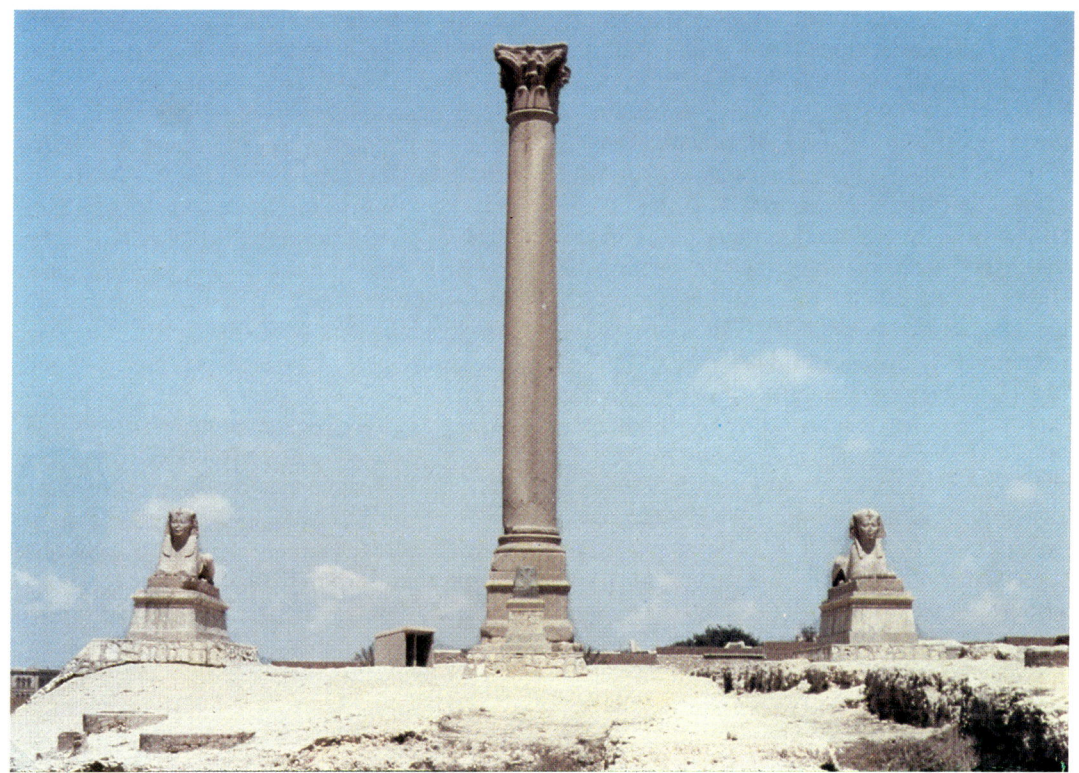

Die sogenannte Pompejussäule – ein Zeugnis des antiken Alexandreia. (Foto Dr. Pötke)

Chirurgie noch diesen bemerkenswerten Impuls. Bald darauf aber verlor Kos seine Bedeutung als Zentrum der Medizin, während der Asklepioskult dort weiter in Blüte stand.

Wir folgen dem Schwerpunkt der Wissenschaft, auch dem der Medizin, der sich nach Alexandreia verlagerte. Die Stadt am Nildelta wird nun zum Schauplatz unserer Erzählung: eine neue Station auf dem abenteuerlichen Wege der alten Chirurgie.

Alexandreias Lage an den Handelsverbindungen zwischen östlichem und westlichem Mittelmeer (wo in Italien eine Stadt namens Rom von sich reden machte) begünstigte seine schnelle Entwicklung zu einem Mittelpunkt der antiken Welt, auch zum Mittelpunkt von Künsten und Wissenschaften.

Was für eine Stadt! 900 000 Menschen sollen in der Glanzzeit Alexandreias dort gelebt haben, unter ihnen Männer wie Archimedes (287–212 v. u. Z.), der Mathematiker und Erfinder, der nach seinen Studien zurückging nach Syrakus, und später Ptolemaios (2. Jh. u. Z.). der Astronom, in dessen Weltbild die Erde das Zentrum war. Ein Prachtbau unweit des Hafens, das Museion, bot Künstlern und Gelehrten ideale Wohn- und Arbeitsbedingungen; die Bibliothek soll 700 000 Rollen umfaßt haben; die Bücherei des Serapeions, weiter landeinwärts gelegen, immerhin etwa 200 000. Hier wurden die Werke der griechischen Dichter, Philosophen und Denker gesammelt, abgeschrieben und aufbewahrt, auch die von Heilkundigen aus der hippokratischen Ära.

Kurz nach der Gründung der Stadt, noch vor 300 v. u. Z., kam ein Mediziner nach Alexandreia, der auf Kos — bei Praxagoras! — studiert und hippokratische Lehren von Grund auf kennengelernt hatte: Herophilos. — Das Alexandreia der Anfangszeit brodelte von Energie und Aktivität. Am Hafen wurde gleichzeitig gebaut und Ware umgeschlagen. Straßenzüge waren abgesteckt und mußten in fieberhafter Eile fertiggestellt werden. Lagerhallen, Wohnhäuser, Verwaltungsbauten, öffentliche Einrichtungen, auch Theater, Bibliotheken, Bäder waren notwendig. Gleichzeitig mußten Handel, Handwerk, Versorgung und Verwaltung funktionieren, Gewinn abwerfen, Erfolg sichern. Enge im Denken und Handeln, Begrenzung, Einschränkung konnte man sich nicht leisten. Das war die nüchterne und haltbare Grundlage für die aufgeschlossene, vorurteilsfreie Atmosphäre der neuen Metropole am Nil.

Herophilos, der Arzt aus Chalkedon, begriff schnell die Chancen, die sich boten. Das alte religiöse Verbot galt in Alexandreia — zumindest zeitweise — nicht, und Herophilos begann, menschliche Leichen zu sezieren, wurde zum „eigentlichen Begründer der menschlichen Anatomie"[33]) — eine der neuen Einzelwissenschaften, die sofort greifbare Ergebnisse brachten. Herophilos untersuchte und erkannte die verschiedenen Abschnitte des Darms; die noch heute gültige Bezeich-

nung des obersten Dünndarmteils als „Zwölffingerdarm" hat er geprägt. Dem Herzen und den Blutgefäßen war ein anderer Teil seiner Arbeit gewidmet. Unter Verwendung einer gerade erfundenen Wasseruhr führte er das Pulszählen ein; die Pulsqualität war für ihn eines der wichtigsten Symptome. Seine Pulslehre — er studierte beispielsweise Musiktheorie dafür — wuchs zu einem komplizierten System. Folgte er in vielem auch den hippokratischen Grundsätzen, diese einseitige Betonung des Pulses war eine Abkehr davon.

Ganz eindeutig bezeichnete Herophilos das Gehirn — mit vielen Einzelheiten — als Zentrum des Nervensystems, bestätigte damit den Gedanken des Alkmaion von Kroton und auch einiger hippokratischer Autoren, widersprach aber den Ansichten des Aristoteles.

Aus der Praxis des Herophilos wissen wir nur von gynäkologischer und geburtshilflicher Arbeit; von bedeutender operativ-chirurgischer Aktivität ist gar nichts überliefert. Sein Lebenswerk war die Anatomie; die auf der Anatomie fußende alexandrinische Chirurgie schufen nachfolgende Generationen.

In späterer, römischer und frühchristlicher Zeit berichtete man von Herophilos, er hätte nicht nur menschliche Leichen, sondern auch Lebende — Kriegsgefangene und zum Tode Verurteilte — seziert, und der damalige Herrscher über Ägypten habe mit Vergnügen dabei zugesehen. Schwer zu sagen, inwieweit diese Behauptung (die bei Celsus zum ersten Mal zu finden ist[34]) auf Wahrheit beruht. Völlig von der Hand weisen kann man sie sicher nicht; es waren Zeiten, in denen Grausamkeiten zur Tagesordnung gehörten. — Wie auch immer, Herophilos kam später in Verruf und mit ihm seine Arbeit. Vielleicht war das die Absicht, denn er wurde in der Zeit, in der das christliche Dogma entstand, als „Herophilos der Schlächter" beschimpft, und die frühe alexandrinische Medizin hatte keinen Platz darin.

Möglich, daß der alternde Herophilos seinen Konkurrenten und Nachfolger noch kennengelernt hatte, den jüngeren Erasistratos von der Insel Keos (etwa 310–250 v. u. Z.), der – aus einer Ärztefamilie stammend – eine ausgezeichnete Ausbildung in Antiocheia, in Knidos und Athen und schließlich in Alexandreia erwarb.

Auch Erasistratos leistete bedeutende anatomische Forschungsarbeit. Er hielt das Herz in seinen Händen und sah die Klappen darin; er sah die Luftröhre mit dem Kehldeckel, die Leber und die Gallengänge, auch das Gehirn und die Nerven, und er unterschied – ähnlich wie Herophilos – zwischen Nerven der Gefühls- und solchen der Willensübermittlung. Schließlich sah er, wie Nerven, Venen und Arterien den Körper durchziehen, und er schlußfolgerte – falsch –, daß sich aus diesen drei Gebilden, sich umwindend und verquirlend, die verschiedenen Organe des Körpers bildeten. Krankheit, so nahm er weiter an, entstand, wenn das Blut in den Venen sich staute und den Strom des „Pneumas"[35] in den Arterien behinderte. Da war viel Spekulation dabei. Aber Erasistratos kam so weit zu erkennen, daß Krankheiten sichtbare Veränderungen der Organe bewirken können – ein erster Schritt zu einer pathologischen Anatomie.

Erasistratos betonte gern Unterschiede zwischen seinen und überlieferten hippokratischen Auffassungen, auch denen des Herophilos. Die therapeutische Praxis wurde weitgehend bestimmt von den begrenzten Möglichkeiten einerseits und der Krankheit andererseits. Auch von der Chirurgie des Erasistratos wissen wir wenig. Zu dem wenigen gehört seine Methode, Medikamente durch einen Bauchdeckenschnitt direkt der erkrankten Leber aufzulegen – gewiß zeitigten da die genauen anatomischen Beobachtungen erste Folgerungen für die Praxis[36]). In der Theorie gerieten die Meinungen aneinander. Die Anhänger der Säftelehre stritten mit denen, die in kleinen, unteilbaren Teilchen das Wesentliche im Organismus sahen; oder war es letztlich doch das „Pneuma", ein

schwer definierbarer, wohl luftähnlicher Stoff? Wie verhielt sich das mit der „Wärme" im Körper; war sie von vornherein „eingepflanzt" oder drang sie kontinuierlich von außen ein? Endlos und fruchtlos waren die Disputationen. Was wundert's, daß da in Alexandreia, diesem Schmelztiegel der Menschen und Gedanken, auch die mystischen Vorstellungen der alten Religionen wieder auftauchten und Anhänger fanden?

Als eine unheilbare Krankheit den Erasistratos befiel, zog er sich zurück auf die Insel Samos, wo er sein Leben mit Gift beendete. Der theoretisierende Streit der Meinungen in Alexandreia dauerte an. Die „ursprüngliche Einheit sämtlicher Formen der Krankenbehandlung"[37]) löste sich auf. Eine Vielzahl von Schulen, Gruppen, Sekten bildete sich heraus, die unterschiedliche Standpunkte bezogen und die sich der einzelnen Bereiche der Medizin in unterschiedlichem Umfange annahmen. Wir werden davon nicht im einzelnen berichten, sondern versuchen, das für die Chirurgie bedeutsame herauszugreifen.

Das Werk zweier großer Ärzte am Beginn alexandrinischer Medizin brachte den Anfang einer wissenschaftlichen anatomischen Forschung. Beide – Herophilos und Erasistratos – verdienen es tatsächlich, „unsterblich" genannt zu werden[38]). Ohne Anatomie war – und ist heute gleichermaßen – eine operative Heilkunde von hohem Niveau undenkbar.

Die alexandrinischen Ärzte der Folgezeit führten die anatomischen Untersuchungen fort, vielleicht nicht ganz mit der Intensität des Anfangs. Und sie führten vor allem fort, was Erasistratos begonnen hatte: das Anwenden des neuen Wissens in der operativen Therapie. Viele dieser Ärzte waren ausgesprochen operationsfreudig, einfallsreich im Erfinden neuer Techniken, im Denken und Handeln praxisorientiert. Wenn nun etwas davon erzählt wird, so sollen die verschiedenen medizinischen Schulen, Gruppen und Sekten, denen sie angehört haben, unerwähnt bleiben. Es stößt ohnehin auf Schwierigkeiten, diese Männer – von denen wir viele nur mit Namen kennen – in jedem Falle jeweils richtig einzuordnen.

Eines der vordringlichsten Probleme für den Operateur stellte nach wie vor die Blutung dar. Schon Herophilos und Erasistratos hatten sich entschieden gegen die unsinnige Behandlung einer Blutung mit Aderlaß ausgesprochen. Erasistratos wollte – ganz im Gegensatz zu der Entblutung beim Aderlaß – Blut im Körper zurückhalten, wenn er bei Gefäßverletzungen an der Brust oder am Bauch die Extremitäten abschnürte, um den Zustrom zur Blutungsstelle zu vermindern; aus moderner Sicht gewiß eine fragwürdige Methode, aber grundsätzlich ganz wesentlich doch der Gedanke der Blutökonomie, der neben einem gewissen Verständnis für den Blutstrom im Körper in einem solchen Verhalten zum Ausdruck kam.

Einer der späteren Operateure – wir wissen nicht genau, wer – hatte dann den erlösenden Gedanken, ein blutendes Gefäß mit einem Faden zu umschlingen und abzubinden; die Unterbindung ist noch heute eine der gebräuchlichsten Methoden der Blutstillung in der operativen Medizin. Für diejenigen unter den alexandrinischen Ärzten, die größere „blutige" Eingriffe vorzunehmen beabsichtigten, war damit endlich eine wichtige technische Voraussetzung gegeben. Daneben wurden weiterhin der Druckverband und blutstillende Medikamente (lokal aufgebracht) angewendet, was – je nach Art der Blutung – auch seine Berechtigung hatte.

Aber auch der Aderlaß verschwand nicht völlig aus dem Repertoire der Blutungsbehandlung, wenngleich man sich weitgehend darüber einig wurde, die Ausblutung dabei nicht mehr bis zur Ohnmacht zu treiben.

Zu den Eingriffen, die alexandrinische Ärzte wagten, zählten der Blasensteinschnitt vom Damm aus (eine ähnliche Technik wie in Altindien), die Leistenbruchoperation und die Eröffnung von Eiteransammlungen in der Bauchhöhle durch Schnitt in der Leistengegend; die kühne Operation des Pra-

xagoras von Kos aber scheint keiner von ihnen wiederholt zu haben.

Lebensrettend in vielen Fällen war sicher der Kehlkopfschnitt, der von Asklepiades von Bithynien ausgeübt wurde. Asklepiades (1. Jhd. v. u. Z.) lebte und arbeitete in Rom; er war einer der griechischen Ärzte, die der Medizin Alexandreias, der hellenistischen Medizin dort zum Durchbruch verhalfen. Beim Kehlkopfschnitt erfolgte bei Patienten, die infolge einer Erkrankung im Rachenraum zu ersticken drohten, die operative Eröffnung der Luftröhre vom Hals her, so daß durch diese Öffnung die Luft in die Lungen gelangen konnte. Das alles – und anderes noch, von dem wir hier nicht erzählen können – war neu; eine derartige aktiv-chirurgische Therapie hatte es in der hippokratischen Medizin nicht gegeben. Im konservativen, „unblutigen" Bereich der Chirurgie dagegen, vor allem in der Behandlung von Gelenkverrenkungen und Knochenbrüchen blieben die ausgezeichneten hippokratischen Grundsätze allgemein anerkannter Maßstab. Aber der Fortschritt von Handwerk und Technik ermöglichte es, verbesserte oder neuartige Apparate zum Strecken und Einrenken verletzter Gliedmaßen zu konstruieren; die Geräte und Instrumente des chirurgisch tätigen Arztes wurden vielseitiger und komplizierter, und ihre Zahl nahm zu.

Das chirurgische Spezialwissen vergrößerte sich im Verlaufe der Zeit ganz erheblich. Dies geschah zunächst in jeweils unterschiedlichem Umfange durch die Vertreter der einzelnen medizinischen Schulen und Gruppen. Die Ärzte waren Praktiker, die sich neben anderem auch mit chirurgischen Sachgebieten befaßten. Etwa um das Jahr 200 v. u. Z. dann traten Ärzte in Erscheinung, die sich überwiegend oder ausschließlich chirurgischen Aufgaben widmeten – Chirurgen also! Es hat den Anschein, als wären dies vor allem Männer gewesen, die in der geistigen Nachfolge des Erasistratos standen[39]. Und in der Folgezeit konzentrierte sich bei diesen Chirurgen das gesamte chirurgische Wissen der alexandrinischen Medizin, das bis dahin zersplittert in Gruppen und Sekten gepflegt worden war. Eine Zeit lang existierte neben den Chirurgen eine Spezialistengruppe – die Organikoi –, deren Tätigkeit sich wohl im wesentlichen auf die Behandlung von Verrenkungen und Brüchen (vielleicht auch von Verkrüppelungen) mit Streck- und Redressionsapparaten[40]) erstreckte; das war eine vorübergehende Erscheinung, ohne nachhaltige Bedeutung. Von großer Bedeutung aber die Feststellung, daß sich im 2. und 1. Jahrhundert v. u. Z. in Alexandreia das Fachgebiet Chirurgie als selbständige wissenschaftliche Disziplin der Medizin herausbildete, eine Chirurgie, die in ihrer Wissenschaftlichkeit gekennzeichnet war von anatomischer Forschung, von rationaler Auswertung vielfältiger Erfahrung, von der Übernahme vieler Ergebnisse des Fortschritts in Wissenschaft und Technik außerhalb des medizinischen Bereichs. Die Theorien, die in den verschiedenen alexandrinischen Ärztegruppierungen erarbeitet wurden, haben den Chirurgen gewiß insofern beeinflußt, als er sie im Rahmen der Allgemeinbehandlung mittels Ernährung, Pflege, Medikamenten und dergleichen beachtete; für den eigentlichen chirurgischen Eingriff aber waren sie in vielen Fällen wohl kaum von großer Bedeutung (ein wenig fühlt man sich an das erinnert, was wir über die Bedeutung der Säftelehre in Griechenland oder auch der Religion in Mesopotamien für das chirurgische Handwerk im engeren Sinne festgestellt haben).

Eine Frage drängt sich nun doch in den Vordergrund, um so stärker, je mehr von chirurgischem Fortschritt in Alexandreia die Rede ist, und unsere Erzählung kann sich nicht länger scheuen, darauf einzugehen. Es ist die Frage, ob und gegebenenfalls wie alexandrinische Chirurgen in der Lage waren, den Operationsschmerz zu bekämpfen. Spätere Ärzte der Antike bejahten diese Frage voll Bewunderung; von Dioskurides, dem berühmten Pharmakologen des 1. Jahrhunderts u. Z., ist uns die Nachricht überliefert, daß eine Zubereitung der Mandragorawurzel (Alraune) Empfindungslosigkeit (Anästhesie) herbeiführe. Nun, Tränke mit einschläfernder, schmerzlindernder Wirkung wurden in Legenden und Berichten aus der Vergangenheit, auch aus dem Altertum, verschiedentlich erwähnt, und man will glauben, daß damit hin und wieder eine Wirkung tatsächlich zu erreichen war, wenn man die dabei verwendeten Bestandteile – neben Mandragora auch Opium, Schierling, indischer Hanf, Galläpfel sowie Wein und anderes mehr – in Rechnung stellt. Tatsächlich finden wir diese Annahme bestätigt, denn wir hören von tödlichen Zwischenfällen infolge von Überdosierung bei Anwendung solcher Mixturen durch Mediziner[41]). Damit ist aber auch das kaum zu lösende Problem angesprochen, vor dem die Ärzte in Alexandreia und anderswo in jener Zeit standen. Die damalige Art der Zubereitung solcher Tränke – das Abkochen der entsprechenden Pflanzen oder Pflanzenteile, ähnlich wie wir heute Tee bereiten – bot keine Möglichkeit, die Konzentration der Wirkstoffe in der Abkochung sicher zu kontrollieren. Verabreichte man den Sud einem Patienten, so war die Dosierung immer auch eine Frage des Zufalls. Zwischen völliger Wirkungslosigkeit und tödlicher Vergiftung war alles möglich. Besonders geschickte Mediziner, wie sie im Alexandreia des 1. Jahrhunderts v. u. Z. gearbeitet haben, mögen häufiger als andere Schmerzlinderung erreicht haben. Daß aber routinemäßig schmerzfreie Operationen in sicherer Narkose mittels derartiger Abkochungen durchführbar gewesen wären, das erscheint kaum vorstellbar. Während der gesamten Ära der alten Chirurgie war die Arbeit der Operateure begleitet vom Schreien und Stöhnen der Patienten, es sei denn, die Kranken fielen vor Schmerzen in Ohnmacht. So auch in Alexandreia. Daran muß erinnert werden bei aller Bewunderung, die dem chirurgischen Fortschritt jener Zeit zu zollen ist.

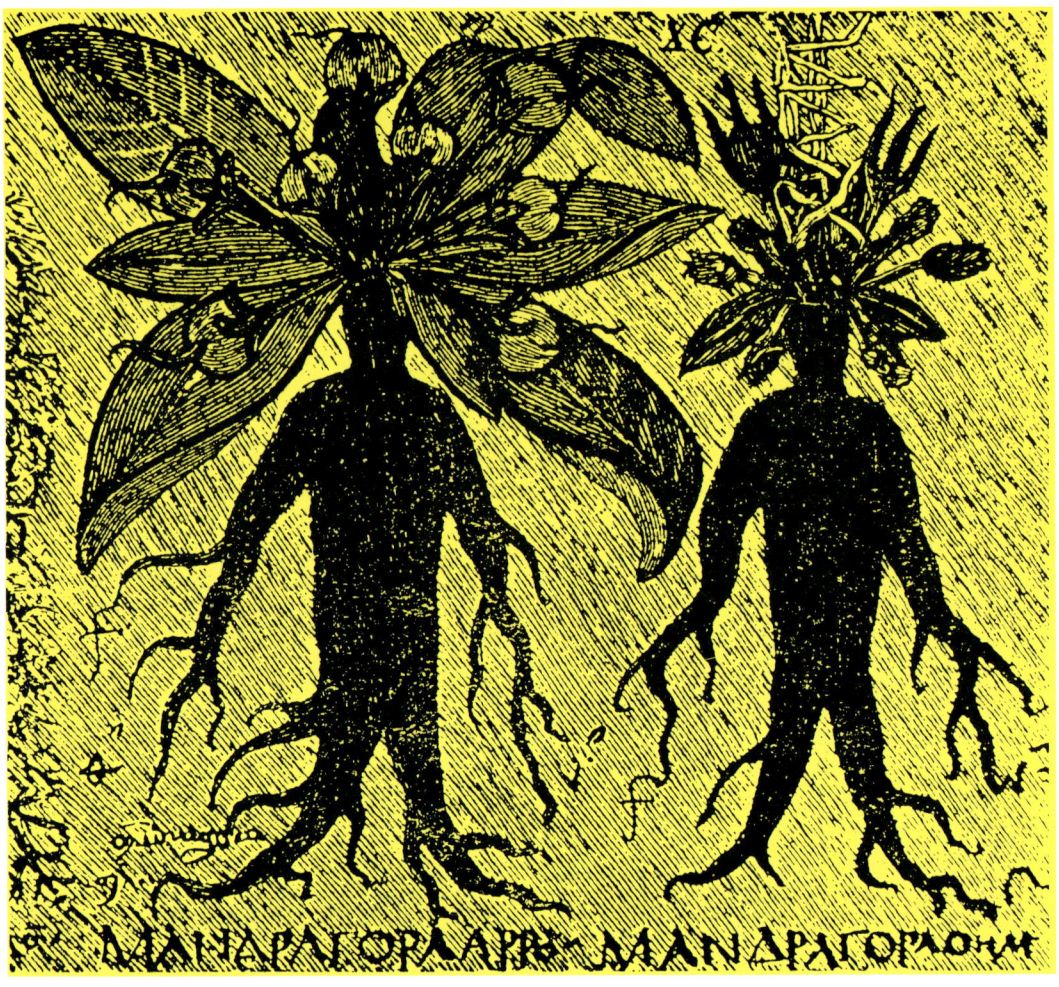

Alraunpflanzen (Mandragora) in einer Darstellung des späten 17. Jahrhunderts. Die Mandragorawurzel spielte viele Jahrhunderte lang eine große Rolle als Bestandteil von schmerzlindernden und einschläfernden Zubereitungen; nicht selten wurde mit ihrer Verwendung in „Zaubertränken" die Grenze zum Aberglauben überschritten. (Peters)

Die Stadtmauern blieben nicht die Grenzen alexandrinischer Medizin. In der Nilmetropole ausgebildete Ärzte bestimmten bald den Standard überall im Mittelmeerraum; zuerst im griechisch beeinflußten Bereich, also in den größeren und kleineren Staatsgebilden, die die Nachfolge von Alexanders Riesenreich angetreten hatten. Pergamon an der kleinasiatischen Küste gegenüber der Insel Lesbos war ein solcher Ort, wo Kunst und Wissenschaft aufblühten. Eifersüchtig sah man es in Alexandreia und sperrte schließlich die Papyrusausfuhr dorthin, um die pergamenische Konkurrenzbibliothek lahmzulegen. In Pergamon machten sie aus der Not eine Tugend und erfanden das Schreibmaterial, das haltbarer war als Papyrus und sich fortan durchsetzen sollte: das Pergament. – Behalten wir Pergamon in Erinnerung; dort begann – später – ein Großer der Medizingeschichte seine Laufbahn.

Alexandreia bekam in den Jahren 48/47 v. u. Z. die inzwischen veränderten Machtverhältnisse im Mittelmeerraum unmittelbar zu spüren. Caius Iulius Caesar führte römische Legionen nach Ägypten. Es war keine gewaltige Anstrengung nötig, die alte, müde Kultur zu unterwerfen. Allein in Alexandreia brach ein Aufstand gegen die Eroberer los. Heftige Kämpfe tobten im Prachtviertel am Hafen, und große Teile der Bibliotheken sollen dabei verbrannt sein. Alexandreia blieb in der Folgezeit zwar das maßgebliche Zentrum wissenschaftlicher Ausbildung, das Schwergewicht der Forschung aber verlagerte sich nunmehr nach Rom.

Aber die alexandrinische Medizin mit ihren praktischen, zumal chirurgischen Errungenschaften blieb lebensstark in der antiken Welt. Ja, die schnellen Verbindungen innerhalb des römischen Imperiums, die weitgehend geordnete Verwaltung, eine überall gebräuchliche Sprache begünstigten eine „weltweite" Ausbreitung. Rom, die Stadt am Tiber, aber war der Mittelpunkt dieser Welt. Widerwillig zunächst akzeptierte man dort die Überlegenheit griechischer Kultur und Wissenschaft, schließlich verleibte man sie sich ein wie so vieles andere, ließ die verachteten „kleinen Griechen" für sich arbeiten; römisch war, was Rom Nutzen brachte. Und es gab kaum einen der berühmten Ärzte jener Zeit, der nicht irgendwann einmal den Weg nach Rom suchte; von den für die Chirurgie bedeutsamen beispielsweise Meges von Sidon, der in Alexandreia als Blasensteinoperateur wegen seiner schonenden Methode bekannt geworden war. Er benützte ein spezielles Messer mit gebogener Schneide, von dem uns eine nicht sehr genaue Beschreibung überliefert ist. Unter den in Rom und Pompeji ausgegrabenen ärztlichen Instrumenten fanden sich einige Messer, auf die sie zutreffen könnte[42]).

Die Beschreibung des Meges-Messers verdanken wir einem Mann, der kurz nach der Zeitenwende – als Tiberius Kaiser war – in Rom lebte und der die gewaltige Arbeit tat, das gesamte Wissen seiner Zeit in einer Enzyklopädie niederzuschreiben: Aulus Cornelius Celsus, kein Arzt, sondern ein wohlhabender Privatmann. Genaugenommen war es wohl überwiegend griechisches Wissen des Hellenismus, also aus der Zeit zwischen Alexanders Tod und der Eroberung Ägyptens durch Caesar.

Sofern es die Wissenschaft, die Naturwissenschaft anbelangte, ging es in wesentlichem auf Alexandreia zurück; die Philosophie und die Kunst hatten ihre Wurzeln nach wie vor im engeren griechischen Raum, in Athen vor allem. – Ein Römer schrieb diese Enzyklopädie, gab damit – wohl unbewußt – dem Einverleiben griechischen Wissens und Könnens einen deutlichen Ausdruck. Möglich, daß deshalb Celsus von zeitgenössischen und späteren Ärzten der Antike in ihren Texten nur selten erwähnt wurde; die Ärzte waren Griechen.

Von Celsus' großem Werk haben vollständig nur die acht Bücher über die Medizin die Zeit überdauert. Klarheit, nüchterne Wertung, Sachlichkeit kennzeichnen dieses „De medicina libri octo", das heute eine der ergiebigsten Quellen unserer Kenntnis von dem ist, was damals in der Medizin nach Hippokrates geschah, und das war in der Hauptsache alexandrinischer Herkunft.

Celsus lebte im Rom der ersten Caesaren, deren Prunksucht die Reichtümer der Völker vergeudete, deren Machtrausch keine Grenzen kannte. Caligula ernannte ein Pferd zum Konsul und ließ ihm einen Palast bauen, Nero berauschte sich am Anblick des brennenden Roms und sang Hymnen angesichts des Flammenmeeres. – Etwa 100 Jahre später aber kam ein Mann auf den Caesarenthron, der zu denen gehörte, die ihr Herrscheramt mit Ernst und Verantwortungsgefühl auszufüllen suchten: Marcus Aurelius (reg. 161–180 u. Z.). In der Regierungszeit dieses Kaisers begann der Aufstieg eines Mediziners, der ein wirklich gigantisches Lebenswerk vollbrachte und dessen Schatten die Medizin fortan viele Jahrhunderte beherrschen sollte: Galen. Aber das müssen wir von Anfang an erzählen[43]).

Er wurde 129 u. Z. in Pergamon geboren: Galenos — das Wort will den Frieden des stillen Meeres beschwören; nomen est omen. Bei Galen aber sollte sich das nicht so recht erfüllen. — Der Vater lenkte ihn zwei Jahrzehnte lang mit sicherer Hand, zuerst zur Philosophie, dann bald — beeinflußt durch einen Traum — zu Medizin und Arzneimittelkunde. Galen studierte an den wichtigsten Plätzen, die es damals gab, in Pergamon selbst — hatte dort wohl auch Kontakte zum Asklepiostempel —, dann in Smyrna, Korinth und schließlich in Alexandreia. Nach neun Lehrjahren in der Fremde war er wieder in Pergamon, begann die praktische Ausübung seines Berufs und bekam die Aufgabe des Gladiatorenarztes anvertraut, was gewiß reichlich Gelegenheit für chirurgische Betätigung bot. Dies muß auch die Zeit gewesen sein, da er selbst schwer an einem Abszeß erkrankte und Heilung beim pergamenischen Asklepios fand.

Ungefähr fünf Jahre später dann stand er vor den Toren Roms. In Pergamon war er ein angesehener, erfolgreicher Arzt gewesen; in der Weltstadt am Tiber war er ein Niemand. Doch er war ein ausgezeichneter Arzt und stolz darauf. Er war sich aber auch im klaren darüber, daß er in Rom vielleicht arbeiten konnte, daß er auf Achtung und Gleichberechtigung im Kreise der stolzen, machtbewußten römischen Oberschicht jedoch kaum rechnen durfte. Und so ging er in die Höhle des Löwen mit dem festen Willen, nicht nur Erfolg zu haben, sondern — koste es, was es wolle — der Beste, der Einzige zu werden.

Aber nirgendwo war er überflüssiger als in Rom. Es wimmelte von Heilkundigen aller Schattierungen, die in einem ständigen rücksichtslosen Konkurrenzkampf miteinander lagen und denen ziemlich jedes Mittel recht war, ihr Glück zu machen. Tüchtige Ärzte waren darunter, aber auch Schwindler und Scharlatane übelster Sorte. Galen berichtete später darüber eine Episode: An einer Straßenecke, in einer kleinen Ansammlung von Menschen führte ein Scharlatan eine „Zahnwurmbehandlung" durch. Mit einer brennenden Kugel aus Pech und Teer räucherte er dem Patienten den Mund aus. Dabei praktizierte er dem Kranken, der vom Qualm die Augen schloß, ein paar Würmer in den Mund, die er gleich darauf mit großem Spektakel wieder hervorzog und herumzeigte[44]).

Galen behauptete sich in der römischen Erfolgswelt, mühsam zuerst. Dann aber kam seine Chance, als man ihn zu einem Kranken der römischen Prominenz rief, den andere Ärzte vergeblich behandelt hatten. Galen gelang die Heilung. Und so wurde man auf ihn aufmerksam. Vornehme und einflußreiche Familien öffneten dem neuen Arzt ihre Häuser; Galen verstand es, sich in Szene zu setzen, brillierte als erfahrener Heilkundiger, Mann von Welt, redegewandter Unterhalter.

Mit den Konkurrenten entbrannte ein Kampf um den Vorrang, geführt mit allen Mitteln von der wissenschaftlichen Disputation bis zu unsachlicher Polemik, Verleumdung und Bedrohung, und Galen erwies sich seinen Gegnern als in jeder Beziehung gewachsen. Mit Können, Selbstbewußtsein und Rücksichtslosigkeit bahnte er seinen Weg.

Spektakuläre Ereignisse waren seine Sektionen, gut besucht von illustren Gästen der römischen Oberschicht, — allerdings Sektionen an Tieren, einmal sogar wohl an einem Elefanten. Seit Herophilos waren fast fünfhundert Jahre vergangen, Untersuchungen an menschlichen Leichen gab es nicht mehr, und in Rom waren sie aus religiösen Gründen undenkbar. Galen blieben chirurgische Eingriffe, um Kenntnis über die menschliche

Anatomie zu erwerben. Auf diese Weise beobachtete er beispielsweise den Herzbeutel und fühlte das Schlagen des Herzens und berichtete später darüber in einer seiner Schriften[45]. Fast nebenbei erfährt man da, daß ihm diese Beobachtung während einer Operation gelungen ist, die vor ihm — soweit wir wissen — kein anderer ausgeführt hat: die Entfernung (oder Teilentfernung) eines kranken Brustbeins. Dies ist ein Hinweis von vielen darauf, daß Galen durchaus ein beachtlicher Chirurg und Operateur war, wenngleich die Chirurgie weder in seiner römischen Praxis, noch in seinem wissenschaftlichen Werk im Vordergrund stand. Anders als seinerzeit in Pergamon überließ Galen in Rom das Operieren oft den chirurgischen Spezialisten.

Galens Karriere stand vor ihrem Höhepunkt, als er Zugang zur kaiserlichen Familie fand; vier Jahre hatte er gebraucht. Da packte er seine Sachen und verließ Rom! Warum das? Vermutungen gibt es, eine Antwort nicht. Eine Seuche suchte den östlichen Mittelmeerraum heim, überzog bald auch Italien, bedrohte Rom. Kaum wahrscheinlich, daß Galen deshalb floh. Auf seiner Reise nach Pergamon ging er der Epidemie durchaus nicht aus dem Wege. Wie auch immer, kurz darauf rief ihn der Befehl des Kaisers Marcus Aurelius zurück. Galen zeigte keine Hast. aber er reiste nach Italien, wo die Seuche noch immer wütete. Wieder in Rom übte Galen auch am kaiserlichen Hofe Praxis, betreute unter anderem den Sohn des Kaisers, durfte schließlich auch den Kaiser selbst untersuchen. Galen hatte das Ziel, das er sich beim ersten Anblick Roms gesetzt hatte, erreicht: Er war der Beste, der Erste.

Fast drei Jahrzehnte lebte und arbeitete er dann in Rom, unangefochten in seiner Autorität, verbunden mit dem Hof auch der Nachfolger Marcus Aurelius'. Bis ins hohe Alter war Galen praktisch tätig und schuf überdies ein schriftstellerisches Werk von selten übertroffenem Umfang. Noch die erhalten gebliebenen Schriften füllen heute viele

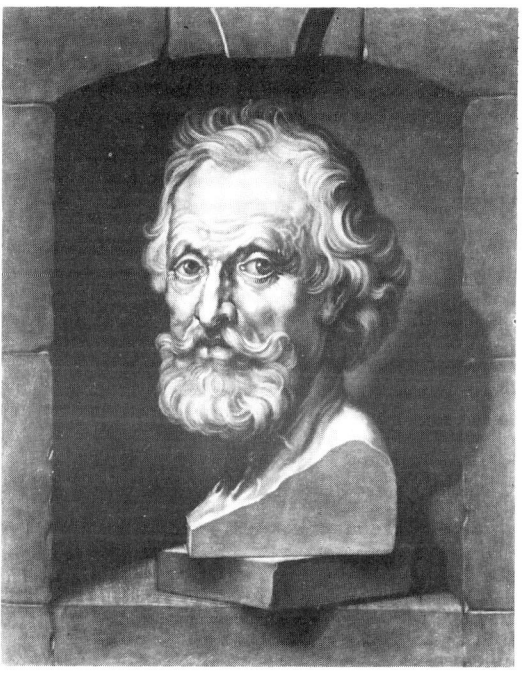

Galen, Stich nach Rubens. (Deutsche Fototothek, Dresden, Kramer)

Bände. Verschiedene Werke haben die Zeit nicht überdauert, schon zu Galens Lebzeiten verbrannte seine Bücherei und mit ihr einige unersetzliche Einzelexemplare.

Das Lebenswerk des Galen — soweit es überliefert ist — zeugt von der unermüdlichen Arbeit dieses Mannes in der Praxis und in der Forschung. Immer wieder rang er um das letzten Endes unerreichbare Ziel, die Vorstellungen des großen Hippokrates mit den neuen Erkenntnissen der verschiedenen alexandrinischen Medizinschulen und nicht zuletzt mit seinen eigenen Forschungsergebnissen und Gedanken zu einem einheitlichen System der Heilkunde zu vereinen. Galens großes Vorbild war Hippokrates, in dem er den idealen Arzt schlechthin sah und der mit Galen die Höhe seines Nachruhms erreichte. Galen griff die alten Lehren vom Gleichgewicht der gegensätzlichen Qualitäten und von der Harmonie der Säftemischung (und andere, von denen wir nicht erzählt haben) auf und versuchte, das neue Wissen — vor allem das anatomische Wissen über die Organe — darin einzubauen. Das war, wenn man die geringe Bedeutung der Anatomie in den hippokratischen Vorstellungen bedenkt, nicht unproblematisch, und Galen mußte des öfteren sehr komplizierte, wortreiche Ausführungen machen, manchmal auch spitzfindig werden, und konnte dennoch nicht in jedem Falle Widersprüchliches vermeiden. Er vollbrachte eine gewaltige Arbeit, um das angestrebte einheitliche System der Medizin zu erreichen.

Sechshundert Jahre waren vergangen, seit mit Hippokrates die Medizin ihren Anfang genommen hatte; so sah es Galen, dessen lebenslange Arbeit und dessen Anspruch darauf gerichtet waren, die Medizin zu vollenden. Spätere Generationen akzeptierten diesen Anspruch angesichts des großen Werkes des Galen ohne Vorbehalte. Man verzichtete auf eigene Forschung und eigenes Weiterdenken, man las Galen, interpretierte Galen, ließ sich von Galen im ärztlichen Handeln lenken. Jahrhundertelang war Galen die unbestrittene Autorität der Medizin. Und so konnte nicht ausbleiben, daß die Wirkung dieses eindrucksvollen griechischen Arztes im Verlaufe der Zeit den Fortschritt der Medizin zu hemmen begann — wenn unsere Erzählung den Ausgang des Mittelalters erreicht, wird davon zu berichten sein.

Die letzten Lebensjahre des großen Galen verwehten in der Vergangenheit. Er starb irgendwann zwischen 198 und 201 u. Z.; wohl möglich, daß er den Heimweg nach Pergamon noch gefunden hatte.

In der Ära der sich langsam konsolidierenden medizinischen Fachgebiete — Anatomie, Chirurgie, Gynäkologie und anderer — empfand Galen die Medizin als Einheit, die er in weitem Umfange überblicken und beherrschen konnte; stolz und selbstsicher fühlte er sich beispielsweise den Spezialisten der Chirurgie überlegen[46]). Aber das Fortbestehen der selbständigen Fachbereiche im Rahmen der wissenschaftlichen Medizin blieb unangefochten, und jeder der einzelnen Spezialdisziplinen hat Galen innerhalb seines umfassenden Werkes wesentliche Impulse vermittelt.

Für die Chirurgie war es wertvoll, daß ein Mann von Galens Autorität der Anatomie so großes Gewicht beimaß, immer wieder ihre Wichtigkeit betonte, wenngleich er selbst ausschließlich Tiersektionen durchführen konnte (was er bedauerte). Wertvoll für die Chirurgie war auch das anwachsende Wissen über die Gewebe, Organe und Organsysteme; Galen hatte großen Anteil daran. Die Vermutung, daß für einige Krankheiten die Ursachen nicht in einer gestörten Säftemischung, sondern in den Organen selbst zu suchen wären, rief das Interesse von Chirurgen hervor: Die Säftemischung war durch Operationen nur wenig zu beeinflussen, allenfalls mittels des Aderlasses, bei einem erkrankten Organ aber lohnte es sich zu überlegen, wie man eventuell mit einem chirurgischen Eingriff helfen könnte. Wie weit die operative Aktivität im Rahmen einer derartigen medizinischen Wissenschaft kommen konnte und wie sehr sie sich auf fundiertes anatomisches und technisches Wissen stützte, läßt das Werk eines der letzten bedeutenden Operateure des Altertums erkennen. Er hieß Antyllos, war ein Zeitgenosse Galens und stammte — was wäre anderes zu erwarten? — aus Griechenland. Viel mehr wissen wir nicht aus seinem Leben. Und auch vom Werk des Antyllos sind nur Bruchstücke in den Schriften späterer Autoren erhalten geblieben. Doch das wenige genügt, das Bild eines tatsächlich großen Chirurgen ahnen zu lassen.

Antyllos beherrschte die ganze Palette chirurgischer Eingriffe jener Zeit. Und er tat Eigenes, Neues hinzu: Antyllos operierte am Blutgefäßsystem; er war der erste Gefäßchirurg, von dem wir wissen. Er wagte Eingriffe an den Venen, wenn er Krampfadern behandelte, und an den Arterien, wenn er das Aneurysma chirurgisch anging. Seine Aneurysmaoperation hat dem Antyllos für immer einen ehrenden Platz in der Chronik der Chirurgie gesichert; davon wollen wir erzählen.

Ein Aneurysma ist die krankhafte Erweiterung einer Schlagader und entsteht nach manchen Unfällen oder Krankheiten, auch infolge von Mißbildungen. „Es gibt", so schrieb Antyllos genau und richtig beobachtend, „zwei unterschiedliche Arten von Gefäßerweiterungen: die eine von ihnen entsteht, wenn sich die sonst intakte Arterie erweitert hat, ... und die andere, wenn eine Arterie geplatzt ist und das Blut in das darunterliegende Fleisch austreten läßt"[47]). In diesem zweiten Falle bildet sich also unter gewissen anatomischen Verhältnissen eine meist kugelförmige, blutgefüllte Höhle um die defekte Schlagader. In beiden Fällen kann es unter anderem zur Beeinträchtigung benachbarter Gewebe und Organe kommen oder auch zur Blutung, wenn ein solcher „Blutsack" zerreißt, eine Blutung von nicht selten lebensbedrohendem Ausmaß.

Für Antyllos war die Unterscheidung der beiden Arten des Aneurysmas wichtig, weil er davon sein technisches Vorgehen abhängig machte. Lag eine Erweiterung der Arterie mit intakter Wandung vor, so schnitt er die Haut ein, präparierte das Aneurysma vorsichtig frei, vergaß dabei nicht, die meist dicht neben der Arterie verlaufende Vene beiseite zu halten. Jetzt unterband Antyllos die Arterie beidseits des Aneurysmas, das er dann eröffnete, um das Blut ablaufen zu lassen. Er schnitt das Aneurysma nicht heraus, weil er fürchtete, die beiden Unterbindungen an den Arterienenden würden abrutschen. — Bei der zweiten Form des Aneurysmas unterließ Antyllos den Hautschnitt und das Präparieren, da dieses Aneurysma ja nicht von der Arterienwand umgeben war; er erachtete die Gefahr der Blutung als zu groß. In diesen Fällen stach er oberhalb und unterhalb des „Blutsacks" mit einer Nähnadel unter der Arterie hindurch, knotete die Fäden fest und unterband auf diese Weise die Arterie vor und hinter dem Aneurysma. War das sicher geschehen, so eröffnete er auch hierbei das Aneurysma durch einen kleinen Hautschnitt und ließ das Blut ablaufen.

Ergebnis dieser Eingriffe war einerseits die Beseitigung des Aneurysmas, andererseits aber die Unterbrechung der Arterie. Antyllos konnte also nur an solchen Arterien operieren, deren Unterbrechung nicht die Versorgung eines Körperabschnittes mit Blut gefährdete. Darüber war er sich im Klaren; er charakterisierte die Güte seines Wissens, wenn er schrieb: „... deshalb werden wir auch die Behandlung einer Gefäßerweiterung in der Achselhöhle, der Leistengegend und am Hals ablehnen, und zwar wegen der Größe der Gefäße, und weil ... das Abbinden unmöglich und gefährlich ist; wir untersagen aber auch die Behandlung einer sehr großen Gefäßerweiterung, auch wenn sie an einer anderen Stelle vorliegt".

Unter den Verhältnissen des 2. Jahrhunderts u. Z. war das schlechtweg große Chirurgie. Antyllos arbeitete auf der Grundlage seiner fundierten wissenschaftlichen Kenntnisse. Jede Entscheidung, die er traf, jeder

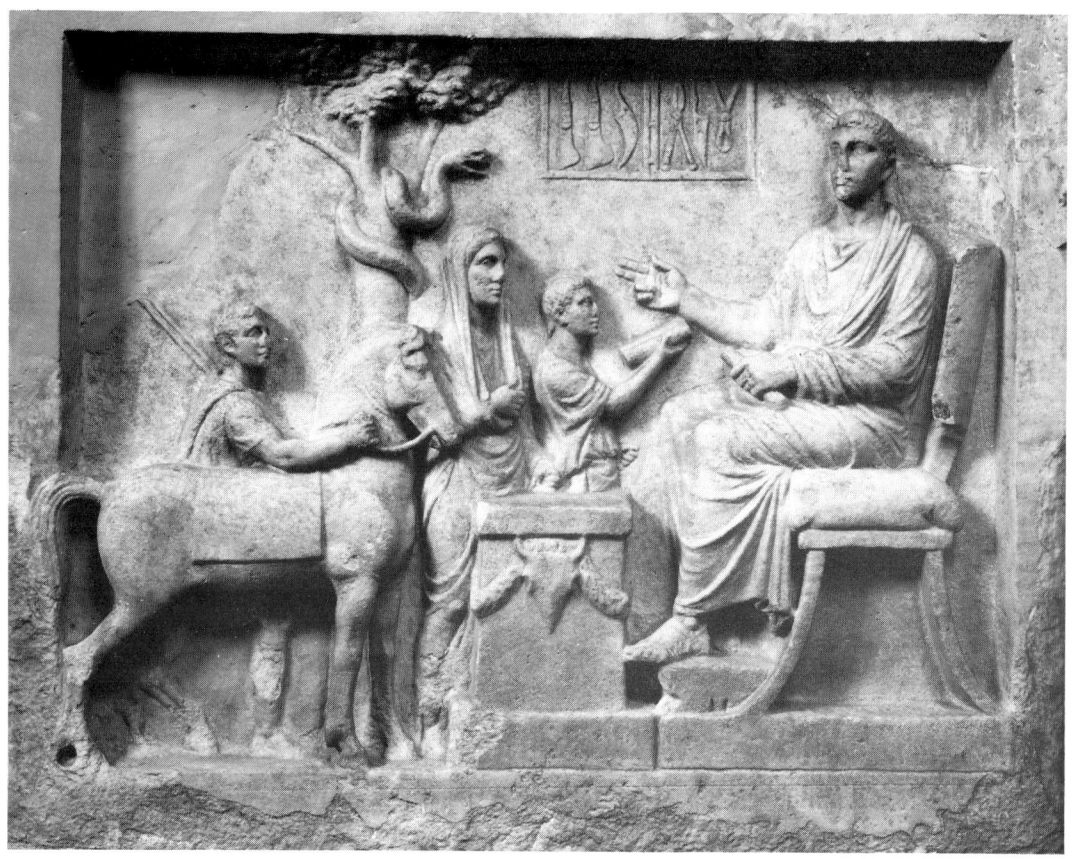

Grab- oder Votivrelief für einen heroisierten Arzt aus dem 1. Jahrhundert v. u. Z. Man erkennt das aufgeklappte Kästchen mit chirurgischen Instrumenten. Möglich, daß der Arzt ein medizinischer Lehrer war, da er auf dem Relief die rechte Hand im Redegestus ausstreckt und in der linken eine Schriftrolle hält. Sein geschweifter Stuhl ist für Philosophen- und Dichterstatuen überliefert. Die sonstige Szenerie — Baum mit Schlange, Pferdeführer, Altar, die kleiner abgebildeten Angehörigen — ist dem Beiwerk von Heroenreliefs entnommen. (Staatliche Museen zu Berlin — DDR, Antikensammlung, Frau Dr. Heres)

Handgriff, den er ausführte, waren durchdacht und begründet. Er kannte die Möglichkeiten und die Grenzen seiner Methoden genau und richtete sich danach. Kühn waren seine Aneurysmaoperationen, aber leichtfertig keineswegs. All das sind Kriterien, wie sie ohne jeden Abstrich auch in der modernen Chirurgie gelten.

Ein solcher Höhepunkt in der alten Chirurgie beflügelt den Gang unserer Erzählung, aber vergeblich sucht man die Fortsetzung dieser hoffnungsvollen Entwicklung. Ganz anderes drängt sich in den Ablauf der Geschehnisse, davon muß berichtet werden.

Die antike Welt begann zu wanken. Im Jahre 395 u. Z. starb der Kaiser Theodosius. Das in Agonie liegende römische Imperium wurde endgültig unter seine Söhne aufgeteilt. Westrom erhielt der 11jährige Honorius,

Ostrom mit dem Zentrum Byzanz der 18jährige Arcadios. Über Italien brachen sich wenig später die Wogen der Völkerwanderung. Das byzantinische Reich konservierte die Antike in pittoresker Mischung mit orientalischen Zutaten. Die Wissenschaft des späten Altertums blieb dort im Wesentlichen erhalten — eine ungebrochene, aber zunehmend unbeweglicher werdende Tradition. Große Sammelwerke entstanden; das des Oreibasios von Pergamon (4. Jh. u. Z.) ist heute eine wichtige Quelle unserer Kenntnisse über die Medizin der Zeit, eine Medizin, die nun zum galenischen System zu erstarren begann, zum „byzantinischen Galenismus".

Zum byzantinischen Reich gehörte auch die Metropole am Nildelta Alexandreia, zunächst jedenfalls. Die Stadt war immer noch ein Hort der Wissenschaften. Die Bibliotheken hatten eine letzte Verwüstung über sich ergehen lassen müssen, als Diocletian am Ende des 3. Jahrhunderts einen Aufstand gegen Rom niederwarf. Die Prachtbauten waren arg mitgenommen, doch die Bücherregale füllten sich langsam wieder. Für die Chirurgie von Bedeutung war das Werk des im 7. Jahrhundert lebenden Paulos von Aigina, eines auch in der Zeit des Niederganges noch kenntnisreichen Mannes, bekannt als Arzt und Geburtshelfer. Wesentlich Neues findet sich nicht in seinen Schriften; ihr Wert — für uns — liegt in ihrem Charakter als Sammelwerk, das uns Wissen von der Medizin Alexandreias vermittelt.

Paulos von Aigina war Zeuge, als die Araber auf ihrem Eroberungssturm über Nordafrika bis zur spanischen Halbinsel vor Alexandreia erschienen und die Stadt monatelang belagerten. Schließlich kam es im Dezember 641 u. Z. zu einer vertraglichen Einigung: Die byzantinischen Soldaten und Beamten verließen Alexandreia, und durch die geöffneten Tore zogen die Araber ein.

Kapitel 5
Päpste, Kaiser und Chirurgen

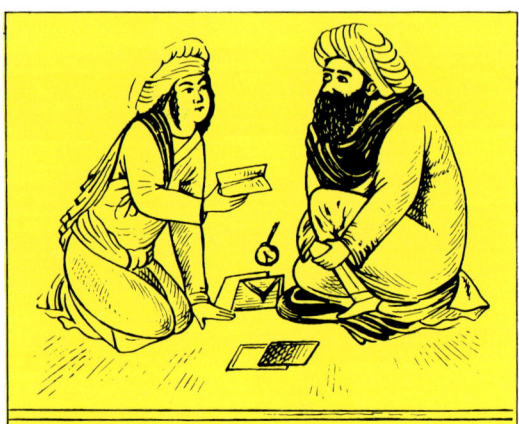

Avicenna und eine Schülerin.

Als die Araber in Alexandreia einzogen, war Mohammed — Allahs wortgewaltiger und kriegerischer Prophet — vor gerade neun Jahren gestorben. Nur wenige Jahrzehnte vergingen noch, und der Islam hatte seine Herrschaft nach Osten bis über Persien hinaus, nach Westen über Nordafrika bis auf die spanische Halbinsel ausgedehnt — ein Weltreich von gewaltiger Abmessung, das die Kalifen — die „Nachfolger" Mohammeds — beherrschten. Ein großer Teil der antiken Welt war nun in den islamischen Machtbereich einbezogen, und die Araber sahen sich mit dem überlegenen Wissen der griechisch-römischen Antike konfrontiert, enthielten doch die Bibliotheken eroberter Städte die Schätze der alten Schriften. Und Flüchtlinge aus dem byzantinischen Reich — zum Beispiel die aus religiösen Gründen fliehenden Nestorianer — brachten die Wissenschaft des Altertums als lebendiges Bildungsgut mit sich[1]).

Nach einer Phase der Konsolidierung ihrer Macht bewiesen die Araber eine bemerkenswerte Toleranz Fremden und Andersgläubigen gegenüber, was einer der Gründe dafür war, daß Handel und Handwerk einen schnellen Aufschwung nahmen, daß Kunst und Wissenschaft zu blühen begannen. An den Lehranstalten der Araber, in ihren Krankenhäusern durften Griechen, Syrer und Perser, Christen und Juden tätig werden und ihre Kenntnisse vermitteln und anwenden. Wollten die arabischen Eroberer nicht nur ihre reine Machtstellung, sondern auch die geistige und kulturelle Führung sichern, so mußten sie sich das hochstehende Wissen, dem sie vielerorts begegneten, aneignen und es fortentwickeln – und das war vor allem das Wissen des griechisch-römischen Altertums.

Im 9. Jahrhundert ging man intensiv an die Arbeit, Übersetzungen antiker Schriften anzufertigen. Dies geschah vor allem in Bagdad, wo der Kalif nach Kräften Unterstützung leistete, und es geschah erstaunlich schnell. An der Wende zum 10. Jahrhundert existierten rund 900 arabische Übersetzungen der wesentlichsten philosophischen und wissenschaftlichen Werke des Altertums, damit war das Übersetzungswerk in der Hauptsache abgeschlossen.

Der arabischen Medizin bot die Übernahme antiken Wissens die Möglichkeit für einen großartigen Aufschwung. Der arabisch-islamische Kulturkreis brachte eine Reihe bedeutender Ärztepersönlichkeiten hervor, deren Werke Höhepunkte der Medizingeschichte kennzeichnen. Drei dieser Männer sollen hier genannt werden, stellvertretend für andere und auch, weil sie im weiteren Ablauf der Geschehnisse noch eine Rolle spielen werden.

Viele bedeutende Ärzte des Islam waren persischer Abstammung. So auch Abū Bakr Muḥammad ibn Zakarīyā' ar-Rāzī (850–923), im europäischen Sprachgebrauch Rhazes genannt und manchmal als „der arabische Galen"[2] bezeichnet. Von ihm, der das umfangreichste medizinische Schrifttum des Islam hinterlassen hat, wurde die schöne Geschichte erzählt, er hätte beim Spielen der Laute, deren Saiten seinerzeit aus Tierdarm gemacht wurden, die Idee gehabt, mit eben diesem Material Wunden zu vernähen.

Ebenfalls persischer Herkunft war Abū 'Alī al-Ḥusain ibn 'Abd Allāh ibn Sīnā, „der glänzendste Stern am Ärztehimmel des Islam: Arzt, Philosoph und Staatsmann zugleich"[3]), der um 980 bei Buchara geboren wurde und der nach bewegtem Lebenslauf etwa 1037 in Hamadan gestorben ist. Das literarische Werk des Ibn Sīnā entstand auf der Grundlage

lebenslanger Auseinandersetzung mit der Antike, mit Aristoteles in erster Linie und – was die Medizin betraf – mit Galen und Hippokrates. So spiegelte der „Qānūn" vieles wider von der durch Galen geprägten hippokratischen Heilkunde, und als dieses Buch später ins Lateinische übersetzt wurde[4]), spielte es als „Canon medicinae" für Jahrhunderte die Rolle eines Standardwerkes europäischer Medizin. Ibn Sīnā aus Buchara wurde unter dem Namen Avicenna zusammen mit den Großen des Altertums zum Lehrmeister medizinischer Lehre und Praxis in Europa.

Bemerkenswerterweise genoß Avicenna im Westen des arabisch-islamischen Kulturbereichs bei weitem nicht das hohe Ansehen wie zwischen Samarkand und Hamadan. Im islamischen Westen – also in Spanien – gewann ein Arzt eine hervorragende Stellung, dessen chirurgische Aktivität ihn in der allgemein eher „blut- und messerscheuen"[5]) arabischen Medizin eine besondere Rolle spielen ließ. Er hieß Abū l-Qasim Ḥalaf ibn al-'Abbās az-Zahrāwī, wurde für europäische Zungen und Ohren meist Abulkasim genannt. Im Werk des Abulkasim begegnet uns auf Schritt und Tritt die alexandrinische Chirurgie, insbesondere die des Paulos von Aigina – und das fast 400 Jahre nach dessen Tod.

Vieles gäbe es über die Araber und ihre Medizin zu erzählen, viele Namen noch zu nennen – immer wieder wäre es auch eine Begegnung mit der Medizin des Altertums, mit der des großen Galen vor allem. Zweifelsohne war die arabisch-islamische Heilkunde schöpferischer als die ungefähr gleichzeitige Medizin in Byzanz, die ebenfalls unter dem übermächtigen Eindruck des Galen stand. Dennoch sollte im großen Zusammenhang der weiteren Entwicklung dem arabischen Kulturkreis vornehmlich die Aufgabe des Bewahrens und Weiterreichens und weniger die des eigenen Dazutuns übertragen werden. Dieser „Bindegliedfunktion" des Islam kam in der Gedankenkette zwischen Antike und Mittelalter tatsächlich die besondere Bedeutung zu, unentbehrlich gewesen zu sein, jedenfalls aus europäischer Sicht. Und Europa — genaugenommen Italien und Frankreich zunächst — wird nun zum Schauplatz der Ereignisse und auch unserer Erzählung.

Europa hatten wir im Chaos des Unterganges der Antike verlassen. War da noch etwas vorhanden von dem alten Wissen, von der alten Medizin? Gab es überhaupt irgendwelche Voraussetzungen, Wissenschaft zu betreiben und voranzubringen? Die finsteren Jahre der Merowingerherrschaft in West- und Mitteleuropa boten solche Voraussetzungen gewiß nicht. Und in Italien lieferten sich Barbarenvölker erbitterte Kämpfe, noch immer waren die Bewegungen der Völkerwanderung nicht zur Ruhe gekommen. Die Medizin dieser Völkerschaften war einfachste Heilkunde, gemischt aus Erfahrung und Aberglaube.

Das chirurgische Feld nahmen — zumindest teilweise — Männer in Besitz, die keinerlei wissenschaftliche Ausbildung besaßen, die Handwerker waren und daran gingen, sich auf die Ausführung gewisser chirurgischer Eingriffe zu spezialisieren; so gab es bald die Bruchbrenner, die Steinschneider, die Zahnreißer … Ihr Wissen hüteten sie innerhalb der Familien, reichten es weiter von den Vätern auf die Söhne — eine rein handwerkliche Tradition. Sie eigneten sich im Verlaufe mehrerer Generationen ein solides, einfaches Wissen an und waren um ehrliche Arbeit bemüht; ihre Erfolge werden sich den Umständen der Zeit entsprechend in Grenzen gehalten haben.

Solche Männer hatte es auch schon in der Antike gegeben; erinnern wir uns nur an den Text des „hippokratischen Eides", wo von Nichtmedizinern die Rede war, die das Handwerk des Schneidens ausübten. Jetzt, da die praktische Chirurgie des Altertums kaum mehr existierte, traten vielerorts diese Handwerkerchirurgen in den Vordergrund, vor allem in Süditalien, in den Bergdörfern des Apennin, in Umbrien im Norden Italiens,

auch in Südfrankreich. Diese Männer müssen wir uns merken; wir werden ihnen bald fast überall in Europa begegnen, dann aber werden sich auch sehr zwielichtige Gestalten zu ihnen gesellt haben.

Die antike Medizin war mit dem weströmischen Reich, mit der Gesellschaftsstruktur der Antike zugrunde gegangen. Die Reste, die es noch gab, waren vergleichsweise unbedeutend, kümmerliche Überbleibsel des Altertums, geduckt im Windschatten des Völkersturms, letzten Endes zum Verdorren verurteilt ohne die lebendige Anregung wissenschaftlicher Zentren vom Range des alten Alexandreia. Allenfalls in Süditalien mochte Hoffnung bestehen. Griechischer Geist, griechische Sprache waren dort erhalten geblieben, und es bestand noch immer — wenn auch jetzt wohl mehr sporadischer Art — Bindung zum griechischen Mutterland, eine Tradition, die noch auf vorrömische Zeiten zurückführte, als Griechen in Süditalien, ja, sogar in Südfrankreich siedelten. Von Süditalien wird gleich die Rede sein.

In der bewegten Zeit des 5./6. Jahrhunderts waren die Phasen der politischen Ruhe und Konstanz selten und kurz, so etwa in der Regierungszeit des Ostgotenkönigs Theoderich (456–526), den die Sage Dietrich von Bern nannte. Theoderich und sein kluger Berater Aurelius Cassiodorus (um 490 bis um 583) hatten den beklagenswerten Zustand von Bildung und Wissenschaft durchaus erkannt; für eine gründliche Änderung waren die Verhältnisse nicht geeignet, die Zeit zu kurz[6]). Aber Cassiodorus tat einen wichtigen ersten Schritt, als er um das Jahr 550 auf seinem Privatbesitz am Golf von Squillace — in Süditalien — eine Einrichtung schuf, in der Mönche, wie er in seinen Vorschriften — Institutiones — festlegte, sich dem Studium antiker Wissenschaften widmen sollten, auch die Medizin gehörte dazu. Die Institutiones zeigen, wie gering die noch vorhandenen Reste alten Wissens waren und wie wenig Schriften zur Verfügung standen; für die Chirurgie bedeutendes war nicht dabei.

Daß der Besitz des Cassiodorus, den er für seine Mönchsakademie nützte, in Süditalien lag, mag günstiger Zufall gewesen sein, daß er aber den Mönchen die Möglichkeit zum Studium antiken Wissens eröffnete, war seiner klugen und richtigen Erkenntnis zu danken, daß die Kirche in jener Zeit tatsächlich der einzige „Repräsentant der alten Tradition und der Bewahrer der Zivilisation"[7]) sein konnte; die Kirche bot der weiteren Entwicklung Sicherheit und Kontinuität, wenngleich im Vergleich mit dem Altertum auf niedrigerem Anfangsniveau. Die Folgezeit sollte diese Rolle der Kirche bestätigen. Aus Italien und Spanien, aus Frankreich und Irland stammten die Männer zuförderst, die Europa der Religion und der Kirche eroberten und die auch die ersten Versuche unternahmen, antikes Wissen (soweit es zugänglich war) und christliche Religion miteinander zu vereinen; auch Cassiodorus gehörte zu ihnen.

Bleiben wir zunächst in Süditalien; im Zusammenhang mit der Medizin geschah dort wichtiges, sowohl innerhalb des kirchlichen Lebens als auch außerhalb davon.

Etwa auf halbem Wege zwischen Rom und Neapel lag — und liegt heute noch — das Städtchen Cassino (das antike Casinum). Auf einem Berg in der Nähe zerfielen die Reste eines Apolloheiligtums. Dort — auf dem Monte Cassino, auf den alten Fundamenten, mit den alten Steinen — baute im Jahre 529 Benedikt von Nursia ein Kloster, das zum Heimatkloster der Benediktinermönche wurde. In ihre Ordensregeln übernahmen die Benediktiner weitgehend die „Institutiones" des Cassiodorus und damit auch sein medizinisches Bildungsprogramm, so spärlich es war. Hinzu kam das Gebot der christlichen Nächstenliebe, das den Mönchen, als sie sich der praktischen Heilkunde zu widmen begannen, Grundlage war, den alten Grundsatz des Nichtbehandelns unheilbar Kranker zu überwinden.

Zur Klosteranlage gehörte bald das Infirmarium — die Krankenstube —, in dem der medizinisch ausgebildete Mönch zusammen mit Krankenwärtern tätig war. Im wesentlichen ging es wohl um pflegerische Maßnahmen, um die Gabe von Medikamenten — die zumeist dem Hortulus, dem Kräutergärtlein des Klosters entstammten —, um das Verabreichen von Krankenkost, auch um die Anwendung von Bädern. Außer Monte Cassino gewannen bald andere Benediktinerklöster wie St. Gallen oder auch in Fulda, in Tours, auf der Insel Reichenau im Bodensee (um einige Beispiele zu nennen) eine große Bedeutung für die Mönchsmedizin, die sich mit Billigung und Unterstützung der Kirchenfürsten — insbesondere der Päpste — in Italien, Frankreich und Süddeutschland ausbreitete. Mönchsärzte wurden vereinzelt auch an einigen weltlichen Fürstenhöfen wirksam[8]).

Die führende Position, die die Mönchsmedizin erreichte, beruhte auf einigen entscheidenden Vorteilen. Da war die Kenntnis der lateinischen Sprache, die den Zugang zu alten Schriften und gleichermaßen die Verständigung über Grenzen hinweg sicherte. Da waren weiterhin die Bibliotheken und die Scriptorien der Klöster, das heißt also sowohl der Besitz von Manuskripten als auch die Möglichkeit, Handschriften herzustellen. Mittels dieser Voraussetzungen erfolgte die Ausbildung des kirchlichen Nachwuchses — auch der Mönchsärzte — an den Klöstern, später darüber hinaus an Domschulen; die Kirche war die einzige Trägerin wissenschaftlicher Bildung, besaß das Bildungsmonopol auch für die wissenschaftliche Medizin, mit einer einzigen bedeutenden Ausnahme in Süditalien, von der etwas später die Rede sein wird.

Von erwähnenswerter chirurgischer oder gar operativer Aktivität im Rahmen der Mönchsmedizin ist wenig bekannt. Man wird sich vorwiegend auf das Verbinden von Wunden, das Schienen von Knochenbrüchen beschränkt haben, auch die Anwendung des Brenneisens und die Durchführung des Aderlasses mögen verschiedenenorts zum Repertoire chirurgischer Maßnahmen gehört haben. Eine Operation aber, die im Kloster von Monte Cassino erfolgte, ist berühmt geworden, und wir wollen schon hier davon erzählen, um den Zusammenhang zu wahren, wenngleich sie erst ungefähr im Jahre 1000[9]) stattfand. Möglich auch, daß diese Operation doch eine längere operativ-chirurgische Tradition zumindest in Monte Cassino widerspiegelt. Um das Jahr 1000 also erschien auf dem Monte Cassino ein prominenter Patient, der Bayernherzog Heinrich aus dem Geschlecht der Salier. Seit jungen Jahren war er blasensteinkrank, und er wußte nun – ungefähr 27 Jahre alt, gepeinigt von Koliken, vom Fieber geschüttelt – keinen anderen Ausweg als den Steinschnitt. Ein chirurgisch erfahrener Mönch des Benediktinerklosters wagte den Eingriff – mit Erfolg. Ein „Wunder" des Heiligen Benedikt, die Kunde verbreitete sich schnell über das Land.

Der Herzog aber, umgeben von der Aura dieses „Wunders", ging mit Zielstrebigkeit daran, seine Pläne zu verfolgen. Zwei Jahre nach der Operation wurde er im Dom von Mainz zum deutschen König gesalbt und gekrönt, und im Jahre 1014 setzte ihm der Papst in Rom die Kaiserkrone auf das Haupt ... Die Ehe Kaiser Heinrichs II. mit Kunigunde von Luxemburg blieb kinderlos, was Folge des Steinschnitts gewesen sein könnte. Später erneuerte sich auch das Steinleiden; Heinrich II. starb entkräftet im Jahre 1024. Er wurde im Dom von Bamberg beigesetzt. Und dort hatte ihm einige hundert Jahre danach Tilman Riemenschneider (1488–1531) mit seiner wohl bedeutendsten Steinskulptur ein Grabmal gemeißelt. Ein Relief daran zeigt die berühmte „Wunderheilung": Der operierende Mönch – oder St. Benedikt selbst? – legt dem schlafenden Kaiser, der da allerdings wohl noch Herzog war, den herausgeschnittenen Stein in die Hand.

Der Kaiser schlief während des Eingriffs; so berichtete die Legende, und so zeigte es Meister Tilman. Nun, wir neigen eher dazu anzunehmen, daß dies ein Erschöpfungsschlaf oder ein Kollaps infolge des Eingriffs

und des Schmerzes war. Allerdings besaß das Kloster von Monte Cassino schon etwa seit dem Jahre 800 mindestens ein Rezept für die Herstellung des sogenannten „Schlafschwammes": Ein Schwamm wurde mit einer Flüssigkeit getränkt, die Opium, Schierling, Mandagora und ähnliches mehr enthielt, und dann vorsichtig getrocknet. Kam dieser „Schlafschwamm" zur Anwendung, so hielt man ihn – reichlich befeuchtet – vor Nase und Mund des Patienten, der durch das Einatmen der Dämpfe eingeschläfert und schmerzunempfindlich gemacht werden sollte[10]). So formulierte es jedenfalls das Rezept. Wir lesen es mit Skepsis, denn dem „Schlafschwamm" gegenüber sind die gleichen Vorbehalte zu machen, wie wir sie schon im Zusammenhang mit der „Narkose" im antiken Alexandreia geäußert hatten. Die Tatsache aber, daß auch von Zwischenfällen infolge von Überdosierung berichtet wurde, weist darauf hin, daß immerhin Wirkung mit den „Schlafschwämmen" zu erreichen war; in glücklichen Ausnahmefällen bei der Anwendung durch erfahrene Spitzenchirurgen der alten Zeit mag diese Wirkung tatsächlich echte Narkose gewesen sein. Eine Routinemethode der Narkose aber stellten die „Schlafschwämme" gewiß nicht dar, weder in Monte Cassino, noch in Bamberg (wo ein ähnliches Rezept ebenfalls schon im 9. Jahrhundert bekannt war), noch in anderer Zeit und an anderen Orten, wann und wo immer Varianten jener frühen Schlafschwammrezepturen auftauchten ... Hoffen wir – mit Blick auf die Patienten der alten Chirurgen –, daß, wenn schon keine echt narkotische, so doch zumindest eine schmerzlindernde Wirkung erreicht wurde.

Unsere Erzählung ist nach ihrem Ausflug zum Steinschnitt an Heinrich II. über die „Schlafschwämme" wieder in das 8./9. Jahrhundert zurückgekehrt, in jene Zeit also, in der „das benediktinische Mönchstum auf allen Gebieten wissenschaftlichen Lebens tonangebend" war und die Heilkunde „einen immer stärker betonten klerikalen Charakter" bekam[11]). Eine ihrer Wurzeln hatte diese Entwicklung in Süditalien, in der Schule des Cassiodorus, im Kloster von Monte Cassino. Und in Süditalien begann etwa zur gleichen Zeit eine andere Wurzel mittelalterlicher Medizin zu wachsen und zu treiben — um das Bild zu wahren —, eine Wurzel, die unmittelbar bis zum Altertum zurückreichte.

Da gab es einen alten römischen Kurort an Italiens Westküste, nur wenig südlich von Neapel; auf den Resten der Tempel antiker Heilgottheiten standen inzwischen christliche Kirchen und Kapellen. An der Küste herrschten angenehme Klimaverhältnisse, das Hinterland aber war malariaverseucht und menschenarm. Dieser Ort an einer weiten Bucht des Mittelmeers hieß Salerno. Einige Kilometer weiter südlich, fast vergessen hinter dornigem Gestrüpp, zerfielen die Ruinen der einst blühenden altgriechischen Stadt Paestum. Nicht vergessen aber waren in Salerno die griechische Sprache und die Erinnerung an die antiken Gelehrten und Philosophen. Der Landstrich bot wenig Interessantes für Kriegführende, aber die nahen Handelswege ließen den Pulsschlag der mittelmeerischen Welt bis Salerno dringen; so blieb die uralte Verbindung mit Griechenland — das jetzt Kernstück des byzantinischen Reichs war — erhalten, und so riß der Kontakt zum ehemals römischen Nordafrika nicht ab, das nun zum arabischen Machtbereich gehörte.

Und während sonst in Italien und Frankreich die wenigen Überbleibsel antiker Wissenschaft entweder endgültig verschwanden oder in der Wissenschaft der Klöster aufgingen, führten in Salerno zumindest die Ärzte die antike Tradition ungebrochen weiter, allerdings — und hierin der Mönchsakademie des Cassiodorus ähnlich — mit erheblichem Niveauverlust. Salerno war nie ein strahlender Mittelpunkt des Altertums gewesen wie etwa Alexandreia, und außerdem wog der Verlust fast aller alter Schriften schwer.

Sehr früh, schon im 9. Jahrhundert, schlos-

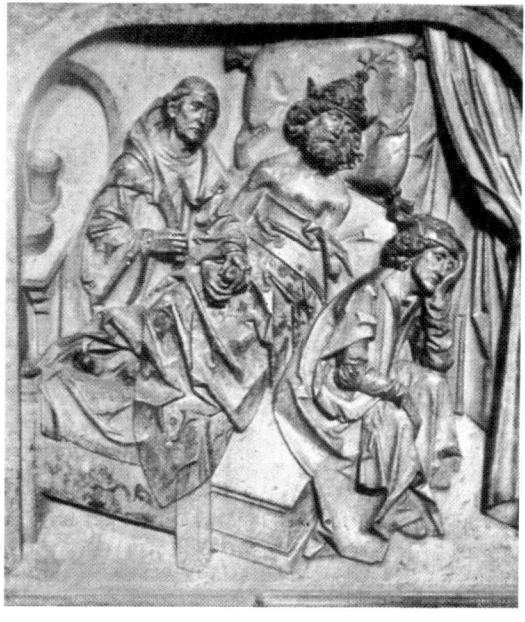

Tilman Riemenschneiders Darstellung des Blasensteinschnittes bei Kaiser Heinrich II. Relief am Grabmal im Bamberger Dom. Gezeigt wird der Augenblick, da der operierende Mönch dem ermatteten Kaiser den Stein in die Hand legt. (Foto O. Nowraty)

sen sich die Ärzte Salernos zusammen; der Name, den sie ihrer Gemeinschaft gaben, klang stolz und war ein Programm: „Civitas hippocratica — hippokratische Gemeinschaft"[12]). Die aufgeschlossene, tolerante Atmosphäre der Stadt und ihrer Ärzteschule machte Salerno bald zum Anziehungspunkt für jeden, der an Medizin interessiert war und etwas lernen wollte – für jeden, gleich, wo er herkam, zu welchem Gott er betete. Das Verhältnis zur Kirche scheint in diesen frühen Jahren gut gewesen zu sein. Man respektierte sich und sah vernünftigerweise angesichts der praxisorientierten Arbeit der Mediziner keinen Grund für weltanschaulichen oder schriftgelehrten Streit. Ja, auch zum Benediktinerkloster von Monte Cassino, das nur etwa 150 Kilometer entfernt nördlich lag, fand man gutnachbarliche Verbindung. Hier wie dort stand der Wille zum Helfen und Heilen im Vordergrund und war Grundlage für gegenseitiges Verstehen.

Die Fortführung antiker Traditionen, wie es sich die „Civitas hippocratica" vorgenommen hatte, litt bis in das 11. Jahrhundert hinein empfindlich unter dem Mangel an Fachliteratur des Altertums. Zudem hatte die Abtei von Monte Cassino einen Überfall durch Sarazenen erleiden müssen und dabei auch fast alle Manuskripte aus der Anfangszeit des Klosters verloren.

Da kam ungefähr im Jahre 1065 ein Mann aus Afrika herüber und brachte in seinem Gepäck einen Schatz mit, dessen Wert für seine Zeit und für die Zukunft gar nicht hoch genug veranschlagt werden kann. Es war der aus Karthago stammende Konstantin von Afrika (um 1010 bis 1087)[13], um dessen Leben in den Ländern des Islam sich Legenden rankten und der nun – beladen mit arabischen Handschriften – in Süditalien einen Ort suchte, die Arbeit seines Lebens zu beenden. Möglich, daß er kurz in Salerno war, Legende wohl sein Aufenthalt am Hofe des Herzogs Robert Guiscard, Tatsache aber, daß ihn schließlich der Abt von Monte Cassino aufnahm. Und dort tat Konstantin von Afrika

seine Arbeit, übersetzte die mitgebrachten Manuskripte und machte damit Wissen wieder zugänglich, das im europäischen Raum längst verloren geglaubt war, denn die arabischen Texte beinhalteten unter anderem Teile der Werke des Galen und sogar einiges aus den hippokratischen Schriften. Gewiß, es waren nur Bruchstücke, außerdem nach einem Umweg über manchmal mehrfache Übersetzungen nun wieder ins Lateinische gebracht, und die arabischen Autoren, die Konstantin bearbeitete, waren von geringerer Bedeutung (die erste lateinische Avicenna-Übersetzung erfolgte erst im 12. Jahrhundert in Toledo[14]), aber angesichts des fast völligen Fehlens antiker Literatur stellte Konstantins Werk einen Zustrom antiken und arabischen Wissens von höchstem Wert dar. Diese Arbeit, die andere dann anderenorts fortsetzten, hatte vielfältige und wichtige Bedeutung.

So willkommen die neuen — alten — Gedanken und Kenntnisse auch in den Klöstern zunächst waren, so stand die Kirche im ganzen sehr bald vor dem Problem, daß sich zwischen antiker Wissenschaft und religiöser Lehre Widersprüche auftaten. Der Versuch, beides in Einklang miteinander bringen zu wollen, sollte die klerikalen Denker in der Folgezeit in zunehmendem Maße beschäftigen.

Für die Ärzte Salernos war das Wirken Konstantins von Afrika im nahen Monte Cassino ein unmittelbarer Impuls, der ihrer Medizin ohne wesentlichen Zeitverlust zu einem bedeutenden Aufschwung verhalf. Unter den besten Bedingungen, die in jener Zeit zu finden waren, konnte dort ein Mann zu der ersten großen Chirurgenpersönlichkeit seit der Antike werden: Roger Frugardi (12. Jh.), genannt Roger von Salerno.

An Patienten mangelte es nicht. Sie kamen oft von weit her, um sich durch die „Meister von Salerno" behandeln und – wenn nötig – auch operieren zu lassen. Verwundete wurden von Süden herangebracht, wo es immer wieder zu Scharmützeln mit eroberungslüsternen Sarazenen kam. Vielleicht auch, daß hin und wieder ein Kreuzfahrerschiff in Salerno festmachte, Verletzte und Kranke an Bord. Zum Ende des Jahrhunderts erreichte der Krieg die Gegend von Salerno auch wieder unmittelbar, als Kaiser Heinrich VI. in zwei Heereszügen Süditalien und Sizilien dem „Heiligen Römischen Reich deutscher Nation" einverleibte.

Über den Lebenslauf des Roger von Salerno haben wir kaum Kunde aus der Vergangenheit. Er war offenbar ein Langobarde, entstammte also einem Volk, das durch die Völkerwanderung einst nach Italien gedrängt worden war. Um so mehr aber wissen wir von seiner Arbeit, die er an der Schule von Salerno verrichtete, umgeben von seinen Schülern, die das, was er tat und sagte, fleißig mitschrieben.

Da war zunächst Rogers technisches Können. Er beherrschte eine Vielzahl von Nahtmethoden, von denen einige noch heute gebräuchlich sind. Und er machte das Messer wieder zum Hauptwerkzeug des Chirurgen; nur für bestimmte Verrichtungen behielt er das Glüheisen bei — beispielsweise wurde nach dem Herausschneiden einer Krebsgeschwulst die Wunde ausgebrannt. Von der Operation des Leistenbruchs allerdings scheint Roger seinen Schülern nur erzählt zu haben; sie machten davon derart unklare Notizen, daß man annehmen muß, sie haben diesen Eingriff nie in der Praxis gesehen. Die Trepanation aber hat Roger gewiß des öfteren ausgeführt. Er legte dabei auf kreisförmiger Linie mehrere kleine Bohrlöcher an, die er mit Sägen untereinander verband, so daß schließlich eine größere Knochenscheibe aus dem Schädeldach herausgelöst werden konnte — vom Grundsatz her ein Vorgehen, wie es auch heute üblich ist. In der Behandlung von Knochenbrüchen folgte Roger in vielem der Sachlichkeit des großen Hippokrates. Interessant, daß er zur Ruhigstellung gebrochener Arme und Beine einen erhärtenden Verband mit Mehl und Eiweiß verwendete, ähnlich dem modernen Gipsverband.

Das Problem, festsitzende Pfeile aus dem

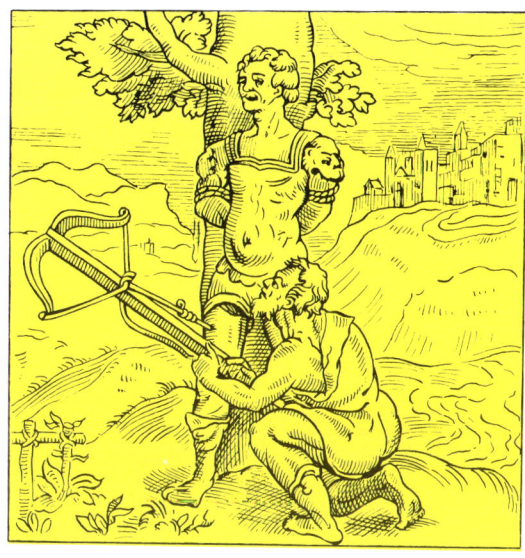

Ein Pfeil wird mittels einer Armbrust aus der Wunde „herausgeschossen".

Auflegen eines Hundes auf eine Wunde. Die tierische Wärme soll vorgefallene Eingeweide zurückgleiten lassen bzw. das Hervordrängen der Eingeweide verhindern.

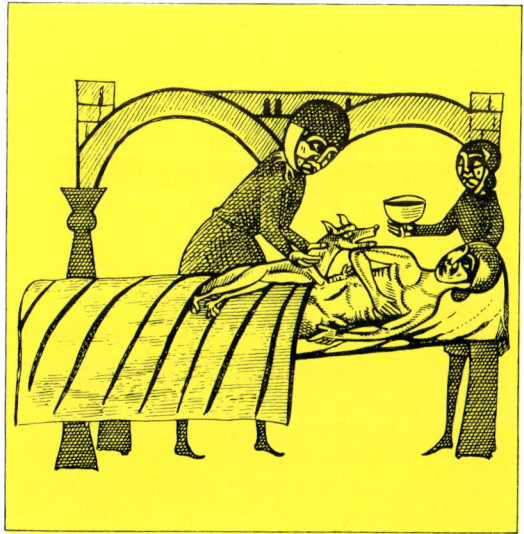

Körper herauszuziehen, löste Roger in geeigneten Fällen auf recht originelle Weise: Er spannte das herausragende Ende des Pfeils in eine Armbrust, die dann beim Auslösen das Geschoß herausriß. — Wenn Schwerthiebe oder Lanzenstöße die Bauchwand zerrissen hatten, quollen oft die Eingeweide durch die Wunde nach außen, und es war schwer, sie wieder zurückzudrängen, um die Verletzung zu vernähen. In solchen Fällen wurde nicht selten einem lebendem Tier, einem Hund oder einer Taube, der Leib aufgeschnitten, das Tier auf die vorgefallenen Eingeweide des Verwundeten gelegt in der Hoffnung, die tierische Wärme würde das Zurückgleiten erleichtern. Zweifelsohne war dieses Verfahren in seiner Wirksamkeit höchst fragwürdig; doch in dem Mann, der es anwendete, erkennen wir einen Chirurgen, der auch angesichts damals fast aussichtsloser Fälle nicht resignierte, wie es viele andere getan hätten, sondern aktiv wurde und nach Möglichkeiten zu helfen suchte. Und unter diesem Blickwinkel muß auch das Folgende gesehen werden:

War der Darm selbst verletzt, so hatten die Chirurgen bisher fast durchweg den Patienten als unheilbar angesehen und seinem bejammernswerten Schicksal überlassen. Das wußten auch Rogers Schüler. Und gebannt sahen sie zu, wenn der Meister mit seinen Gehilfen daran ging, eine solche Verletzung zu versorgen. Der Patient lag ruhig unter der Wirkung eines schmerzlindernden Tranks, vielleicht auch eines „Schlafschwamms", begann erst, sich zu winden und zu stöhnen, als Roger sich an der Wunde zu schaffen machte. Feste Fäuste hielten ihn auf hölzernem, derbem Tisch. Roger wusch die Verletzung sorgfältig mit warmem Wasser und Wein. Dann legte er mit ruhiger, zarter Hand ein gehöltes Holunderrohr in den Darm und begann, die zerrissene Darmwand darüber zuzunähen, der Faden trug an beiden Enden eine Nadel, und Roger arbeitete geschickt und schnell, ein Gehilfe hielt jeweils das eine Ende des Fadens straff, und bald war die Darmwand verschlossen. Das Holunderrohr sollte die Durchgängigkeit des Darms für den Speise- oder Kotbrei aufrechterhalten und zugleich die Naht sichern, die Wundheilung ermöglichen. Nach beendetem Verschließen des Darms vernähte Roger die Bauchdecke; auch hierbei war der Gehilfe wichtig, um die hervordrängenden Eingeweide zurückzuhalten. Zum Schluß wurde der Leib des Patienten mit breiten Binden umwickelt.

Das war ein Bericht aus der Vergangenheit, den wir eigentlich im Konjunktiv — in der Form, die zumindest die Möglichkeit nicht ausschließt — hätten erzählen müssen; wir haben es nur der besseren Lesbarkeit halber nicht getan.

Die Idee, mittels eines rohrförmigen Gebildes den Darm zu schienen und darüber zu vernähen, war genial; sie tauchte später in der Chirurgie immer wieder einmal auf[15] und ist auch in unserer Zeit, wenngleich erheblich variiert, bei bestimmten Krankheiten in der Diskussion. Zu Rogers Zeiten waren allerdings die technischen Möglichkeiten, diese Idee in die Tat umzusetzen, denkbar ungünstig. Ein ausgehöhltes Holunderrohr oder die Luftröhre eines Tieres, die auch manchmal verwendet worden sein soll, eigneten sich gewiß nicht sehr gut, die Durchgängigkeit für den Darminhalt tatsächlich freizuhalten, ja, sie mögen im Gegenteil sehr bald Ursache für einen Darmverschluß gewesen sein, und sei es nur dadurch, daß der Speisebrei sie verstopft oder eine Schleimhautfalte des Darms sich davor gelegt hätten. — Außerdem muß bezweifelt werden, daß unter den Bedingungen jener Zeit eine sichere Darmnaht zu erreichen war.

Nun, das sind rückblickende Gedanken. Im 12. Jahrhundert tat Roger Frugardi das beste, das möglich war, und die Schüler, die ihn umringten, waren von nah und fern gekommen, ihn zu sehen und ihn zu hören. Sie fertigten Mitschriften und Skizzen von allem an, was Roger sagte und tat. So notierten sie beispielsweise auch Rogers Meinung, eine Frau habe, wenn sie während ihrer Regelblu-

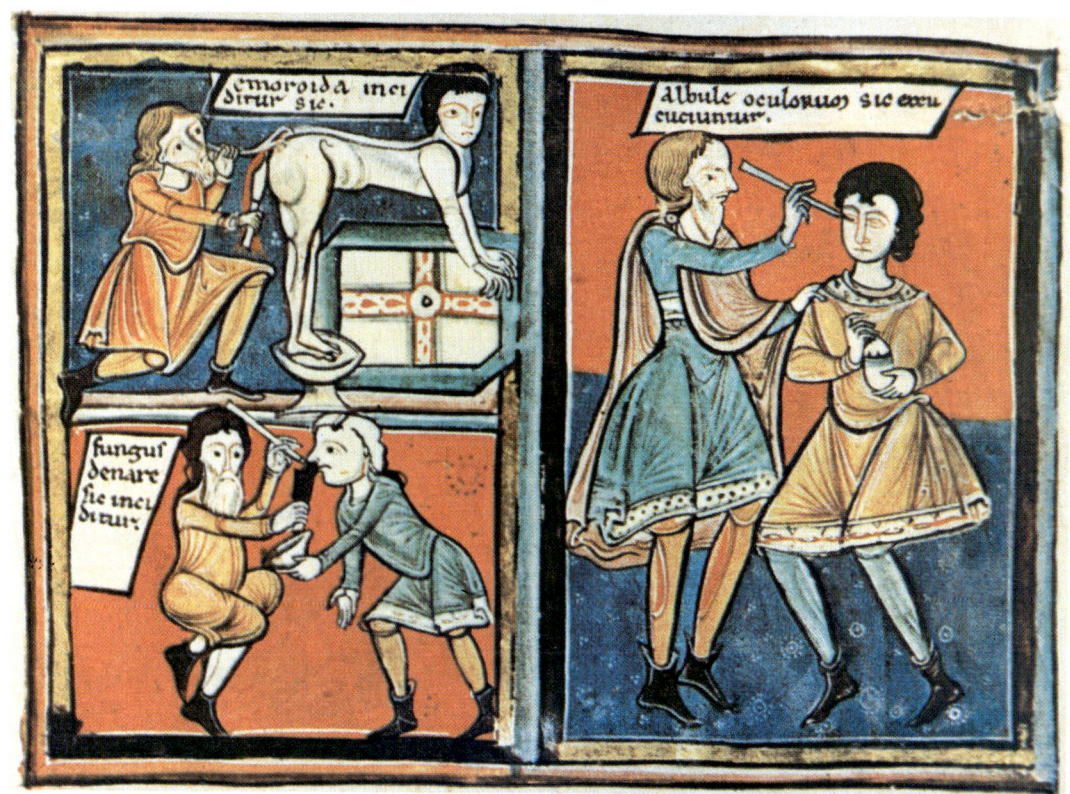

tung in die Nähe des Patienten komme, schädlichen Einfluß auf die Wundheilung (eine Ansicht, die sich lange in der Chirurgie halten sollte). An anderer Stelle schrieben sie sich die Rezeptur eines Wundpulvers auf, dessen Bestandteile neben anderem Pech und Mastix, zerstoßene Mumienteile und kleingeschnittene Hasenhaare waren ...

Vom heutigen Stand gesehen, war vieles von dem, was Roger tat, fragwürdig; manches ist abzulehnen. Roger Frugardi aber war Chirurg vor 800 Jahren, und er eröffnete seiner Zeit wieder einiges von dem, was die alte Chirurgie schon einmal gekonnt hatte, gab aus Wissen und Erfahrung schöpfend Eigenes hinzu und schuf so eine Chirurgie, die den Höhepunkt ihrer Zeit kennzeichnete.

Wie hervorragend die Position des Roger von Salerno war, unterstrich die Ausstrahlungskraft, die seine Chirurgie bewies. Etwa im Jahre 1170 stellte ein Freund Rogers aus

Darstellungen einer Hämorrhoidenoperation (links oben), der Behandlung von Nasenpolypen (links unten) und des Starstichs (rechts); 12. Jahrhundert. Aus dem Ms. Sloane des British Museum, London. (Nach Herrlinger)

den Aufzeichnungen der Schüler des Meisters ein systematisches Werk zusammen, eine reich bebilderte und umfangreiche Handschrift. Daß dieser Freund tatsächlich der kirchliche Musikschriftsteller und Erfinder der neuen Notenschrift Guido von Arezzo war, wie man hin und wieder liest, kann nicht als gesichert gelten; Guidos Sterbedatum war mit großer Wahrscheinlichkeit bereits der 17. Mai 1050. – Wie auch immer: Die Handschrift aus Salerno wurde zu einer „chirurgischen Lawine", und es war, als hätte alle Welt darauf gewartet [16]).

Überall, wo in den folgenden hundert Jahren zwischen Flandern, der Pariser Gegend und Sizilien Chirurgen ihre Arbeit taten, richteten sie sich nach dem „Meister" – Roger Frugardi. Die auf seiner Chirurgie basierende Handschrift wurde vielfach abgeschrieben, auch verändert, ergänzt, im 13. Jahrhundert in Südfrankreich sogar in Reime gesetzt. Die junge Universität in Bologna besaß zumindest ein derartiges Manuskript, ebenso die Chirurgen in Florenz und im französischen Montpellier – Orte, die zu den Angelpunkten des nun folgenden chirurgischen Aufschwungs zählten.

Vorher aber wechselt der Schauplatz unserer Erzählung. Nicht daß uns die chirurgische Entwicklung nach Roger Frugardi nicht zu interessieren brauchte; ganz im Gegenteil, davon wird ausführlich zu berichten sein. Zunächst aber rasch ein Blick in den arabisch-islamischen Kulturkreis, dessen Medizin sich durch ihr hohes Niveau der europäischen gegenüber als überlegen und als anregend erwies; das um so mehr, als ab 12. Jahrhundert auch Übersetzungen von Schriften der bedeutendsten Ärzte des Islam in Europa Verbreitung fanden. Es sollte sich also lohnen, einen Blick dorthin zu tun.

Es gab sehr unmittelbaren Kontakt zur arabischen Welt, in Spanien beispielsweise, wo Krieg und Frieden und der labile Zustand dazwischen wechselten, und vor allem in Palästina, wo sich zwischen den kriegerischen Kreuzzugsunternehmungen hin und

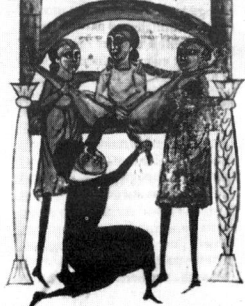

Eine frühe Darstellung des Blasensteinschnitts. Aus Roland von Parma „Chirurgia", 13. Jahrhundert. (Bibl. Casanatense, Rom, Ms. 1382; Foto Vivarelli, Rom)

wieder durchaus auch ein friedliches Nebeneinander von Christen und Arabern einstellte. In diesen Phasen kam der Austausch von Wissen und Gedanken in Gang, allerdings vornehmlich in einer Richtung: Die Europäer suchten zu lernen, was immer zu lernen war, während die Araber kaum etwas Übernehmenswertes sahen und sich auch im Bewußtsein ihrer Überlegenheit wenig bemühten, die „Franken" — wie sie die Christen pauschal nannten — näher kennenzulernen.

Ein alter arabischer Text[17] schildert uns das Zusammentreffen zweier chirurgisch tätiger Heilkundiger beider Seiten (wobei freilich „der Franke" nicht sehr gut wegkommt). Die Episode muß sich etwa in der Zeit ereignet haben, in der in Salerno Roger Frugardi wirksam war, die Handschrift über seine Chirurgie ihren Siegeslauf aber noch nicht angetreten hatte.

Dieser Text erzählt, wie auf Bitten des Herren von Munaitira — das war das Moinestre der Kreuzritter im heutigen Libanon — die Araber einen Arzt dorthin entsandten, der übrigens Christ war, was bemerkenswert, aber genaugenommen nicht so sehr überraschend ist. Der Arzt behandelte dort einen fränkischen Ritter mit einem Abszeß am Bein, indem er ein erweichendes Pflaster auflegte, und eine an Auszehrung leidende Frau, der er Diät verordnete und ihrer Säftemischung Feuchtigkeit zuführte — keine Frage, das war hippokratische Medizin. Der Abszeß öffnete und besserte sich; die Frau begann sich zu erholen.

Dann aber tauchte ein fränkischer Arzt auf. Der sah das Problem mit dem Abszeß ganz einfach: Besser ist es, mit nur einem Bein zu leben, als mit beiden Beinen zu sterben. Er ließ einen Kreuzfahrer kommen und hieß ihn, das vereiterte Bein des Kranken abzuschlagen. Zwei Hiebe mit dem Beil waren erforderlich, das Mark des Beins spritzte weg, und der Ritter starb sofort — so berichtete der arabische Heilkundige, der dabei zusah.

Danach wandte sich der fränkische Arzt der Frau zu: „Die da hat einen Dämonen im Kopf, der sich in sie verliebt hat. Schert ihr die Haare!" Das tat man und gab ihr wieder die gewohnte Kost, Knoblauch und Senf; die Auszehrung verschlimmerte sich prompt. „Der Teufel steckt in ihrem Kopf", sagte der fränkische Arzt und schnitt ihr mit einem Rasiermesser kreuzförmig über den Kopf bis auf die Schädelknochen und rieb Salz in die Wunde; unter dieser Behandlung starb auch die Frau ...

Der arabische Heilkundige kam zu dem Schluß, nicht mehr nötig zu sein und ging von dannen, nachdem er — wie er seinen Bericht sarkastisch beendete — gelernt, was er vorher noch nicht gewußt hatte.

Nun, dieser fränkische Arzt war scheinbar einer von der besonders üblen Sorte, sowohl was die Art seines Auftretens als auch was sein fachliches Können anlangte. Seine Methode, den Teufel mit kreuzförmigem Schnitt in die Kopfhaut austreiben zu wollen, erinnert fatal an ähnliche Vorgänge in ur- und frühgeschichtlicher Zeit. Wir haben Grund anzunehmen, daß zum Beispiel ein fachlich gebildeter, kluger Mönch — der etwa in Monte Cassino die Schriften der Araber wißbegierig studiert hatte — sich mit dem Arzt aus dem arabisch-islamischen Bereich auf medizinischem Gebiet besser verstanden hätte.

Im Grunde aber stimmt der Eindruck: auf der einen Seite die erkennbar von der Antike geprägte wissenschaftliche Medizin des Islam, auf der anderen die noch weit verbreitete sehr einfache Heilkunde, gekennzeichnet von primitiver Erfahrung, Aberglaube und Mystik. Verständlich, daß angesichts dessen medizinisch gebildete Fachleute in Italien, Frankreich, Süddeutschland begierig waren, die so viel höher qualifizierte Medizin des Islam kennenzulernen und sich anzueignen. Den Gedanken, das zu übernehmende Wissen sachlich und kritisch zu überprüfen, zog man in dieser Situation kaum in Erwägung; er erschien angesichts des eklatanten Niveauunterschiedes auch wenig angebracht.

Mit dem Wort von den medizinisch gebildeten Fachleuten ist unsere Erzählung nicht nur nach Europa, sondern auch zur Kirche zurückgekehrt, die nun einmal in jener Epoche fast überall das Bildungsmonopol innehatte. Zunächst wurden an Klöstern und Domen weitere Schulen gebildet, um der anwachsenden Wissensflut Herr zu werden, auch um den Nachwuchs der Kirche auszubilden. Dabei trat das Problem deutlicher in den Vordergrund, Wissenschaft und Religion nicht in Widerspruch miteinander geraten zu lassen, ja, vielmehr mittels der Wissenschaft die Richtigkeit der Glaubenssätze zu untermauern und zu beweisen.

Es war nur ein kurzer Weg noch, bis sich aus Schulen dieser Art die ersten Universitäten bildeten, zuerst in Paris 1110, wenig später in Bologna 1113, Oxfort 1167, Montpellier 1181, Padua 1222 ...[18]). Mit Übernahme und Weiterentwicklung der Ausbildung durch die Universitäten verloren die Klosterschulen an Bedeutung und verschwanden nach und nach von der Bildfläche, mit ihnen die Mönchsmedizin. Vieles gäbe es über die Geschichte und die bedeutende Rolle dieser Universitäten zu sagen. Im Rahmen unserer Erzählung sei nur der folgende Gesichtspunkt betont, weil er unter anderem auch für die Chirurgie schwerwiegende Konsequenzen in sich barg. Die ersten Universitäten waren Bildungsstätten für den klerikalen Nachwuchs, für Geistliche also (und sollten das für längere Zeit bleiben). Somit rückte das Anliegen der Kirche, die Glaubenssätze mit Hilfe des überlieferten Wissens zu fundamentieren und unangreifbar zu machen, in den Vordergrund der wissenschaftlichen Arbeit und der Lehrtätigkeit – eine Phase der Geistesgeschichte, die wir heute Scholastik nennen.

Große Denker der Antike – wie Aristoteles oder Galen und andere – wurden im Verlaufe der scholastischen Auseinandersetzung mit ihnen zu unumstößlichen Autoritäten, zu wesentlichen Stützen des religiösen Lehrgebäudes, das sich derart nun zum Dogma verhärtete. Zweifel an Galen beispielsweise – wenn jemand ihn geäußert hätte – wäre fast dem Zweifel an der Bibel, ja, an der Religion selbst gleichgekommen.

Die scholastische Arbeitsmethode an den Universitäten stand unter der klaren Zielsetzung, das religiöse Dogma zu begründen[19]). Das bedeutete zweifelsohne eine intensive Beschäftigung mit der antiken Tradition, und es erforderte logisches, exaktes Umgehen mit den Gedanken und Theorien der Antike. Das bedeutete aber auch, daß angesichts des unverrückbaren Ziels des scholastischen Denkprozesses schöpferisches, wissenschaftliches Weiterdenken im antiken Sinne von vornherein ausgeschlossen war. Und das bedeutete schließlich ein weitgehendes Beschränken auf die formalen, theoretischen Seiten der antiken Wissenschaft, denn es war nun einmal ein vorwiegend formales und theoretisches Unterfangen, die Richtigkeit eines religiösen Lehrgebäudes wissenschaftlich beweisen zu wollen.

Die Scholastik beherrschte die Universitäten, zumindest weitgehend, und damit auch die Wissenschaft. Alles, was mit Praxis zu tun hatte, mit Handel und Wandel, mit Architektur und Schiffsbau, mit Landwirtschaft und Handwerk, blieb außerhalb der Universitäten, außerhalb der Wissenschaft. Praxis war nicht Sache des Wissenschaftlers, der an der Universität Theologie oder Rechtswissenschaft oder Medizin studierte und gleichermaßen zum Geistlichen ausgebildet wurde. Praxis sah dieser Wissenschaftler als zweitrangig an, als weit unter seinem Niveau, das er durch sein (scholastisches) Studium erreicht hatte.

Praxis, Praxis, immer wieder Praxis – das aber war der Lebensnerv der Chirurgie. Mit der zunehmenden Verbreitung scholastischer Denk- und Arbeitsmethoden zog eine Gefahr herauf, die die wissenschaftliche Chirurgie über eben diesen Lebensnerv entscheidend bedrohen sollte. Unter dem Menetekel dieser Gefahr vollzog sich aber in Italien und Südfrankreich zunächst für die Chirurgie ein Aufschwung, zu dem Salerno – und dort insbesondere Roger Frugardi — einen wichtigen Anstoß geliefert hatte. Und Salerno war auch im 12./13. Jahrhundert ein Hort wissenschaftlicher Medizin, weitgehend unabhängig von unmittelbarer kirchlicher Einflußnahme. Eine ähnliche Tradition hielt sich neben langsam erstarkenden scholastischen Erscheinungen auch noch in Montpellier, möglicherweise eine Folge der Nähe des ehemals arabischen Spanien. Ein dritter Ort, an dem sich der Chirurgie ebenfalls günstige Bedingungen boten — vorerst jedenfalls —, war Bologna in Norditalien.

Innerhalb relativ kurzer Zeit erschienen im 12. und im 13. Jahrhundert bemerkenswert viele bedeutende Chirurgenpersönlichkeiten und weiteten die operative Heilkunde bis an die Grenzen dessen, was sich ermöglichen ließ. Aus heutiger Sicht waren diese Grenzen nach wie vor eng genug. Man möchte dies — zum wichtigen Teil jedenfalls — als Wirkung des Impulses ansehen, der von Salerno ausging. Diese Phase der Chirurgieentwicklung war reich an Spannungen und Widersprüchen. Im nördlichen Italien und in Frankreich bildeten sich die neuen, klerikalen Zentren der Wissenschaft heraus, die großen Universitäten, denen Salerno auf die Dauer nicht Widerpart bieten konnte; nach und nach liefen die scholastischen Denkweisen dem Geist der „Civitas hippocratica" den Rang ab. Einerseits kamen aus Salerno oder Bologna bedeutende Chirurgen, andererseits nahm die Zahl der Bader, Barbiere, auch der Quacksalber zu, die sich mit operativen Eingriffen beschäftigten; einerseits verfaßten einige der chirurgisch tätigen Ärzte wichtige und qualitativ gute Werke, andererseits verschwanden Schriften praktisch-chirurgischen Inhalts langsam aus dem Bestand der Universitätsbibliotheken[20]). Man muß dieses „Einerseits-andererseits" vor dem Hintergrund der allgemeinen Tendenz zur Scholastik hin begreifen, um zu verstehen, warum „einerseits" so bedeutende Chirurgen noch vorhanden waren und warum „andererseits" die Chirurgie an den wissenschaftlichen

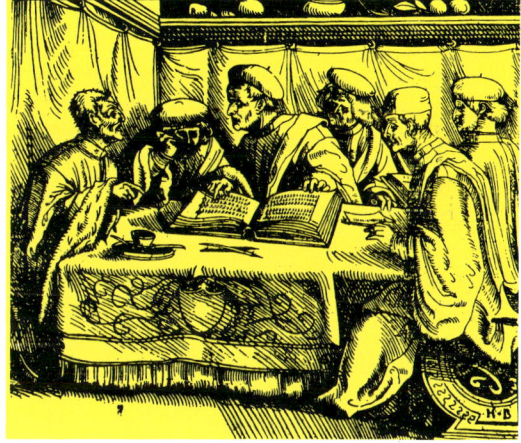

Die Doktoren. Gelehrter Streit über die Auslegung einer alten Schrift.

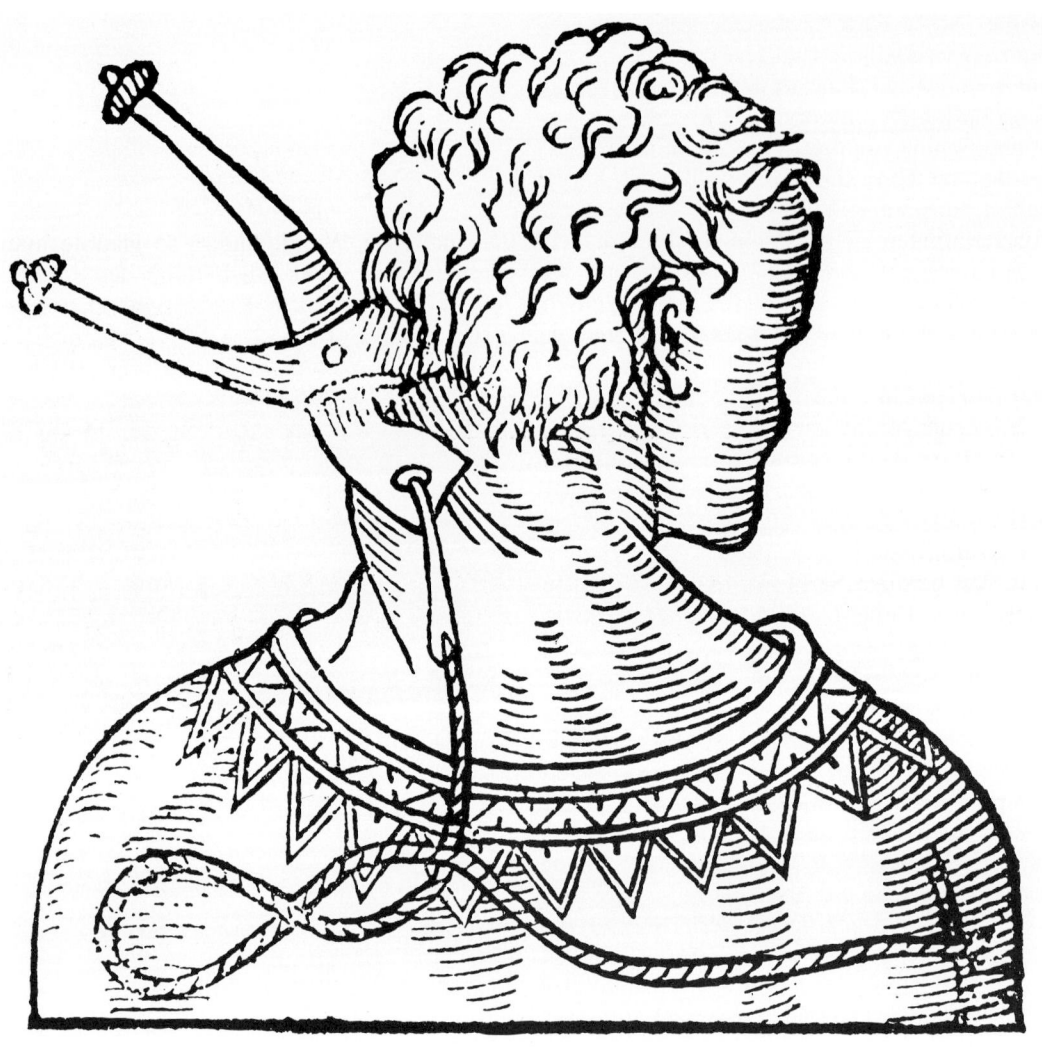

Das Anlegen eines Haarseils in der Nak-
kengegend — eine der Methoden, den „guten,
lobenswerten Eiter" hervorzurufen, wie sie
beispielsweise Fabry van Hilden beschreibt.

Zentren, den Universitäten, zur trockenen
Theorie verdorrte und ihre Praxis mehr und
mehr in die Hände der Handwerker — der
Bader, Barbiere, Steinschneider, Bruchbrenner und so weiter — geriet.

Und noch etwas mischte sich in den Gang
der Dinge: die Zuspitzung des Kampfes
zwischen Papst- und Kaisertum um Macht
und Einfluß. Die widerspruchsreiche Situation, in der sich die Medizin im 12./13. Jahrhundert befand, bot den Ausgangspunkt für
Verwicklungen in die politischen Geschehn-
nisse jener Zeit, denn in dieser Situation

zeigte sich eine gewisse Polarisierung: Während die klerikalen Universitäten — und mit ihnen auch die von der Scholastik geprägte Medizin — naturgemäß der päpstlichen Seite zuneigten, sahen Ärzte und Chirurgen, die der Tradition Salernos verbunden waren und auf wissenschaftliche Unabhängigkeit von kirchlicher Einflußnahme achteten, sich dem kaiserlichen Lager näherstehend.

Von all dem soll erzählt werden. Beginnen wir mit Werk und Schicksal einiger der Chirurgen, die in jener für die operative Medizin so kritischen Zeit ihre „Kunst" einem neuen Höhepunkt zuführten. Da waren zunächst zwei Männer — Vater und Sohn —, von denen sich das mit Fug und Recht sagen läßt.

Ugo Borgognoni oder Ugo von Lucca, wie man ihn entsprechend der damaligen Sitte nach seiner Heimatstadt auch nannte, wurde 1155 geboren. Die Jahre, in denen er sich der Chirurgie zuwendete und zu einem ausgezeichneten Fachmann heranreifte, waren unruhig und kriegerisch. Allein die Gegensätzlichkeiten zwischen Päpsten und Kaisern nahmen immer wieder die Form offener Kampfhandlungen an, und der Krieg stellte einmal mehr den Chirurgen ihre Aufgaben, auch dem Ugo Borgognoni. In der Praxis hatte sich der Chirurg zu bewähren, und das war das rechte Klima für einen Mann mit dem Wissen und dem Selbstbewußtsein Ugos.

Umfangreich war die Palette operativer Eingriffe Ugos, so wird berichtet [21]). Zweifelsohne unterliefen ihm — aus heutiger Sicht — auch Irrtümer und Fehler. Davon sei hier nicht erzählt, auch nicht darüber, daß er ein Meister im Umgang mit den „Schlafschwämmen" gewesen sein soll. Denn es war etwas anderes, was dem Ugo Borgognoni einen Platz in den Annalen der alten Chirurgie sicherte: seine kategorische Forderung, daß die einzige Form der Wundheilung, die ein Chirurg anzustreben hatte, diejenige ohne Infektion und ohne Eiter sein soll!

Eine solche Forderung erscheint uns auf den ersten Blick selbstverständlich und deshalb kaum erwähnenswert. Aber das ist moderne Betrachtungsweise. Es wäre „fehlerhafte Rückwertung", ließe man die zeitgenössischen Umstände außer acht.

Im 12./13. Jahrhundert wußte man zwar, daß Wunden hin und wieder ohne Eiterung heilten, ausnahmsweise, wie man annahm. Die normale Wundheilung, so glaubte man damals, ging unter Ausbildung des „guten, lobenswerten Eiters" vonstatten; das war die allgemeine Auffassung. Die vielfältigen und zum Teil sehr komplizierten Zusammenhänge zwischen Wundinfektion einerseits und Sauberkeit, Operationstechnik, Desinfektion, Sterilisation und so weiter andererseits konnten in jener Zeit naturgemäß nicht durchschaut oder gar in der Praxis beachtet werden. Aber auch die Vorschriften antiker Ärzte — aus Erfahrung gewonnen — über Sauberkeit von Operateur, Patient und Instrumentarium waren vergessen oder wurden nicht beachtet. Wunden heilten unter Eiterung — das waren die Erfahrung und der Wissensstand des Mittelalters, und man suchte, die Eiterung durch verschiedene Methoden hervorzurufen, wenn sie nicht von vornherein in gewünschter Weise auftrat, indem man beispielsweise Haarseile in die Wunden einlegte.

Möglich allerdings, daß noch ein anderer Aspekt der damaligen Vorstellung vom „guten, lobenswerten Eiter" zu beachten wäre. Da hatte es bereits in der archaischen Medizin unter magisch-religiösem Vorzeichen den Gedanken der Reinigung, der Läuterung von der „Befleckung" durch die Krankheit gegeben; Krankheit galt in jener Zeit ja als Zeichen des Fluches der Götter oder als Befallensein von Dämonen. Dieser Gedanke blieb erhalten in der hippokratischen Heilkunde — nun freilich auf der Basis der neuen Wissenschaftlichkeit als Reinigung von Giften oder Ausdünstungen der Krankheit, als „Katharsis" von „Krankheitsmiasmen" — und tauchte immer wieder auf, solange die antike Medizin ihre dominierende Rolle spielte. Therapeutische Maßnahmen wie beispielsweise der Einlauf, der Aderlaß, das Schröpfen wurden nicht nur, aber auch unter einer solchen Vorstellung durchgeführt. Und wenn man noch in jüngerer Vergangenheit hin und wieder die Regelblutung der Frau als „monatliche Reinigung" bezeichnete, so klang darin diese alte Vorstellung an. Es läßt sich nicht von der Hand weisen, daß auch die Absonderung des „guten, lobenswerten Eiters" in diesem Sinne als Prozeß der Reinigung betrachtet worden sein könnte. So schrieb einst ein hippokratischer Arzt: „Diejenigen, welche wegen eines Empyems (eine Form der Eiterung, D. R.) mit dem Feuer oder mit dem Messer behandelt werden, kommen davon, wenn der ausfließende Eiter rein und weiß ist, gehen hingegen zu Grunde, wenn er blutig, jauchig und übelriechend ist[22]), wobei hier für „rein" das Wort „Katharsis" als Adjektiv verändert gebraucht wurde. Der Chirurg unserer Tage erkennt hinter dieser im Prinzip richtigen Feststellung den Sachverhalt, daß es je nach Gefährlichkeit der eitererregenden Bakterien und Abwehrlage des menschlichen Organismus unterschiedlich schwere Verlaufsformen der Eiterungen gibt und daß man oft tatsächlich anhand der Art des Eiters eine günstige oder ungünstige Prognose stellen kann. Die alten Chirurgen aber könnten derartige Formulierungen durchaus dahingehend interpretiert haben, „reinen und weißen Eiter" nicht nur als prognostisch gutes Zeichen zu werten, sondern ihn mit vielerlei Methoden hervorzurufen, um mittels seiner reinigenden Wirkung die Heilung einer Wunde zu gewährleisten. Möglicherweise war diese weitgehende Auslegung der nur einen speziellen Sachverhalt betreffenden Äußerungen in den hippokratischen Schriften ein Mißverständnis, in jedem Falle war sie in der praktischen Anwendung falsch – wie wir heute wissen. Die Chirurgen des Mittelalters aber standen unter dem mächtigen Einfluß der antiken Medizin und damit wohl auch unter dem Eindruck der Vorstellung vom „guten, lobenswerten Eiter", so wie man sie damals begriff.

Stellen wir diese Möglichkeit zusätzlich zu dem in Rechnung, was wir über das mangelnde Wissen und die tägliche Erfahrung mit der Wundinfektion gesagt haben, so wird uns das Beharren der alten Chirurgen bei der Lehre der „normalen" Wundheilung unter Eiter schon verständlicher und einfühlbarer.

Ugo Borgognoni war seiner Zeit weit voraus mit seiner Meinung, daß Eiter und Wundfieber eben nicht die normalen Zeichen der Wundheilung darstellten, sondern oft gefährliche Störungen des reizlosen, schnellen und feinnarbigen Heilungsprozesses. Das war tatsächlich neu im Mittelalter; eine geniale Erkenntnis aus langjähriger chirurgischer Erfahrung (denn natürlich verfügte auch Ugo nicht über ein Mikroskop und schon gar nicht über das erforderliche mikrobiologische Wissen). Kein Chirurg jener Zeit, weder vor noch nach Ugo von Lucca, weder Roger Frugardi noch später Lanfranchi, hat das je in dieser grundsätzlichen Art zum Gesetz seines Handelns gemacht.

Und Ugo von Lucca wußte auch Methoden, wie sie zu seiner Zeit immerhin schon anwendbar waren, die Eiterung weitgehend zu vermeiden: Peinliche Sauberkeit von Arzt und Patient, von Instrumenten und Verbandsmaterialien, außerdem das Reinigen von Verletzungen, das Anlegen von Alkoholverbänden, das Vermeiden der „schädlichen Vielgeschäftigkeit" an den Wunden, insbesondere des damals so beliebten Sondierens. Ugo hatte Erfolg damit. Aber er stand, was seine Forderung nach eiterloser Wundheilung betraf, allein gegen die geltenden Auffassungen; auch Roger von Salerno hatte gesagt, daß Eiter und Wundheilung zusammengehörten. Und er stand allein gegen die allgemeine Erfahrung und die Umstände jener Zeit – die Schlachtfelder, die schmutzigen Lazaretts und Hospitäler waren kaum geeignet, andere Erfahrungen als die der Wundheilung unter Eiter und Fieber zu machen. – Ugo Borgognoni war seiner Zeit voraus, aber auf dem Wege, der in die richtige Richtung wies.

Im Jahre 1211 stellte die Stadt Bologna diesen herausragenden Chirurgen als Wundarzt in ihren Dienst und schickte ihn wenig später zur Betreuung ihres Truppenkontingents bei den Kreuzfahrern nach Palästina. Die norditalienischen Städte hatten nach wie vor Interesse am Krieg gegen den Islam, weil sie ihre Handelsverbindungen von den Arabern freibekommen wollten. Anders Kaiser und Papst, deren Machtkampf sich zu diesem Zeitpunkt auf Messers Schneide abspielte und die Aufmerksamkeit beider mehr an Europa fesselte. Ugo, dessen Sohn Teodorico gerade 7 oder 8 Jahre alt gewesen sein mag, verließ Bologna und reiste über das Meer in das umkämpfte Heilige Land. Die Zeit bis zu seiner Rückkehr wollen wir nützen, von Kaiser und Papst zu erzählen, denn jetzt wurde die Chirurgie unmittelbar von den politischen Wirren betroffen.

An der Wende vom 12. zum 13. Jahrhundert steuerte das Papsttum einem Höhepunkt seines Einflusses und seiner machtpolitischen Bedeutung zu, als nach dem Tode des Kaisers Heinrich VI., der übrigens 1195 Salerno erobert und arg verwüstet hatte[23]), der junge hohenstaufische Thronanwärter Friedrich der Vormundschaft des Papstes übergeben wurde; Friedrichs Mutter sah angesichts starker deutscher Mitbewerber um die Kaiserkrone keinen anderen Ausweg.

Dann kam das Jahr 1214 — Ugo Borgognoni, der Stadtwundarzt von Bologna, war wohl schon auf dem Wege zu den Kreuzrittern —, in diesem Jahr schlug Friedrich im Auftrage des Papstes seinen Konkurrenten, den inzwischen zur Macht gelangten Kaiser Otto IV., aus dem Felde. Papst Innocenz III. hatte den Gipfel seiner Macht erreicht. Das vierte Laterankonzil in Rom im Jahre 1215 führte aller Welt den mächtigsten Mann des Erdenkreises vor Augen.

Vieles geschah auf dieser Kirchenversammlung. Ein Konzilsbeschluß betraf auch die Chirurgie: „Ecclesia abhorret a sanguine", hieß es darin, auf Deutsch also: „Die Kirche verabscheut das Blut"[24]), und weiter

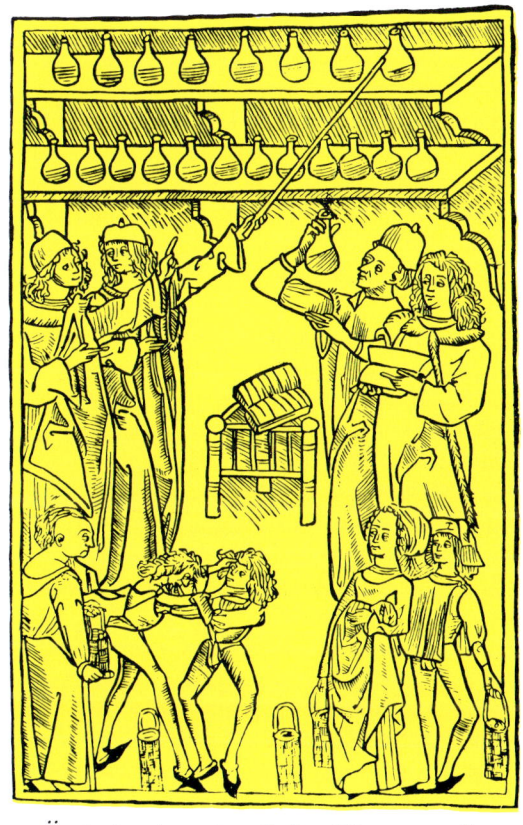

Ärzte in einer Apotheke. Einer von ihnen ordiniert die Zusammensetzung einer Arznei, ein anderer besieht ein Uringlas. (Peters)

schrieb das Dekret vor: „Kein Kleriker ... darf den Teil der Chirurgie ausüben, welcher das Brennen und Schneiden erfordert!" Ähnliche Formulierungen hatte die Kirche auch früher schon getroffen und dadurch beispielsweise zum Absterben der Chirurgie im Rahmen der Klostermedizin beigetragen[25]). Das Dekret von 1215 – der Papst auf einem glanzvollen Höhepunkt seiner Macht – untersagte nun endgültig und mit Nachdruck den Geistlichen die praktische Ausübung der Chirurgie. Der Grundsatz, daß ein Kleriker kein Blut vergießen dürfe, war alter Bestandteil des kanonischen Rechts. Jetzt – im Jahre 1215 – war die Kirche stark genug, ihn durchsetzen zu können.

Erinnern wir uns: Die Universitäten jener Zeit waren im wesentlichen klerikale Bildungseinrichtungen, und ihre Absolventen waren Geistliche, die zumindest die niederen Weihen erhalten hatten. Auch ihnen – nicht nur den Mönchen – verbot nun also das Dekret die Tätigkeiten des Schneidens und Brennens, die ja ein Großteil der chirurgischen Praxis ausmachten. Abkehr von der Praxis – diese Tendenz hatte sich infolge des Erstarkens scholastischer Strömungen an den Universitäten schon seit einiger Zeit gezeigt. Für die Chirurgie leitete beides – die Scholastik und das „Ecclesia abhorret a sanguine" – eine folgenschwere Entwicklung ein.

Und diese Entwicklung führte schließlich dazu, daß die von den Universitäten ausgebildeten Ärzte fortan die Chirurgie nicht mehr ausübten. Was an den Universitäten blieb, war spärliche chirurgische Theorie; damit beschäftigten sich die Mediziner, mehr oder weniger, meist weniger. Der operativen Praxis, der Arbeit am Patienten, des Herzstücks der Chirurgie also mußten sich andere annehmen – davon wird viel zu berichten sein.

Das also ereignete sich, während Ugo Borgognoni seine Arbeit bei den Kreuzfahrern in Palästina tat. Im Jahre 1221 kehrte Ugo nach Bologna zurück. Ein Jahr zuvor war der Hohenstaufer Friedrich, der dem Papst zu

seinem Triumph verholfen hatte, von einem der Nachfolger jenes Innocenz III. zum deutschen Kaiser gekrönt worden. Dieser Kaiser Friedrich II. sah sich – wie viele seiner Vorgänger – mit seiner Auffassung von der Rolle und der Macht des Kaisertums sehr bald mit dem Papst auf Kollisionskurs. Friedrich war ein kluger, hochgebildeter Mann mit ausgeprägtem Interesse für Wissenschaft und Kunst, aber auch erfahren im politischen Ränkespiel, dem Papst ein durchaus ebenbürtiger Widersacher.

Friedrich II., der zumeist in Süditalien residierte und dort den Schwerpunkt seines Reichs sah, erkannte klar die zunehmende Bedeutung der Universitäten für die Kirche, für das Papsttum, und so suchte er ein Gegengewicht zu schaffen, indem er sich auf Salerno stützte, die dortige Schule förderte und außerdem im Jahre 1225 in Neapel eine rein weltliche Universität einrichtete[26]). Hinzu kamen gesetzliche Bestimmungen, mit denen Friedrich II. die Ausbildung und die Tätigkeit der Mediziner regeln ließ. Das Medizinstudium schloß die Chirurgie ein; allerdings erfolgte auch – in zeitlich kürzerem Umfang – die Ausbildung von Heilkundigen, die sich ausschließlich praktisch-chirurgisch betätigen wollten. Immer aber gehörte die operative Praxis dazu. Die Genehmigung, ärztlich tätig zu werden, wurde von einer Prüfung bei den „Meistern von Salerno" abhängig gemacht[27]). Gesetzgebungen solcher Art hatte es bisher nur in Byzanz und territorial begrenzt im Königreich Sizilien gegeben. Die Wirksamkeit der von Friedrich II. erlassenen Bestimmungen war für den Bereich des ganzen „Heiligen Römischen Reiches deutscher Nation" gedacht, konnte aber diesem Anspruch nie in vollem Maße gerecht werden.

Aber das alles stellte doch eine spürbare Stärkung der von klerikalem Einfluß unabhängigen Heilkunde dar, somit auch der Chirurgie, die hier ja nach wie vor als zur wissenschaftlichen Medizin gehörig angesehen wurde[28]). Noch also war eine Basis vorhanden für Theorie und Praxis der Chirurgie innerhalb der wissenschaftlichen Medizin, soweit und solange diese in der Tradition von Schulen wie der von Salerno stand.

So fand also Ugo Borgognoni nach seiner Rückkehr aus Palästina ein Klima vor, das — ähnlich wie vor seiner Abreise — geprägt war von Widersprüchlichkeiten, die sich freilich jetzt zuspitzten, ein Klima aber, das immer noch ausreichend Spielraum für chirurgisch tätige Ärzte bot. Noch reichlich drei Jahrzehnte angefüllt mit Arbeit und Kampf für seine Auffassungen standen ihm bevor.

In späteren Jahren stand ihm sein Sohn Teodorico (1206–1298) zur Seite, der genau beobachtete, was sein Vater tat, und viel von ihm lernte. Teodorico schlug die Laufbahn eines Geistlichen ein, vernachlässigte dennoch seine chirurgische Ausbildung nicht und hat wohl auch selbst den einen oder anderen operativen Eingriff vorgenommen — trotz des päpstlichen Dekrets. Ugo starb — fast hundert Jahre alt geworden —, und sein Sohn ging daran, das Werk des Vaters zu vollenden, indem er darüber in seinem Buch berichtete. Ihm verdanken wir unser Wissen um das Können des Ugo Borgognoni; von Ugo selbst ist uns nichts Schriftliches überliefert. Freilich, in das Buch, das Teodorico verfaßte, flossen, je länger er daran schrieb, um so deutlicher, Anflüge scholastischen, dogmatischen Denkens ein. Nun, das war der große Zug der Zeit, dem sich Teodorico nicht verschließen konnte.

Der energische Gegenspieler des Papstes — Kaiser Friedrich II. — hatte die Richtung der Entwicklung auf Dauer nicht ändern können. Als der Hohenstaufe daran gegangen war, ganz Italien unter seinen unmittelbaren Einfluß zu bringen, hatte er damit die großen norditalienischen Städte gegen sich auf den Plan gerufen. Der Papst — seine Chance erkennend — hatte den Kaiser mit dem Bannfluch belegt und die Fürsten, zumal die deutschen, von ihrer Treuepflicht entbunden. Die Niederlage in dem ungleich gewordenen Kampf erlebte Friedrich nicht mehr; er starb 1250.

Etwa zu dieser Zeit schuf Jamerius in Salerno noch einmal eine Neufassung der alten Roger-Handschrift. Doch die Ära Salernos neigte sich ihrem Ende zu. Übermächtig wurden die scholastischen Denk- und Arbeitsmethoden, die klerikale Tradition.

Noch gab es allerdings Chirurgen, die sich der wissenschaftlichen Überlieferung, wie Salerno beispielsweise sie verkörpert hatte, verpflichtet fühlten, hervorragende Chirurgen, die die mittelalterliche Chirurgie Italiens an der Wende zum 14. Jahrhundert auf ihren letzten Höhepunkt hoben.

Das wohl beste chirurgische Werk des 13. Jahrhunderts veröffentlichte im Jahre 1275 Wilhelm von Saliceto (1210–1275). Wilhelm lebte und arbeitete im norditalienischen Bologna, wo ebenfalls eine Bearbeitung der Roger-Schrift existierte und wo sich die Wege einer Reihe von Ärzten und Chirurgen jener Zeit kreuzten. Und in Bologna, dessen Universität seit jeher den Rechtswissenschaften besondere Aufmerksamkeit widmete und hin und wieder Leichenöffnungen aus juristischen Gründen vornehmen ließ, führte im Jahre 1315 Mondino de Luzzi (1275–1326) zwei anatomische (!) Sektionen durch. Zwar sah er dabei nicht sehr viel mehr, als er glaubte sehen zu müssen, befangen in der autoritären, aber unzureichenden und fehlerhaften Anatomie der Scholastik. Aber — und das war das Wichtigste — Mondinos Arbeit war Zeichen für das wiedererwachende Interesse der Mediziner in Bologna an der menschlichen Anatomie — zum ersten Male wieder in dieser Art seit der großen Zeit Alexandreias[29]). Eine solche Entwicklung war ein Grund mehr für operativ tätige Ärzte, den Weg dorthin zu suchen.

Henri de Mondeville (etwa 1250 bis etwa 1320) gehörte zu ihnen, der aus Frankreich nach Bologna kam und später zurückging, um die kurze Zeit, die ihm noch verblieb, in Montpellier Chirurgie und Anatomie zu lehren[30]) — ein Arzt und Chirurg, der genug Urteilsfähigkeit und Selbstvertrauen besaß, dem Zweifel des Ugo Borgognoni an der

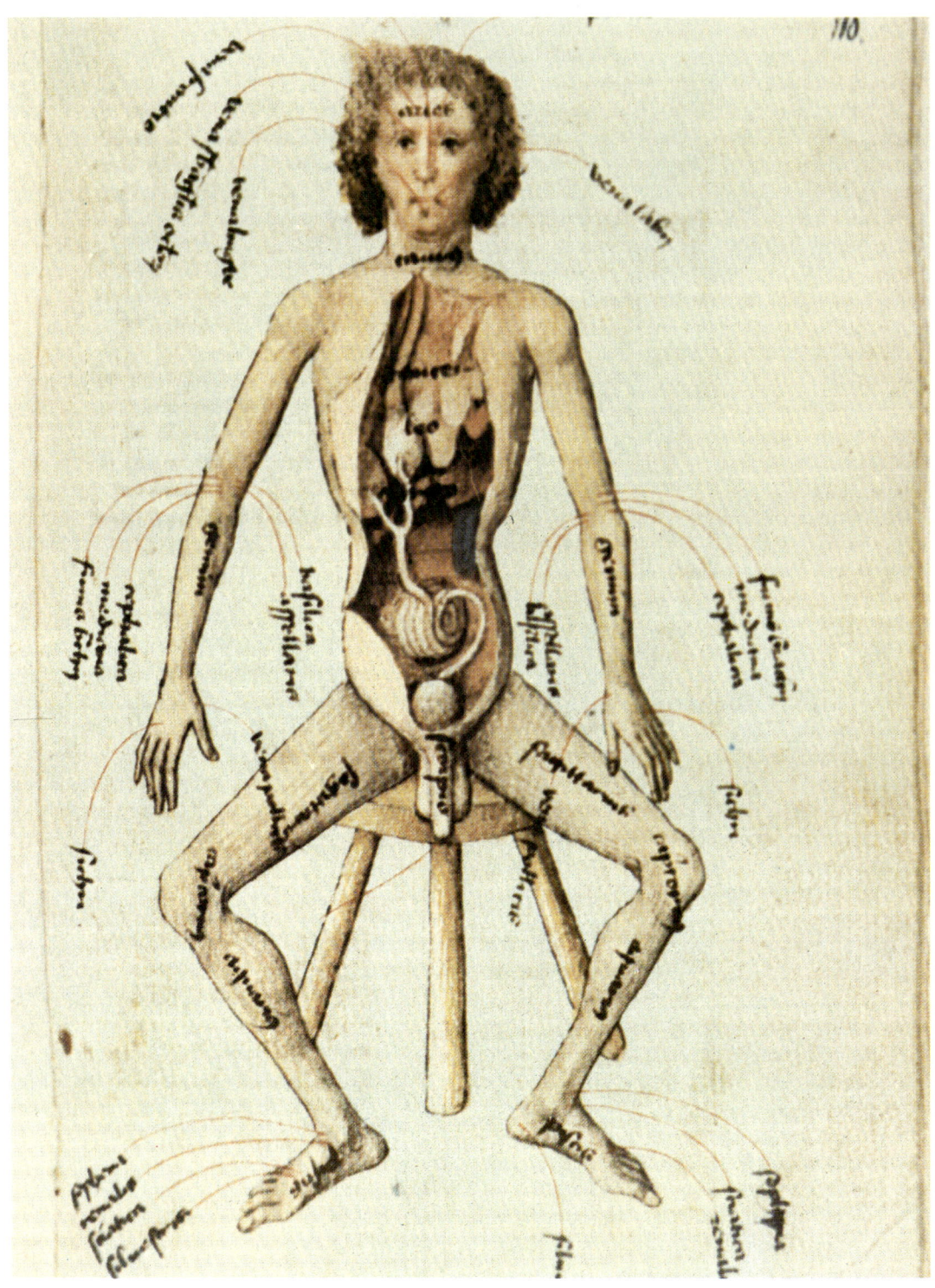

Vorstellung vom „guten, lobenswerten Eiter" beizupflichten; gewiß war Ugo zu der Zeit in Bologna noch nicht vergessen. Ja, Henri de Mondeville zweifelte auch daran, „daß Gott seine ganze Kraft erschöpft hatte, indem er Galen schuf"[31]). Zweifel an der Autorität Galens, die inzwischen auch zu einem Stein im Fundament des Dogmas geworden war, – das zeugte von genau durchdachter eigener Erfahrung, von ausgezeichnetem Wissen und schlechtweg von Kühnheit. Er stand damit gegen die mittelalterliche Autoritätsgläubigkeit. Aber Erfolg und Anerkennung blieben dem tüchtigen Henri de Mondeville nicht versagt, allerdings weniger in Italien als vielmehr in Frankreich, wo er Leibarzt des Königs war – der „erste große Chirurg Frankreichs"[32]).

Der letzte große Chirurg Italiens jener Zeit war Lanfranchi (gest. um 1306), der aus Mailand stammte und dessen Weg ebenfalls über Bologna führte, wo er Schüler des großen Wilhelm von Saliceto war, um dann wieder in Mailand zu praktizieren. Lanfranchi war es, „der die italienische Chirurgie ihrem Gipfel zuführte"[33]) – ihrem letzten im Mittelalter. Er ging weg von Italien, zuerst nach Lyon und wenig später, 1295, nach Paris. Der Anlaß für seinen Weggang aus Mailand waren „politische Händel", in die sich Lanfranchi einließ und die zu seiner Verbannung aus Mailand führten. Die Tatsache aber, daß er sich gerade nach Frankreich, nach Paris wandte, hatte entschieden tiefergehende, grundsätzlichere Ursachen.

In Paris empfing Jean Pitard, der königliche Leibwundarzt, den italienischen Chirurgen mit offenen Armen, und bald fand Lanfranchi Aufnahme in die Vereinigung der Pariser Wundärzte, in die „Confrérie de St. Côme et de St. Damien", die sich der besonderen Gunst der französischen Könige erfreute. Bessere Bedingungen für seine Arbeit, insbesondere für die Beendigung seines großen Buches über die Chirurgie konnte Lanfranchi sonst wohl nirgendwo in Europa haben. Paris – eine Hochburg der Chirurgie! Das ist neu

Der Bader. „Auff Angst und Schweiß folgt Ruh und Preiß". Im Vordergrund das Ansetzen von Schröpfköpfen. (Deutsche Fotothek, Dresden)

Anatomische Abbildung des 13. Jahrhunderts. Aus einer Fünfbildserie provençalischer Herkunft der Universitätsbibliothek in Basel. (Nach Herrlinger)

in unserer Erzählung. Und dies ist tatsächlich ein Punkt in der Chirurgiegeschichte, der eine wesentliche Änderung markiert.

Salerno hatte seine Bedeutung verloren. An den Universitäten – den Stätten wissenschaftlicher Ausbildung – dominierte die Scholastik[34]). Akademisch gebildete Ärzte, die sich der operativen Medizin mit eigener Hand widmeten, kamen von dort nicht mehr. Die praktische Chirurgie geriet zunehmend in die Hände von Handwerkerchirurgen, von Barbieren und Badern, auch von Marktschreiern und Scharlatanen. Das war der Ausgangspunkt auch in Frankreich. Auch an den Universitäten von Montpellier oder Paris nahm scholastisches, dogmatisches Denken überhand. Absolventen der medizinischen Fakultäten dieser Hochschulen hielten sich an die „Innere Medizin", disputierten über alte Schriften und ihre Auslegung und sahen voll Verachtung auf jene Handwerker, die sich mit Messer, Brenneisen und Verbandsmaterial der „Äußeren Medizin", der einfachen Chirurgie also, widmeten.

In Paris hatte es eine wissenschaftliche, von der Kirche unabhängige Tradition einer Schule – wie beispielsweise in Salerno – nie in erheblichem Ausmaß gegeben. Die medizinische Fakultät bildete sich etwa zwischen 1213 und 1270 im Rahmen der aus der Domschule von Notre Dame hervorgegangenen Universität heraus; die Mediziner waren zumindest formal Angehörige des Klerus[35]).

Die Chirurgen von Paris waren von Anfang an Handwerker, die sich – wie andere Handwerker auch – in einer Zunft zusammenschlossen. Ein „Livre des métiers" aus dem Jahre 1258, ein Zunftbuch also, legte klar umrissen die Rolle der Chirurgen in Frankreichs Hauptstadt fest; zu der Zeit war die medizinische Fakultät erst in langsamem Entstehen begriffen. Dieses Zunftbuch stellte nichts weiter dar, als eine Verordnung des Pariser Stadtpräfekten, dem die Handwerkerschaft unterstellt war. Für die Chirurgen wurde unter anderem bestimmt, daß die sechs

angesehensten unter ihnen eine Kommission bilden und Prüfungen abhalten sollten.

Wenig später – in der zweiten Hälfte des 13. Jahrhunderts – entstand die Confrérie de Saint-Côme et Saint Damien als Vereinigung der Pariser Chirurgen. Wann genau und unter welchen Umständen dies geschah, kann heute kaum mehr mit Sicherheit festgestellt werden. Zwei Gesichtspunkte, die für die Chirurgie im Paris des 13. Jahrhunderts von entscheidender Bedeutung waren, haben mit Sicherheit auch dabei eine Rolle gespielt.

Da war zunächst die Tatsache, daß die französischen, zumal die Pariser Chirurgen über ein gutes Verhältnis zum Königshaus verfügten und fast durchweg von den Herrschern unterstützt und gefördert wurden. Das kam nicht von ungefähr. Frankreich war – ähnlich wie England – auf dem Wege, ein kraftvoller Nationalstaat zu werden, zentriert um den König und, lange schon, unabhängig vom Kaiserreich. Die französischen Könige sahen keinen Grund, die Chirurgie – oder andere Handwerksbereiche – zu behindern, vielmehr waren sie an tüchtigen Chirurgen interessiert, schon allein zur Betreuung der Verletzten in den vielen kriegerischen Verwicklungen der Zeit.

Den zweiten Aspekt, der im Zusammenhang mit der damaligen Pariser Chirurgie eine wesentliche Bedeutung hatte, stellte die Existenz der Universität – der „Mutter Sorbonne"[36]) – und die Entwicklung ihrer medizinischen Fakultät dar. Die Universität von Paris nahm mit der Herausbildung des französischen Nationalstaates zunehmend den Charakter einer nationalen Institution an. Von Anfang an grenzte sich die medizinische Fakultät entsprechend dem scholastischen Grundzug der Universitätsbildung weitgehend von der praktischen Chirurgie ab; ihre Absolventen hielten sich – wie anderenorts auch – von der Ausübung operativer Eingriffe mit eigener Hand fern. Die Handwerkerchirurgen ihrerseits suchten angesichts der wachsenden Bedeutung der Universität, ihre Position zu stärken. Dieses

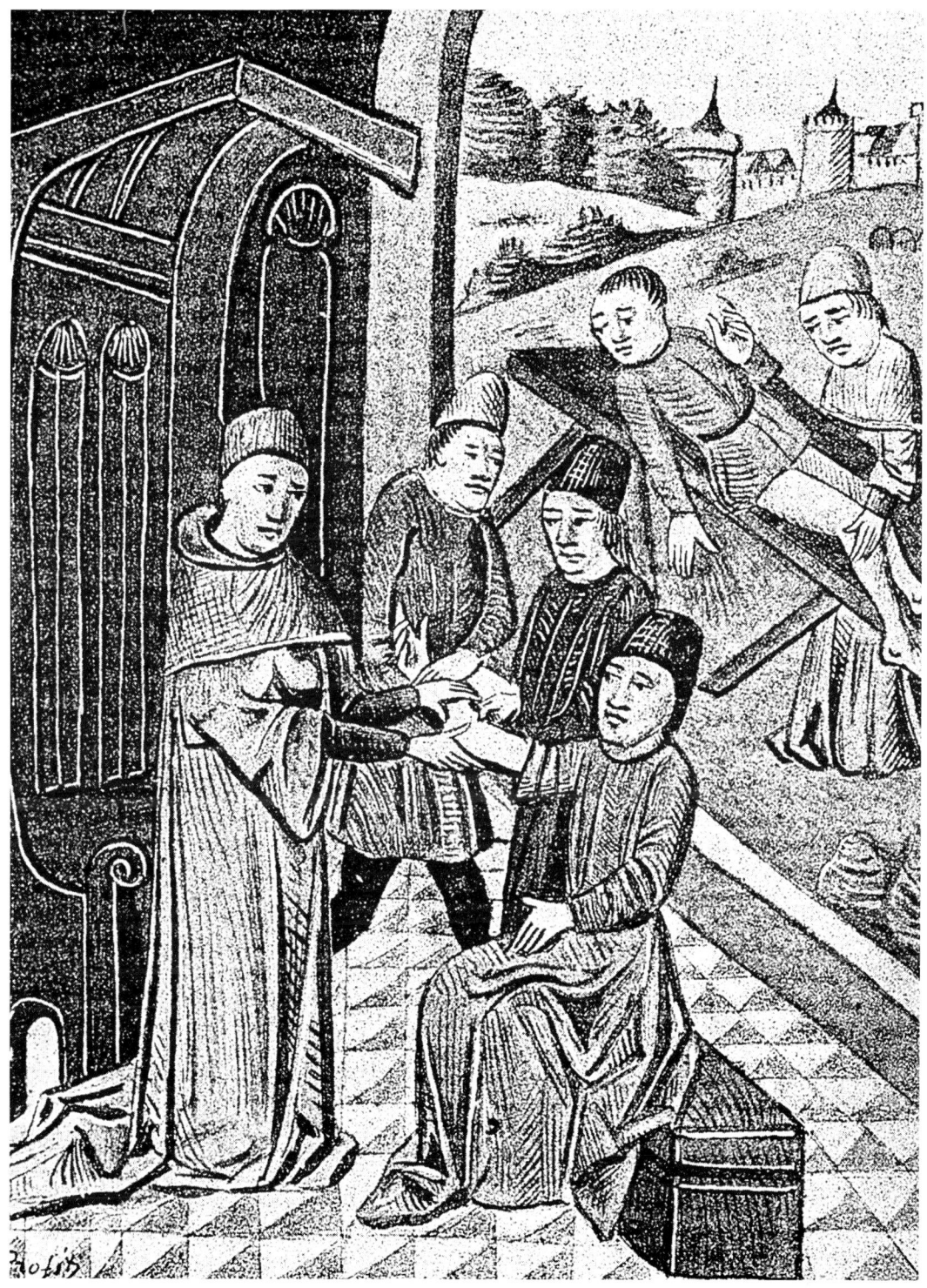

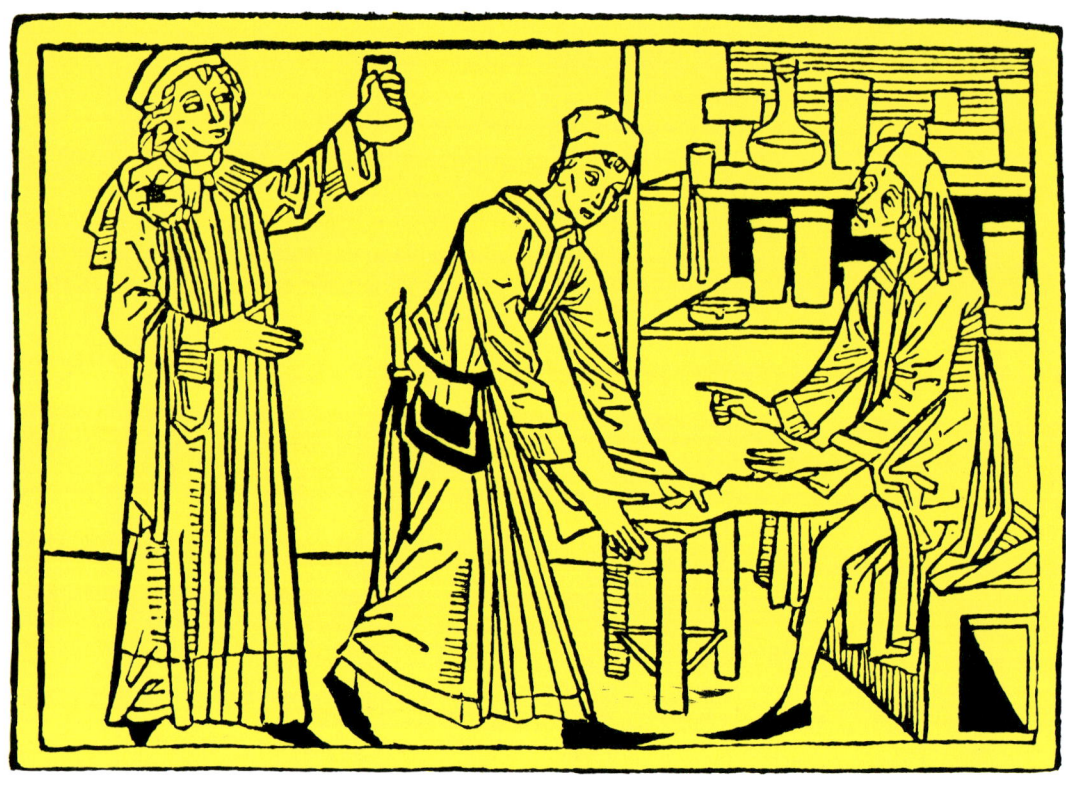

Arzt und Chirurg im 15. Jahrhundert. Der Arzt widmet sich der Harnbeschau, die zu jener Zeit im Mittelpunkt diagnostischer Maßnahmen stand. Der Chirurg ist mit der Behandlung eines verletzten Beins beschäftigt. (Peters)

cirurgie" eine lange Robe genau wie der Doktor der Medizin, der von der Universität kam. Überhaupt ähnelte die Struktur des Collège derjenigen der Universität weitgehend[40]). Der einzige Unterschied blieb schließlich, daß die Examina der Universität vom Kantor von Notre-Dame formal bestätigt wurden, während dies für das Collège der Pariser Stadtpräfekt besorgte.

In dem Maße, in dem die Position der Chirurgen erstarkte, nahm die Konkurrenz zwischen Schulmedizinern und Chirurgen, zwischen medizinischer Fakultät und Collège de St. Côme zu. Von Anfang an hatten die Chirurgen sich gegen die Universität zur Wehr gesetzt; jetzt – in der zweiten Hälfte des 14. Jahrhunderts auf einem Höhepunkt ihrer Entwicklung – betonten sie ihre Selbständigkeit mit aller Härte. Andererseits respektierten die Fakultät und die durch sie ausgebildeten Ärzte eine gleichberechtigte Rolle der Chirurgen in keiner Weise. Das entsprach der Situation der Zeit ebenso wie die strikte Weigerung der Ärzte, selbst operativ tätig zu werden, was ja immerhin ein praktikabler Ausweg gewesen wäre, da die Chirurgen zu einer Zusammenarbeit auf der Grundlage von Unterordnung sich kaum bereitfinden konnten.

Die Schulmediziner suchten einen anderen Ausweg, indem sie Kontakt zu den Barbieren aufnahmen, die seit alters her niedere chirurgische Verrichtungen – wie das Schröpfen und das Aderlassen – ausführten. Hinter dem Rücken der Chirurgen, deren Meister eigentlich das Recht und die Pflicht hatten, Barbiere auf ihre chirurgischen Fähigkeiten zu prüfen, erteilte die medizinische Fakultät den Barbieren Unterricht, und gewiß wurde dabei mehr als einmal ein Blick in die Bücher eines Lanfranchi, eines Henri de Mondeville oder Guy de Chauliac getan ...

Andererseits zeigte sich bei den Chirurgen des Collège de St. Côme eine bemerkenswerte und eigenartige Erscheinung. Der Stolz, mit dem Collège eine derart große Bedeutung errungen zu haben – immer mit dem Blick auf die Universität, der man gleichen wollte –, führte zu dem widersinnigen Ergebnis, daß Chirurgen sich mehr und mehr auf das Anlegen von Verbänden und das Verabreichen von äußeren Heilmitteln wie Salben und Pflastern verlegten, die eigent-

liche „Handarbeit", das Operieren, das Aderlassen aber den Barbierchirurgen überließen[41]). Und so kann es nicht überraschen, daß viele der herausragenden französischen Chirurgen in der Folgezeit von den Barbierchirurgen kamen ...

Brechen wir hier ab; die Streitigkeiten währten bis in das 16. Jahrhundert hinein. Der Gang der Dinge, wie er sich in Paris auf Grund der dortigen Verhältnisse zeigte, kann nicht ohne weiteres und in allen Einzelheiten verallgemeinert werden. Wichtig für die Entwicklung der alten Chirurgie – und für den weiteren Ablauf unserer Erzählung – aber war, davon zu berichten, weil Paris einen Brennpunkt der Geschehnisse in jener Zeit darstellte, da die Chirurgie und die Medizin sich voneinander trennten. Die Chirurgen der Folgezeit waren eine sehr bunt gemischte, unterschiedsreiche Gesellschaft: Geschäftemacher und ehrliche Handwerker, Scharlatane und tüchtige Operateure; nicht nur in Paris und Frankreich, sondern überall in Europa. Vor dem Hintergrund eines über die Länge der Zeit absinkenden allgemeinen Niveaus sollten sich immer wieder bedeutende Chirurgenpersönlichkeiten abheben; nicht ihre Herkunft – ob Handwerkerchirurg oder Barbier, Feldwundarzt oder Wanderoperateur – sollte ihr Gütezeichen sein, sondern die Solidität ihrer Arbeit.

Kapitel 6
Als das Mittelalter
zu Ende ging

Es scheint, als hätten zwischen den Jahren um 1450 und etwa 1600 die Ereignisse sich gedrängt und fast überschlagen. Allein was die Chirurgie betraf oder doch mittelbar mit ihr zusammenhing, bietet derart viel Stoff für unsere Erzählung, daß wir wohl zwei Abschnitte brauchen werden, davon zu berichten. Beginnen wir in diesem Kapitel damit, zunächst ein wenig von der Zeit – die wir heute Renaissance nennen – mitzuteilen: eine Epoche, in der „Antike und Mittelalter zusammentrafen, um ihre Fortsetzung und ihr Ende zu finden", ein Brennpunkt der „ganzen vorangegangenen Geschichte europäischen Geistes beim Übergang zur Neuzeit"![1])

Gerade in der Zeit, in der sich die großen nationalstaatlichen Monarchien Europas herausbildeten, blieb eine solche Einigung der italienischen Nation aus. Viele der alten Städte Nord- und Mittelitaliens errangen oder behaupteten ihre Eigenständigkeit, erreichten neue Blüte und neue Macht – oft begünstigt durch ihre Lage an Handelswegen, vor allem auf der Grundlage der Aktivität ihres Bürgertums: Florenz, Venedig, Mailand, Genua ... Die „Frühbourgeoisie in dem einmaligen Land der Städte" und nicht ein feudaler Nationalstaat prägte die Entwicklung und das Bild Italiens. Handel und Handwerk florierten, Manufakturen entstanden, das Bankwesen wurde erfunden.

In einer solchen Umwelt geriet das religiöse Bewußtsein des Mittelalters in eine Krise, die Religiosität verweltlichte. Nicht daß man Gott gegenüber gleichgültig geworden wäre – das nicht –, aber der Theologie gegenüber, und auch das kirchliche Dogma verlor an Wichtigkeit. Das betraf alle Bereiche des Lebens in den italienischen Städten, wenngleich in unterschiedlichem Ausmaß. So trat auch die Gelehrsamkeit aus den bisherigen klerikalen Grenzen heraus, auch sie verweltlichte[2]). Das „Monopol des Wissens", das die Kirche einst besessen und mittels dessen sie nach dem Zusammenbruch der Kultur des Altertums eine so wichtige Rolle hatte spielen können, wurde von der Entwicklung gesprengt. In Abkehr von der klerikal bestimmten Welt des Mittelalters, ja, in Opposition dazu errang die gesamte Kultur in den Städten Italiens eine unabhängige Autorität, wie sie seit der Antike nicht mehr bestanden hatte. Und in der Erinnerung an die Antike, in ihrer Neubelebung bis in Einzelheiten hinein fand man die Welt, die die Entfaltung dieser Unabhängigkeit ermöglichte. Was lag nun näher, als sich systematisch und mit Hingabe auf die Suche nach Originalwerken (!) antiker Autoren zu begeben, sie zu lesen, ihr Wissen und ihre Methoden sich anzueignen?

Wenig galt jetzt diejenige antike Schrift, die gekürzt, interpretiert oder gar verstümmelt durch mehrfache Übersetzungen nach Italien gelangt war und hier aus dem Arabischen oder Syrischen in manchmal recht barbarisches Latein – wie man nun erkannte – übertragen worden war. Hochgerühmt aber wurde der Glückliche, der in einer halbvergessenen Klosterbibliothek, in verfallenen Kellern eines Schlosses oder auch während einer Reise nach Byzanz auf eine Originalschrift des Altertums stieß. Als 1453 Byzanz von den

Türken erobert wurde, flohen viele Gelehrte nach Italien, und mancher brachte im Gepäck weitere antike Schriften mit; der Höhepunkt des Entdeckens und Bearbeitens alter Texte lag allerdings vor 1450[3]).

Schon 1406 übersetzte Jacopo d'Angiolo die „Anleitung zur Erdbeschreibung" des Ptolemaios aus dem Griechischen in das Lateinische; sie allein hatte er aus einem Gepäck mit weiteren Schriften retten können, als er während der Rückkehr von einer Byzanzreise Schiffbruch erlitt. 1417 entdeckte Poggio Bracciolini „in einem abgelegenen Kloster" eine Schrift des Lukrez und im Kloster St. Gallen Manuskripte Ciceros. Und – um wieder zur Chirurgie zu finden, die nicht unberührt blieb von den mannigfachen Wirkungen der Renaissance – im Jahre 1426 fand Guarino von Verona, „ein von der Jagd nach lateinischer Literatur Besessener", das medizinische Werk des Celsus wieder, das mehr als 500 Jahre in Vergessenheit geraten war[4]).

Viele Gelehrte, auch Ärzte der Renaissance, widmeten sich mit Eifer der Aufgabe, wiedergefundene griechische Schriften in gutes Latein zu übertragen, dunkle Stellen zu kommentieren, die im Mittelalter kursierenden Übersetzungen zu erneuern und zu läutern und schließlich – und vor allem – die Veröffentlichung dieser Schriften zu besorgen. Eine Reihe von Ärzten sahen in der Wiederherstellung und Neuübersetzung antiker Texte ein selbständiges Teilgebiet der Medizin, dem sie ihre ungeteilte Aufmerksamkeit widmeten – die „philologische Heilkunde"[5]).

Denn man las mit wachsender Begeisterung, was Hippokrates, Celsus, Galen – vor allem Galen – und viele andere Ärzte der Antike geschrieben hatten. „Man", das waren viele Ärzte, die das Studium an den Universitäten durchlaufen hatten, und das waren Chirurgen, sofern sie vor allem durch eigenes, selbständiges Bemühen einen ausreichenden Bildungsstand erworben hatten und die lateinische Sprache beherrschten. Diese Vor-

aussetzungen erfüllten freilich nur allzu wenige Chirurgen.

Erinnern wir uns: Der Begriff „Chirurg" war ja nicht mehr eindeutig. Für Ärzte, die von den Universitäten kamen, konnte er nicht gelten, denn sie befaßten sich in der Praxis nicht mit operativer Medizin. Aber all die anderen, die Handwerkerchirurgen, die Bader und Barbiere, die Feldwundärzte und Feldschere waren letzten Endes Chirurgen, und einige von ihnen – unabhängig von ihrer Herkunft – machten ihren Weg zu herausragenden Persönlichkeiten ihrer Zeit. Ja, auch aus dem Kreis der umherwandernden Steinschneider, Bruchbrenner, Quacksalber und Scharlatane, deren Zahl zuzunehmen schien, sollte der eine oder andere bemerkenswerte Operateur hervorgehen.

Alles in allem stellten „die Chirurgen" eine sehr ungleichmäßige Gruppierung dar, die sich allerdings durch die Gemeinsamkeit auszeichneten, daß sie unter den Bedingungen des Mittelalters als einzige in der Lage waren, sich der von der wissenschaftlichen Medizin losgelösten Chirurgie anzunehmen. Wer sonst, wenn nicht sie? Die meisten von ihnen taten ihre Arbeit wie andere Handwerker auch; die wissenschaftliche, theoretische Seite der Chirurgie war ihre Sache nicht. Daß die Ärzte auf sie herabsahen, sie oft verachteten, daß ihr Platz in der Gesellschaft nicht der angesehenste war – auch das mag viele von ihnen wenig bekümmert haben. Das war ihr Platz ja immer gewesen. Andere kleine Handwerker befanden sich in ähnlicher Lage.

Was waren das für Leute, die sich im 15. Jahrhundert und an der Wende zum nächsten mit der praktischen Seite der Chirurgie, oft nur mit Teilgebieten wie dem Blasensteinschnitt, befaßten? Von einigen ist Kunde aus der Vergangenheit erhalten geblieben. Mit ihren Leistungen hoben sie sich ab vor dem Hintergrund einer im allgemeinen auf niedrigem Niveau befindlichen Chirurgie oder „Wundarznei", wie man in Deutschland zu jener Zeit auch zu sagen

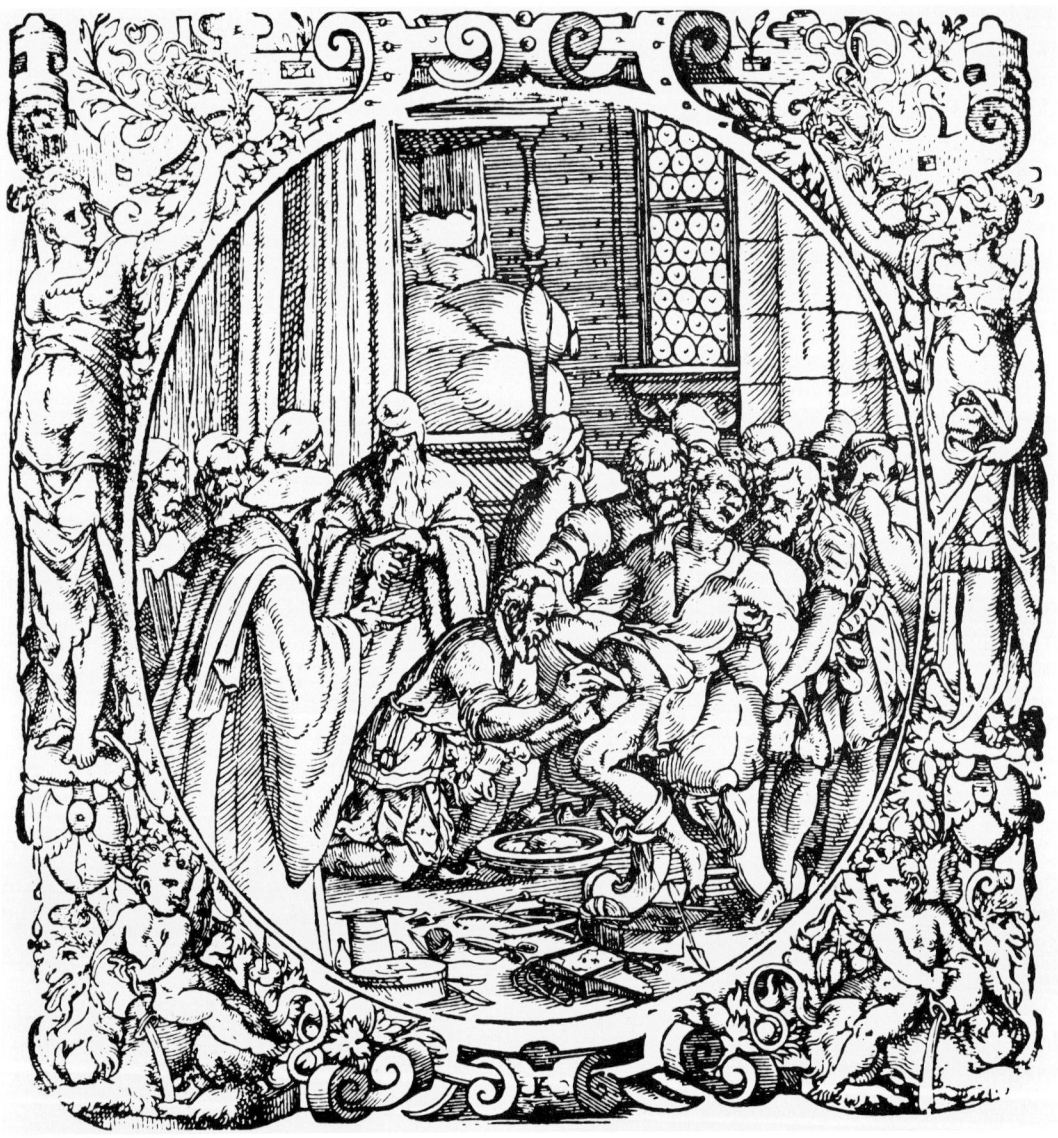

Blasensteinschnitt im 16. Jahrhundert.

begann. Gleichzeitig jedoch lassen auch sie die Schwächen und Mängel der Chirurgie, wie sie diese Männer ausübten, deutlich erkennen (jedenfalls für uns, die wir zurückblicken) — davon später mehr, zuvor aber soll ein wenig von jenen Chirurgen erzählt werden.

Beim Blasensteinschnitt hatten verschiedene antike Operateure sinnvoll konstruierte Messer, Spreizgeräte, Sonden und ähnliches verwendet. Die Steinschneider des Mittelalters hatten im wesentlichen nur ein Messer benützt und ähnlich gearbeitet wie schon die Operateure Altindiens (s. S. 49). Diese Steinschneider waren ganz der familiären Tradition verbunden und vererbten ihr streng gehütetes Wissen von einer Generation auf die andere. In Norditalien – in Umbrien, in und bei dem Städtchen Norcia – gab es mehrere solcher Steinschneiderfamilien, und diese „Norcianer" übten umherwandernd ihr Handwerk aus.

Jetzt – am Ende des 15. Jahrhunderts – entwickelte man neue Instrumente. Giovanni di Romanis erfand unter anderem eine Sonde mit einer Längsrille, die zunächst durch die Harnröhre in die Blase geschoben wurde. Wenn er nun mit dem Messer vom Damm her in Richtung Harnblase schnitt, dann ertastete er mit der Messerspitze die Rille der Sonde, schnitt darauf weiter und erreichte so sicher das Innere der Blase. Darauf folgten verschiedene Dehn- und Greifinstrumente, der Stein wurde zertrümmert oder im Ganzen herausgezogen. Mit dieser „großen Gerätschaft" war der Steinschnitt sicherer geworden. Für den Patienten blieb er allerdings, was er immer war: eine grausame Marter. Nur, nach dem damaligen Wissensstand gab es keine andere Möglichkeit, es sei denn, man wollte den Kranken einem qualvollen Sterben infolge von Entzündung und Urinvergiftung überlassen.

Bedeutsamer als dieser technisch-operative Fortschritt war die Tatsache, daß Mariano Santo da Barletta, ein Schüler des Giovanni di Romanis, im Jahre 1522 offenbar in Übereinstimmung mit seinem Lehrer die Methode mit der „großen Gerätschaft" in einem kleinen Büchlein veröffentlichte[6]). Das war ein Schritt heraus aus den Grenzen mittelalterlicher Handwerkertradition; andere Operateure sollten die neue Methode kennenlernen, anwenden und – wenn möglich – weiterentwickeln!

Battista da Rapallo, der in der Mitte des 15. Jahrhunderts in Italien lebte, war ein Meister des Blasensteinschnitts, ehrlich,

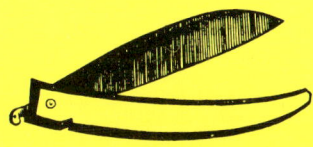
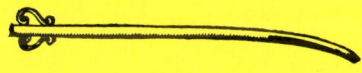
Eine Seite aus der Schrift des Mariano Santo da Barletta über den Blasensteinschnitt mit der „großen Gerätschaft". Dargestellt sind eine Sonde (unten), die durch die Harnröhre in die Blase eingeführt wurde, und ein Messer (oben), mittels dessen der Schnitt von der Dammgegend her in die Harnblase erfolgte.

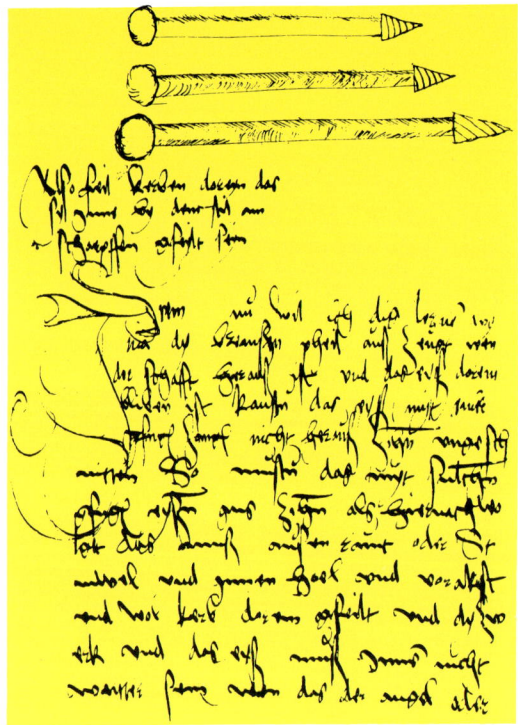

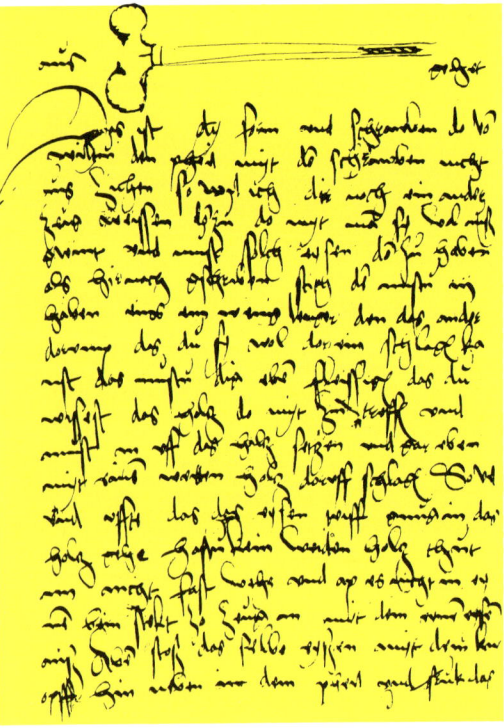

bieder, stolz auf sein Handwerk. Anders sein Sohn Giovanni Vigo (gest. um 1520). Giovanni schämte sich des Standes seines Vaters, suchte in der Umgebung des Papstes seine Chance, die gesellschaftliche Leiter emporzuklimmen. Er avancierte schließlich zum päpstlichen Chirurgen – auch der wurde gebraucht. Wenn er auch beileibe nicht das Ansehen und die Autorität eines päpstlichen Arztes genoß, so hatte er doch einen Gipfel in seiner Laufbahn erreicht, wie es nur selten einem Chirurgen gelang.

Das Buch, das Giovanni Vigo schrieb, war eine fleißige Kompilation, das heißt, es bestand größtenteils aus von anderen, früheren Autoren Abgeschriebenem; eigenes war kaum mehr als die Idee, daß die Schußverletzungen vom Pulver und vom Blei vergiftet wären und deshalb mit siedendem Öl oder glühendem Eisen ausgebrannt werden müßten. Nun, viele andere wußten es nicht anders, und so wurden in der Folge in Italien und Frankreich, wo der päpstliche Chirurg viele Anhänger fand, die Verwundeten auf den Schlachtfeldern mit solch grausamer Behandlung gemartert. – Nach wie vor stellten Kriege die Chirurgen vor ihre umfangreichsten Aufgaben und größten Probleme.

Auch in Deutschland begegnete man in jener Zeit den bedeutenderen Chirurgen zunächst in den Heeren und auf den Schlachtfeldern. Wenngleich auch nicht in dem hohen Maße wie etwa in Frankreich vom Herrscher gefördert, spielte auch hier die Feldchirurgie in den Armeen des Kaisers, der Kurfürsten eine Rolle zunehmender Wichtigkeit.

Ein Deutschordensritter – Heinrich von Pfalzspeint – war in der Mitte des 15. Jahrhunderts einer der ersten, die nördlich der Alpen in Erscheinung traten, und er war wohl

Zwei Seiten einer Handschrift des 16. Jahrhunderts, in der eine Reihe von Überlegungen des Heinrich von Pfalzspeint wiederholt werden. (Sächsische Landesbibliothek, Dresden, Msc. Dresd. C 328, 204 recto und 205 recto)

der erste überhaupt, der sich über die Verletzungen, die die neuen Feuerwaffen rissen, über die Entfernung von Kugeln aus den Wunden Gedanken gemacht hat.[7]) Dabei gereichte es ihm und vielen anderen Kriegschirurgen im deutschen Raum zur Ehre, daß sie eine schonende Behandlung der Schußverletzungen bevorzugten; die Marter mit siedendem Öl fand hier kaum Verbreitung. – Heinrich von Pfalzspeint war ein Ritter, der im Schlagen und Heilen von Wunden gleichermaßen Erfahrung besaß, und ganz Kind des Mittelalters, wenn er beispielsweise zur Blutstillung Schweine- und Eselskot empfahl. Andererseits bestand bei ihm bereits reges Interesse an den Chirurgen, die in Italien eben zu dieser Zeit die ersten wiedergefundenen Schriften der Antike lasen und versuchten, danach zu handeln. Der Ritter hatte davon gehört, daß es die Möglichkeit geben sollte, die Schmerzen beim Operieren dämpfen zu können. Und er hatte bei einem „Walen" – einem Welschen, wohl in Italien – gesehen, wie der aus der Haut des Armes zerstörte Lippen neu bildete, ja, das gleiche auch bei kranken oder verstümmelten Nasen tat, also „plastische Chirurgie" betrieb, wie wir heute sagen würden. – Bekannt blieb Heinrich von Pfalzspeint in der Chirurgiegeschichte durch seine Handschrift – die „Bündth-Ertzeney" –, in der er seine feldchirurgischen Erfahrungen aufzeichnete und die in einigen Abschriften erhalten geblieben ist.

Auch zwei andere deutsche Chirurgen – Hieronymus Brunschwig und Hans von Gersdorf – verdankten ihren Nachruhm der Arbeit als Feldchirurgen, von der sie in ihren Büchern berichteten. Beide waren allerdings zuförderst Stadtwundärzte in Straßburg; unklar ist, ob und inwieweit sie Kontakt miteinander pflegten. Über einen von beiden, über Hans von Gersdorf – den „Schielhans", wie er sich selbst nannte – wollen wir etwas erzählen[8]).

Hans von Gersdorf, geboren zwischen 1450 und 1460 im elsässischen Dörfchen Görsdorf,

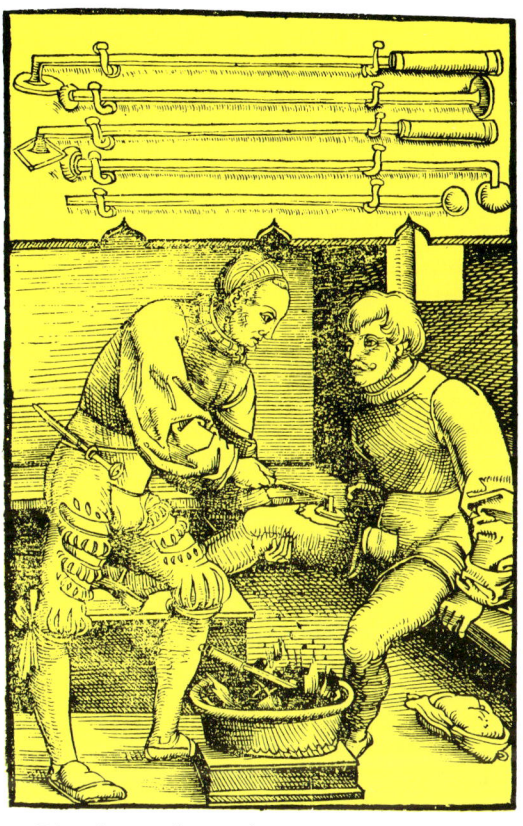

Die Anwendung des Brenneisens. (Hans von Gersdorf)

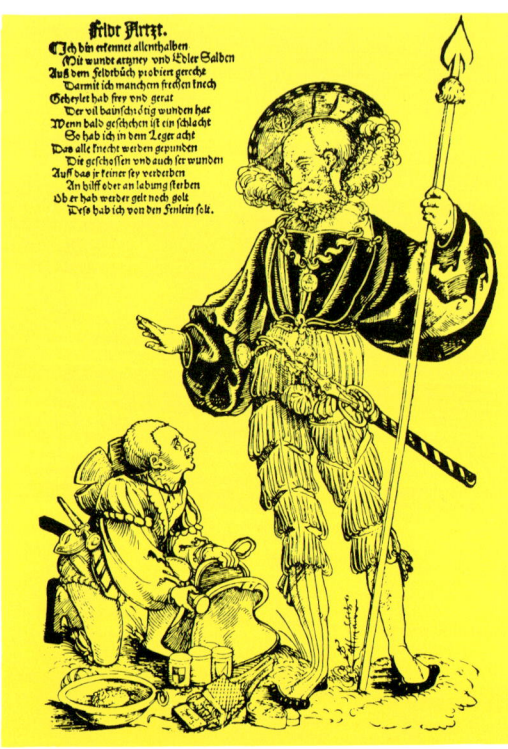

Ein Feldwundarzt und sein Gehilfe im 16. Jahrhundert. (Peters)

machte eine solide handwerklich-chirurgische Ausbildung durch und sammelte dann erste wichtige Erfahrungen während der Wanderschaft, wie bei jungen Handwerksleuten üblich, und besonders dann als Feldwundarzt in den Kriegen gegen Karl den Kühnen von Burgund 1476/1477, war in mehreren Schlachten dabei und lernte sehr genau die Verletzungen durch Handfeuerwaffen kennen.

Er ließ sich dann als Bürger und Wundarzt in Straßburg nieder, der mächtigen und wohlhabenden Freien Reichsstadt, in der sich ein tüchtiger Chirurg der Wertschätzung als gehobener Handwerksmeister erfreuen konnte. Seine Praxis übte er am Spital des Antoniterordens aus; dieser Orden war einst im 11. Jahrhundert gegründet worden, um den vom „Sankt-Antonius-Feuer" (auch ignis sacer oder heißer Brand genannt, eine Mutterkornvergiftung) Befallenen zur Seite zu stehen.

Dort in Straßburg schrieb Hans von Gersdorf sein „Feldtbuch der wundtartzney", und dort wurde es im Jahre 1517 auch gedruckt. Wenig zuvor hatte jener Johannes Gensfleisch zum Gutenberg (um 1395 bis 1468) Straßburg verlassen, dessen Erfindung des Buchdrucks mit beweglichen Metalltypen von allergrößter Bedeutung für Austausch und Verbreitung von Wissen, Gedanken und Meinungen geworden war (ohne daß mit diesen Worten und in diesem Rahmen die Rolle des Buchdrucks auch nur annähernd umrissen werden kann). — Die Tatsache des Drucks war das Modernste an dem Buch des Hans von Gersdorf; der Handwerkerchirurg benutzte das beste und geeignetste Mittel, sein Anliegen, Wissen und Erfahrung an andere und jüngere Chirurgen weiterzugeben, in die Tat umzusetzen (ähnlich wie fünf Jahre später in Italien Mariano Santo da Barletta, als er die „große Gerätschaft" beim Blasensteinschnitt publizierte).

Wenn auch noch „in der Tradition mittelalterlicher chirurgischer Literatur" befangen, so ist doch bemerkenswert, mit welcher Si-

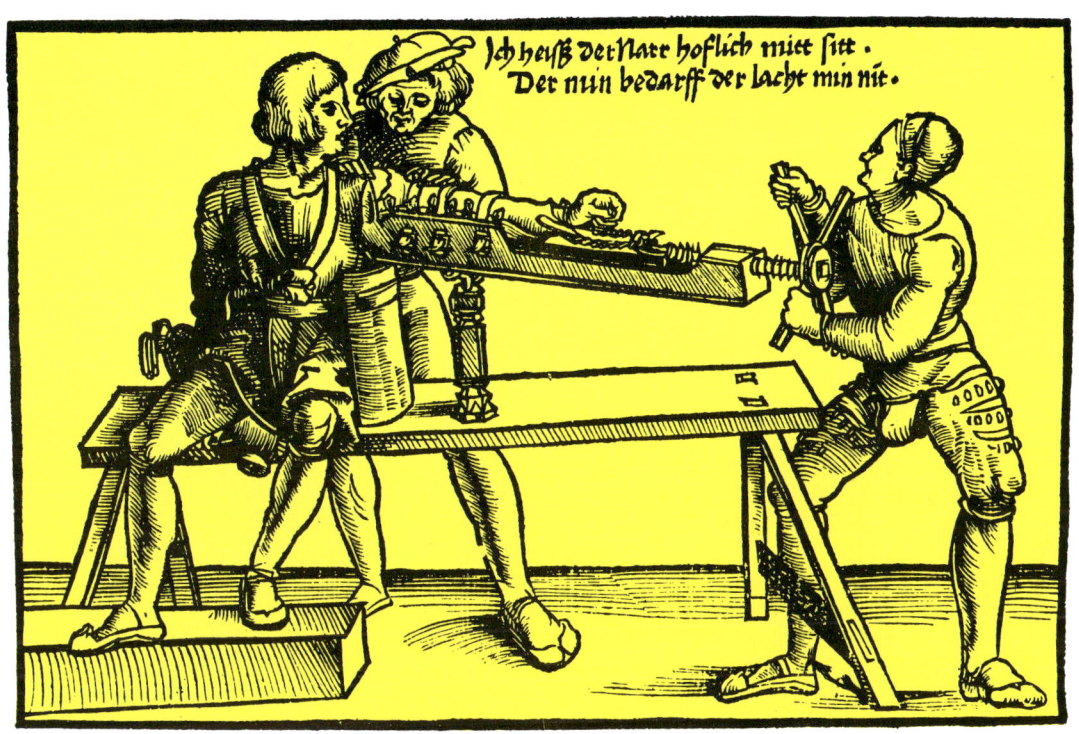

Die „Armstreckung" zum Einrichten von Oberarmbrüchen. (Hans von Gersdorf)

cherheit Hans von Gersdorf immer wieder auf den eigenen umfangreichen Erfahrungsschatz verwies und ihn letztlich zur Richtschnur seines Handelns machte. Ein Beispiel: Hans von Gersdorf folgte im wesentlichen seinem großen Vorbild Guy de Chauliac, und so beschrieb er auch eingehend dessen „Schlafschwamm" in Herstellung und Anwendung, hielt dann aber nicht mit seiner eigenen, in der Praxis gewonnenen ablehnenden Meinung dazu hinter dem Berge. — Außer Guy de Chauliac erwähnte Hans von Gersdorf auch hin und wieder Galen, „Avicenna den Meister", Abulkasim, Roger Frugardi und andere Autoren von Schriften, wie sie im Mittelalter bekannt waren; die wertvollen antiken Originale, die in Italien auftauchten, schien er noch nicht gekannt zu haben.

Auch die Anatomie, die Hans von Gersdorf in einem Skelettbild und in einer Übersichtsdarstellung der inneren Organe (dies letztere nicht in allen Exemplaren des Buchs) vorstellte, war denkbar einfach und entsprach

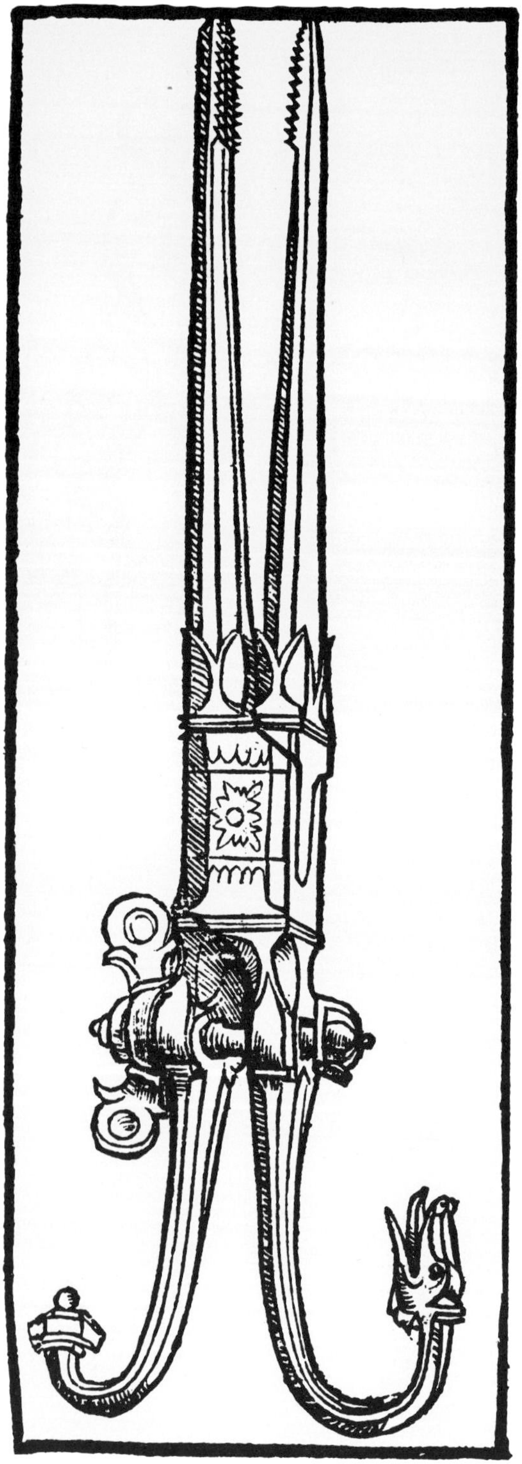

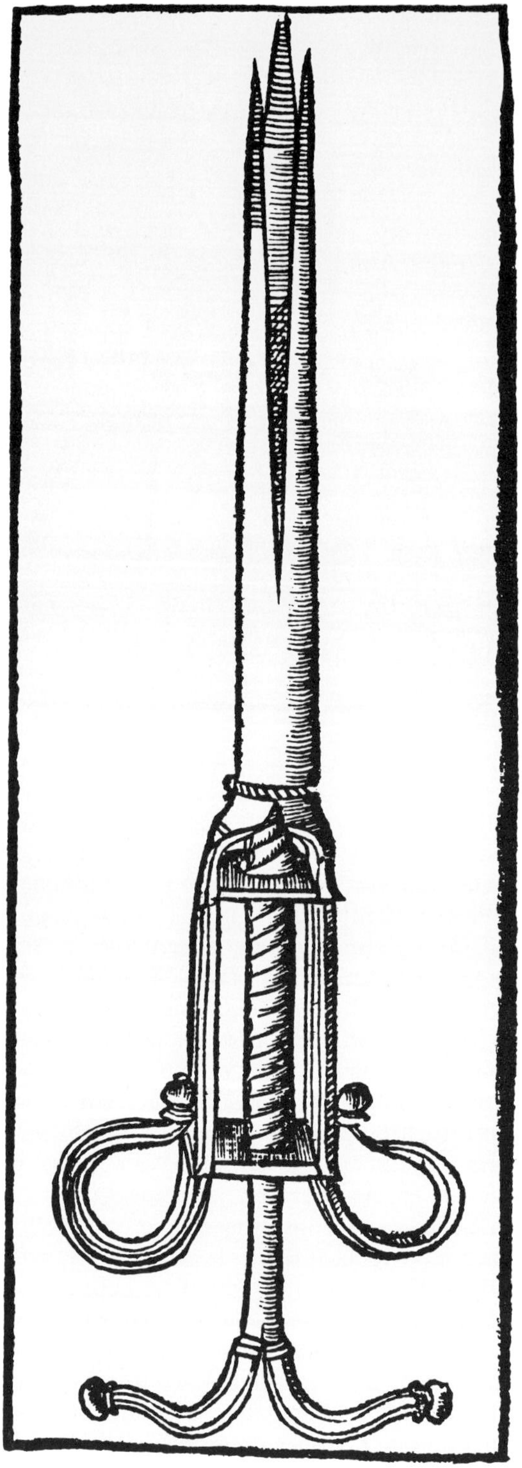

dem Bild, das man sich im Mittelalter — vor allem anhand von Galenübersetzungen — gemacht hatte, mit allen Fehlern, Irrtümern und Unzulänglichkeiten. Aber diese Abbildungen wurden angefertigt nach einer von einem Arzt durchgeführten Sektion, nicht — wie sonst üblich — durch Abzeichnen oder Abschreiben. Bezeichnenderweise haben weder der Arzt noch der Chirurg die wirklichen anatomischen Verhältnisse gesehen, sondern nur das, was sie — tief beeindruckt von Galen — glaubten, sehen zu müssen.

Da aber, wo es um die chirurgische Praxis, um Wunden, Brüche und Verrenkungen ging, machte sich der Erfahrungsschatz des Hans von Gersdorf deutlich bemerkbar. Ausgezeichnet waren seine Anweisungen zur Behandlung von Verletzungen an Knochen und Gelenken; für Gelenke, die infolge von Verletzungen in ihrer Beweglichkeit eingeschränkt waren, benützte er geschickt konstruierte Streckapparate. Auch zur Entfernung von Geschossen aus Wunden wendete er eine Reihe sinnvoller Instrumente an, den Schußkanal erweitert er mit einer Schere — die Schneiden nach außen —, die Kugel suchte er mit Sonden und entfernte sie mit langgestreckten Faßzangen; feststeckende Geschosse bohrte er an, um sie auf die Bohrerspitze „aufgeschraubt" herauszuziehen. Die „Vergiftung" der Schußwunden, an die er auch glaubte, behandelte er behutsam mit Leinölverbänden. — Speziell bei Schädelverletzungen wußte Hans von Gersdorf ausgezeichnet Bescheid. Er besaß manch praktisches Instrument, um bei Schädelbrüchen eingedrückte Knochenstücke wieder anzuheben, und er war sich im klaren darüber, daß die Hirnhaut bei operativen Eingriffen am Schädelknochen unter allen Umständen geschont werden mußte. — Zur Blutstillung verwendete Hans von Gersdorf die seit alters her bekannten Brenneisen und ätzenden Medikamente, aber ihm waren auch die Unterbindung eines blutenden Gefäßes und die Umstechung mit einer Naht geläufig. — Ein Abschnitt des Buchs — das sei nur an-

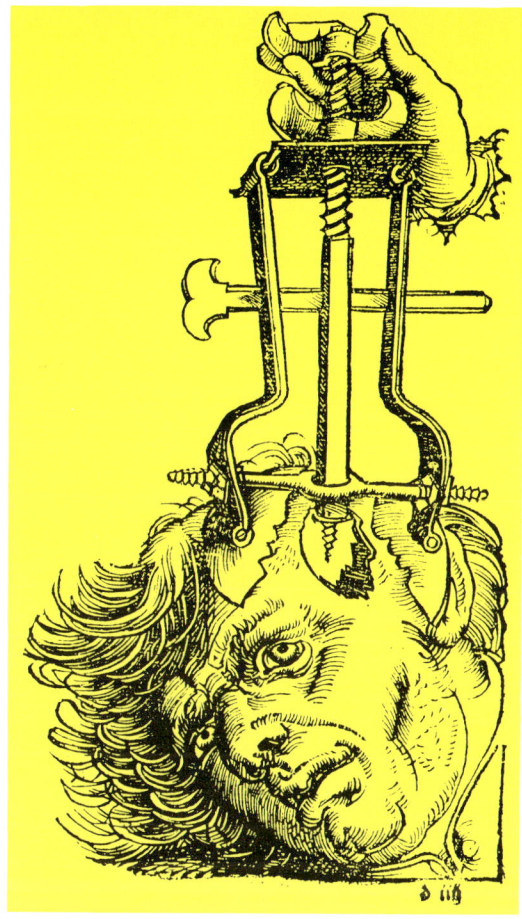

Zur Behandlung von Schädelfrakturen: Anheben eines eingedrückten Knochenstücks. (Hans von Gersdorf)

Pfeilzangen zum Entfernen von Geschossen, abgebildet im „Feldtbuch der Wundartzney" des Hans von Gersdorf. Die linke Zange beurteilte er als schlecht, wohl weil durch die gezähnten und direkt aufeinandergreifenden Branchen ein versehentliches Miterfassen und Verletzen von Weichteilen nicht ausgeschlossen war. Die rechte, sogenannte Schraubpfeilzange wurde von Hans von Gersdorf benützt.

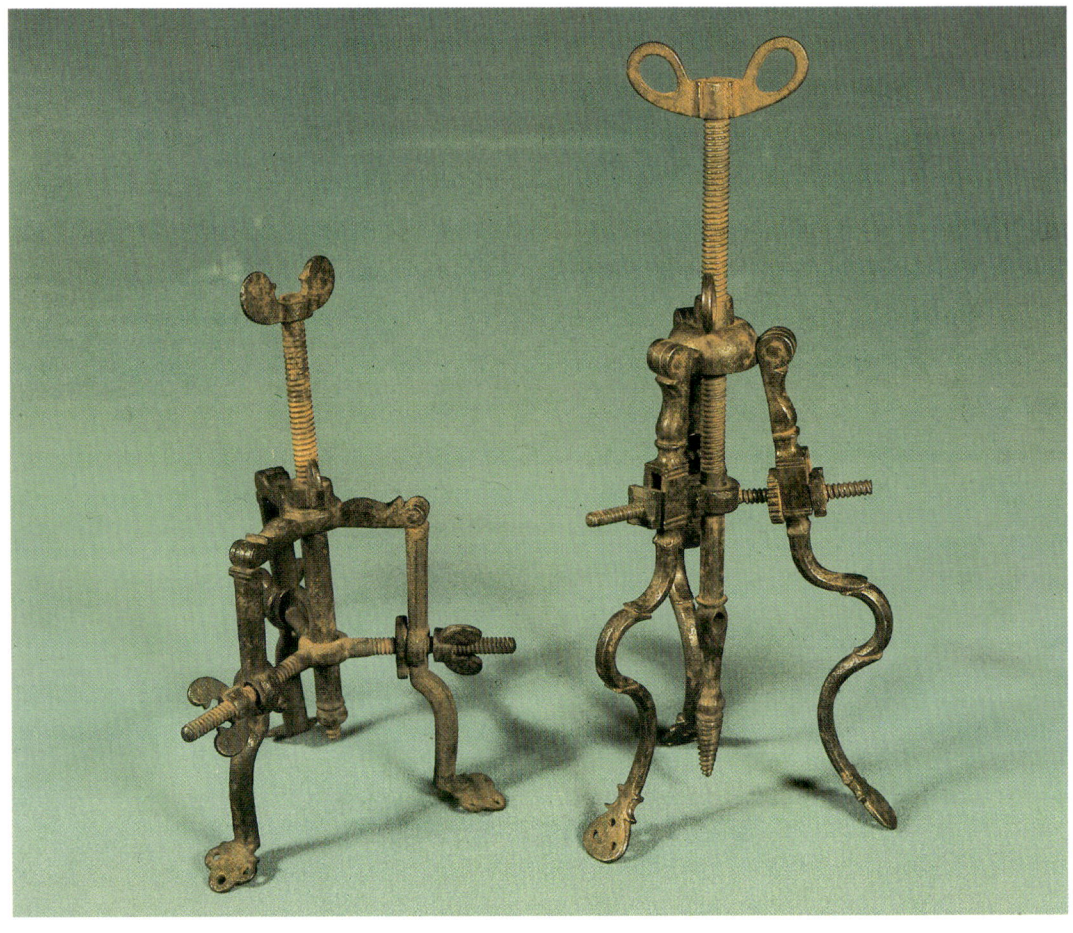

Elevatoren zum Anheben eingedrückter Schädelbrüche, 17. Jahrhundert. (Karl-Sudhoff-Institut, Leipzig; Foto Engel)

gemerkt — war der Lepra gewidmet, die wegen ihrer äußerlichen Erscheinungen auch dem Tätigkeitsgebiet des Chirurgen zugerechnet wurde, wie übrigens auch die Syphilis.

Hans von Gersdorf starb 1529 in Straßburg. Sein Buch wurde in das Lateinische und Holländische übersetzt, erschien noch 1606 in Frankfurt am Main und 1651 in vierter Auflage in Holland.

Soviel von diesem deutschen Wundarzt, stellvertretend für andere auch. Das heißt, eins doch noch: Ein Vers, den Hans von Gersdorf neben einer Abbildung verschiedener Kampfverletzungen notiert und den er dem dargestellten „Wundenmann" in den Mund gelegt hatte:

Wiewol ich bin voll streich vn̄ stich /
Zermorscht / verwundet iämerlich /
Doch hoff ich gott / kunstlich artzney /
Schylhans der werd mir helfē frey.

Nun, an die Hoffnung auf Hilfe klammerten sich die „iämerlich Verwundeten" auf allen Schlachtfeldern. Und wie oft mochte diese Hoffnung bitter enttäuscht worden sein! Selbst wenn die Verletzten rechtzeitig in die Obhut eines Feldchirurgen gelangten, so gingen sie doch häufig dem Schicksal eines qualvollen Todes entgegen. Übermächtig war das Schreckgespenst der Wundinfektion, des Brandes, des Wundfiebers (wie immer die verschiedenen Bezeichnungen gelautet haben mögen[9]), und ohnmächtig stand der Wundarzt dem gegenüber. Sein Können beruhte auf Erfahrung, sein Wissen war denkbar einfach. Für die Ursachen, die Entstehung und den Verlauf einer Wundinfektion konnte er keinerlei Verständnis haben, da in jener Zeit jegliche wissenschaftliche Grundlage für derartige Kenntnisse fehlte. Und die Erfahrungen, die ein Ugo Borgognoni einst mit den Wunden gemacht hatte, waren ebenso vergessen wie die Vorschriften antiker Chirurgen über Reinlichkeit von Arzt und Patient, von Instrumenten und Verbänden.

Wo das Wissen fehlte, lag es nahe, angesichts der verzweifelten Situation gegenüber dem Wundbrand Zuflucht in abwegigen, abergläubischen Vorstellungen zu suchen. Daß so ziemlich jeder Feldwundarzt auf seinen „Wundtrank" schwor, dessen oft recht obskure Zusammensetzung er als Geheimnis hütete, mag uns noch einfühlbar sein, wenngleich diese Tränke kaum geeignet waren, die Wundheilung positiv zu beeinflussen.

Reiner Aberglaube aber war die sogenannte „Kur per transplantationem": Ein mit Blut oder Eiter der Wunde bestrichenes Stück Holz wurde in einen Baum, möglichst eine Esche, gepfropft. Und so, wie dieses Holz mit dem Baum verwuchs, so sollte auch die Wunde heilen. Die Wunde mußte während dieser Kur in Ruhe gelassen werden – wie der Pfropf –, durfte allenfalls mit einem frischen Verband versehen werden. Dieses Vermeiden des sonst so beliebten Manipulierens an der Wunde mit Sonden, Pinzetten oder Mitteln, die den „guten Eiter" hervorrufen sollten, mag der Grund für manch bescheidenen Erfolg der „Transplantationskur" gewesen sein.

Ebenfalls einer abergläubischen Vorstellungswelt war die Anwendung von „Waffensalben" entsprungen, zu deren Bestandteilen Eberschmalz, Bärenfett, pulverisierte Regenwürmer und Moos von den Schädeln Gehenkter oder Geräderter gehörten. Glücklicherweise gedachte man nicht, dieses „Wundermittel" auf Wunden zu tun, sondern auf die Waffen, die sie verursacht hatten. Im Kriege mag die Anwendung auf Schwierigkeiten gestoßen sein, da sich das feindliche Heer nach einer Schlacht kaum zu diesem Zwecke zur Verfügung gestellt haben dürfte.

Allerdings waren auch die Mittel, die direkt mit der Wunde in Kontakt gebracht wurden, mitunter recht fragwürdig. So etwa eine schleimige Gerstenbrühe mit gekochten Regenwürmern oder auch die reich verzierten, aber unsauberen Instrumente und die verschmutzten Verbandsmaterialien[10]).

Und schließlich tat der Wundarzt in der Absicht, zu helfen und zu heilen, ein übriges, indem er mit seinen Händen die Erreger des Wundbrandes von einem Verletzten auf den nächsten übertrug. Gewiß war er – das wollen wir annehmen – ein reinlicher Mann und wusch sich die Hände nach seiner Arbeit. Nie aber wäre er auf die Idee gekommen, das besonders gründlich vorher (!) zu tun und vor allem zwischen zwei Wundbehandlungen. Ganz abgesehen davon, daß er auch keinen Grund dafür wissen konnte, bei jedem Patienten ein frisches Instrumentarium zu benützen.

Letzten Endes blieb dem Wundarzt nur noch ein Mittel, das Leben eines vom Wundfieber Geschüttelten zu retten: der Griff nach Amputationsmesser und -säge, die Amputation der brandigen Gliedmaße, ehe der

Kranke seinem quälenden Leiden erlag. Und auch das brachte nur selten den erhofften Erfolg; selbst wenn das Abnehmen der Gliedmaße rechtzeitig und kunstgerecht erfolgte, bot ja die Amputationswunde die Gefahr einer erneuten Infektion.

Alles in allem: Diese Chirurgie, von der wir angefangen bei den Steinschneidern ein wenig berichtet haben (und man könnte noch viel mehr davon erzählen), läßt uns, obwohl Ansätze für Fortschritt bei einigen Chirurgen durchaus erkennbar waren, vor allem den einen Hauptmangel der fehlenden wissenschaftlich fundierten Kenntnisse klarwerden. Die Ursache dafür war letzten Endes die noch immer bestehende Trennung zwischen praktischer Chirurgie und wissenschaftlicher Medizin.

Hier ist es für uns an der Zeit, den Blick wieder nach Italien zu richten, wo ja eben jetzt — im 15. Jahrhundert — die Wissenschaft sich aus den Grenzen religiöser Doktrin löste, einer der wichtigsten Vorgänge der Renaissance. Ein Wort noch zur Renaissance: Sie spielte in der Kultur Italiens jener Zeit keineswegs die allumfassende, allgemeingültige Rolle wie ihrerzeit die Religion des Mittelalters[11]). Die Vertreter der Renaissance, die Humanisten, die aus vielen gesellschaftlichen Kreisen — auch aus dem Klerus — der italienischen Stadtstaaten kamen, bildeten eine Gruppierung von elitärem Charakter, dessen sie sich auch bewußt waren. Gleichzeitig aber zeichneten sie sich jedoch durch Aufgeschlossenheit und Mitteilsamkeit aus, erfreuten sich innerhalb der städtischen Gesellschaft, mit der ein sich gegenseitig beeinflussendes und anregendes Verhältnis bestand, hoher Wertschätzung und Autorität, wenngleich nicht alles, was sie dachten, sagten und schrieben, für jederman verständlich war oder gar der Geisteshaltung eines jeden Bürgers, eines jeden Kaufmanns oder Handwerkers, entsprach. Als groß und bedeutend stellten sich die Anregungen dar, die von den Humanisten ausgingen, als gewaltig, ja, als revolutionär sollte sich die Rolle der

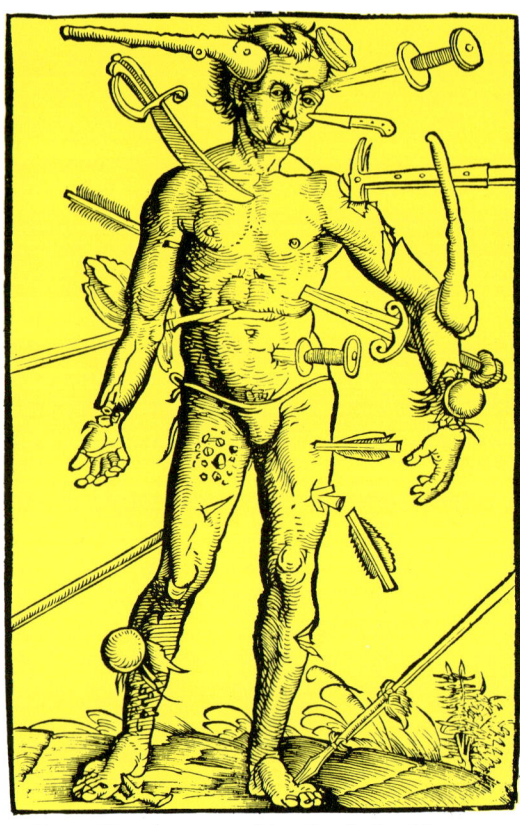

Der „Wundenmann" im Buch des Hans von Gersdorf.

Renaissance in der weiteren historischen Entwicklung erweisen.

Für die Medizin, für die Chirurgie kann — mit aller Vorsicht — ein ähnlicher Sachverhalt festgestellt werden. Wir werden gleich von einigen Männern berichten, die beflügelt durch die Renaissance bahnbrechende Leistungen vollbracht haben, deren Wirkungen in ihrer Zeit groß waren und auch zu praktischen Ergebnissen in der Medizin und in der Chirurgie führten. Dennoch können diese herausragenden Ärzte und Chirurgen nicht ohne weiteres als kennzeichnend für die allgemeine Situation betrachtet werden. Die Arbeit dieser Männer beinhaltete gleichermaßen sowohl das Entdecken neuer Tatsachen, greifbarer Ergebnisse als auch den Gesichtspunkt der Befreiung der Wissenschaft von der Religion. Zweifelsohne blieb das nicht ohne wichtige zeitgenössische Auswirkungen (davon wird zu erzählen sein), aber es stellte darüber hinaus einen „enormen historischen Vorlauf"[12] dar (und darauf werden wir zurückkommen).

Nun aber zur Chirurgie, das heißt genaugenommen zu einer ihrer wichtigsten Voraussetzungen: der Anatomie. Der Chirurgie jener Zeit, deren herausragende Praktiker erstaunt aus den Schriften des Altertums erfuhren, ein welch hohes Niveau die operative Medizin einst erreicht hatte, und die versuchten, den einen oder anderen Eingriff wieder auszuführen, dieser Chirurgie also fehlte genau das, was der antiken Chirurgie zu ihrer Blüte verholfen hatte: die lebendig sich entwickelnde wissenschaftliche Grundlage. Der Aktionsradius der Chirurgie war infolge der Unmöglichkeit, Operationsschmerz und Wundinfektion beherrschen zu können, und infolge der unzulänglichen Kenntnisse über den Aufbau und die Funktion des menschlichen Organismus erheblich eingeengt.

Vor allem im Hinblick auf Kenntnisse über den Bau des Körpers — die Anatomie also — brachte die Renaissance ganz entscheidende Fortschritte, wobei wir allerdings sehen

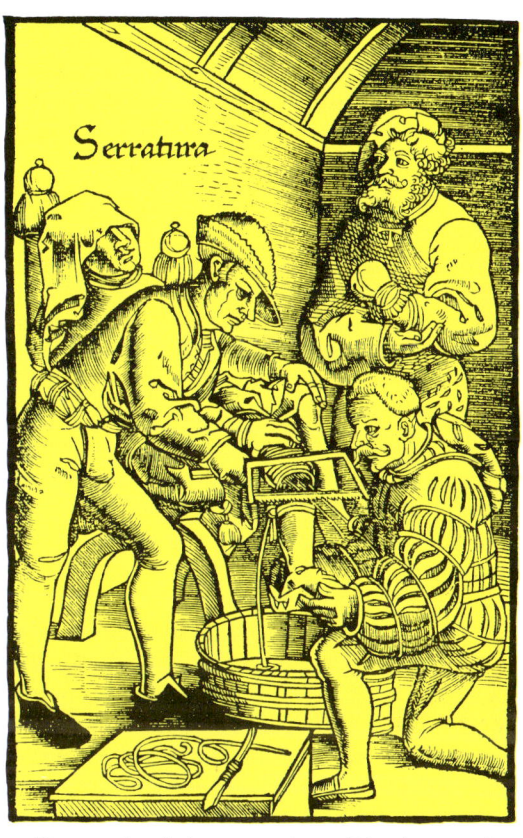

Unterschenkelamputation. Die Augen des Patienten wurden mit einem Tuch oder einer Kappe verdeckt. (Hans von Gersdorf)

werden, daß der Anstoß dazu weniger in der Absicht lag, die Grenzen der Chirurgie auszuweiten, als vielmehr in der Auseinandersetzung mit der Antike, wie sie für die Renaissance charakteristisch war.

Nicht nur Gelehrte, insbesondere Ärzte, sondern auch Maler und Bildhauer zeigten ein gesteigertes Interesse an Form und Funktion des menschlichen Körpers. Und mancher der Großen dieser Zeit war gleichermaßen Künstler und Gelehrter von hohem Rang.

Eine der eindrucksvollsten Gestalten dieser Epoche war ohne Zweifel Leonardo da Vinci (1452 bis 1519), der in seiner Zeit Ruhm erntete als geistvoller Unterhalter an Fürstenhöfen, als Erfinder bizarrer Maschinerien, auch als Maler und Bildhauer, Ingenieur und Architekt. Was aber hatte Leonardo mit der Anatomie zu schaffen – denn um diese geht es uns ja hier –, was mit der Medizin oder gar der Chirurgie? Nichts, muß man antworten, wenn man nach Wirkungen auf die zeitgenössische Wissenschaft und Praxis sucht; sehr viel aber – jedenfalls mit der Anatomie –, wenn man beim Studium von Leonardos Skizzen- und Notizheften erkennt, wie intensiv er den menschlichen (und vergleichend auch den tierischen) Körper untersucht hat. Ja, Kenner bezeichnen die „Anatomie" des Leonardo heute als seine umfangreichste und geschlossenste Arbeit[13]), soweit wie sich das anhand der erhaltenen Bruchstücke seines Werkes beurteilen läßt. Glücklicherweise hat eine sehr große Zahl von Leonardos Skizzen und Notizen zu sehr vielen Sachgebieten die Zeit überdauert und offenbart uns etwas von dem rastlos tätigen Geist dieses Mannes, der in übermächtigem Wissensdurst und nie ruhendem Zweifel die Kunst, die Wissenschaft, das Leben in allen Details zu durchdringen und in ihrer Gesamtheit zu erfassen suchte. Und das war es auch – und längst nicht nur das Interesse des Malers und Bildhauers –, was ihn bewegte, als er sich die enorme Aufgabe stellte, die mit dem Begriff „Anatomie" nur sehr unvollständig gekennzeichnet ist. „Dieses Werk soll mit der Empfängnis des Menschen beginnen", und folgen sollten Schwangerschaft, Geburt und Wachstum, die vollständige Beschreibung des erwachsenen Menschen, das Altern, das Sterben. Und weiter: „Stelle ferner ... vier allgemeine Zustände des Menschengeschlechts dar", Freude und Lachen („Und zeige auch die Ursachen des Lachens!"), Leid und Weinen ...[14]) Das war keine Anatomie im üblichen Sinne. Das war die Suche nach dem Geheimnis des Lebens schlechthin.

Leonardos erste Studien dieser Art stammten aus dem Jahre 1489. Und 1510 notierte er, er hoffe, die Anatomie im Winter zu beenden. Er ist nie zu Ende gekommen damit. Die bohrende Frage „Warum?" trieb ihn nach jeder Antwort immer tiefer in das Gewirr der Fragen. „Woher das Träumen kommt", wollte er wissen, und „warum beim Augenrollen ein Auge das andere mitzieht". An anderer Stelle skizzierte er weitere Probleme: „Ursache der Atmung, Ursache der Herzbewegung, Ursache ... Ursache ...". „Beginne deine Anatomie bei einem vollkommen erwachsenen Menschen und entblöße ihn nach und nach bis auf die Knochen", das war beispielsweise sein Arbeitsplan zum Sezieren und Abbilden des Muskel- und Skelettsystems. Auf dem gleichen Blatt aber diktierten die ruhelosen Gedanken schon: „Außerdem sollst du auch das Kind im Mutterleib zeigen ...".

Fast jedes seiner anatomischen Skizzen- und Notizblätter zeugt von Leonardos präziser Beobachtungsgabe und von seiner Fähigkeit, Form und Funktion zugleich zu bildlicher Darstellung zu bringen. Darin ist er bisher kaum übertroffen worden.

Was Leonardo tat, war ohne Vorbild in der Vergangenheit. Er löste sich in seiner Arbeitsmethode und in der Art seiner Abbildungen weitgehend von der mittelalterlichen Tradition. Die alten Anatomien boten kaum Anhaltspunkte für ihn. So schlichen sich verständlicherweise auch Fehler ein in seine Zeichnungen. Manches von dem, was die alten Großen wie Galen und Avicenna postuliert hatten, ließ er unkorrigiert; anderes war mit den Mitteln seiner Zeit nicht zu klären.

Im neuen Lebensgefühl der Renaissance, das getragen wurde von kraftvollem Selbstbewußtsein, gewissermaßen von der Überzeugung, alles erreichen zu können, wenn man es nur ernsthaft wollte, nahm Leonardo einsam seinen Weg. Wissensdrang, Gedankenschärfe, Geistesgröße teilte er mit anderen Großen der Zeit, ja, übertraf darin die meisten von ihnen. Sein immer wacher Zweifel aber, gewachsen aus dem Drang, alles ergründen zu wollen bis zum Ende der Dinge und Vorgänge, ließ ihn die Erfahrung des Scheiterns vor der Vollendung machen, ohne daß er resignierte. Der Name Leonardos wurde zum Gleichnis für den Forscherdrang der Menschen, für Suchen und Finden und Weitersuchen bis zum heutigen Tag; das umso mehr, als Leonardo den „Prozeß der Unvollendung" als Triebkraft seines Lebens anerkannte. Noch seine vom Schlaganfall ungelenke Hand entwarf mit großzügigerem Strich als die früheren, sensiblen Schraffuren die Skizze eines Schädels auf der Halswirbelsäule, ragend und von Muskeln gehalten wie der Mast eines Schiffes, einem „memento mori" gleich.

Die anatomischen Blätter gingen bald nach Leonardos Tod verloren; Rubens hat zumindest einige noch gesehen und hoch gelobt. Erst später tauchten sie in England wieder auf und sind heute im Besitz des englischen Königshauses in Windsor-Castle, noch rund 600 Exemplare. Ein einziges hat sich — wer weiß auf welchen Wegen? — nach Weimar verirrt. — Wenn von der Anatomie im Zusammenhang mit der Renaissance die Rede geht, dann kann man die Arbeit eines Leonardo da Vinci nicht außer acht lassen, selbst wenn sie sich nur in Notizbuchern niederschlug. Außerdem lehren uns allein schon die Zeichnungen, welch enormen Fortschritt auch in der anatomischen Forschung der neu gewonne Freiraum der Gedanken ermöglichen konnte.

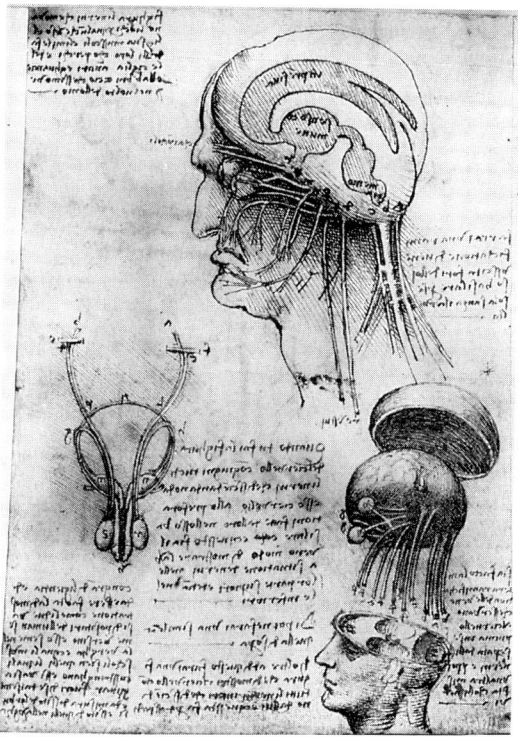

Leonardo da Vinci: Anatomische Zeichnungen. (Kunstsammlungen zu Weimar — DDR; Foto Held)

In der Zeit, da Leonardo da Vinci im französischen Schlößchen Cloux (nicht weit von Tours) starb, unternahm in Brüssel der fünf-, sechsjährige Sohn des Hofapothekers Kaiser Karls V. seine ersten anatomischen Untersuchungen, indem er Mäuse, Maulwürfe und Ratten sezierte — sehr zum Entsetzen der Familie und der Spielkameraden. Andreas Vesalius Bruxellensis nannte er sich später als junger Mann nach dem Herkunftsort seiner Familie, Wesel am Rhein, und nach seiner Heimatstadt Brüssel. Das Leben, das er vor sich hatte, sollte ungewöhnlich in hohem Grade sein, auch in jener an ungewöhnlichen Lebensläufen nicht eben armen Zeit. Der erste Abschnitt imponierte durch die zielstrebige Umweglosigkeit, mit der es dem Höhepunkt des „revolutionären Auftakts zum beispiellosen Triumphzug der neuzeitlichen medizinischen Wissenschaft" zueilte, der zweite und das Ende unklarer, rätselhafter. Immer aber drehte sich dieses Leben um die Anatomie und auch um die Chirurgie[15]).

In Leuwen und Paris studierte Andreas Vesal Medizin und lernte die Bestrebungen kennen, die Schriften des Galen von verworrenem mittelalterlichen Ballast zu befreien und zu läutern, wiedergefundene Originale aber — wenn nötig — zu restaurieren und zu erschließen. Das war „philologische Heilkunde" im besten Sinne. Einer ihrer bedeutendsten Vertreter — Johannes Winther von Andernach (1487—1574), Professor in Paris — las während des anatomischen Unterrichts aus den Schriften des Galen vor, und ein Gehilfe führte die Sektion durch. Noch sah man nicht, daß da Diskrepanzen bestanden zwischen den Worten des Buchs und den tatsächlichen Gegebenheiten. Noch war man stolz und glücklich, das antike Wissen wiederentdeckt zu haben und übernehmen zu können. Vesal, der bei Winther von Andernach studierte, soll später geäußert haben, sein Lehrer hätte wohl nie ein Messer zu anderem als zum mundgerechten Zerlegen von Speisen in die Hand genommen. Das mag

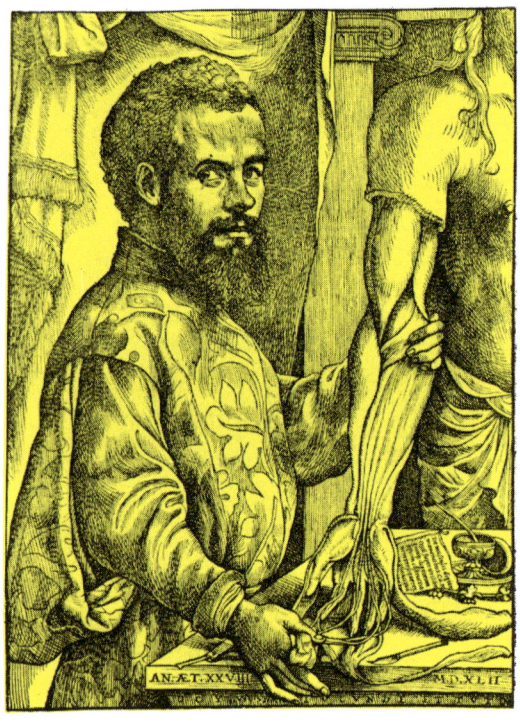

Andreas Vesal

richtig gewesen sein. Für Geringschätzung, die man solcher Bemerkung wohl entnehmen kann, bestand aber wenig Anlaß, denn Winther von Andernach hat mit seiner Übersetzung von Galens gerade wiedergefundenem Werk „De anatomicis administrationibus" (Über die Verfahrensweise beim Sezieren) ins Lateinische[16] zwar kein Seziermesser in die Hand genommen, aber er hat − und das ist das Entscheidende − diejenigen, die nach ihm kamen (Vesal gehörte dazu), gelehrt, wie (!) sie dieses Messer zu führen hatten.

Eine ganze Reihe junger Anatomen erfuhren das von ihren Lehrern, und sie lernten sehr schnell, am besten und am schnellsten aber Andreas Vesal. Schon in Paris mag er bemerkt haben, daß man nach Galens Methode sezierend und genau hinsehend auf eine ganze Reihe von sachlichen Fehlern eben dieses Galen aufmerksam werden konnte. Noch aber galten sowohl die überlegene Methode als auch das gewaltige Wissen des Galen als „unfehlbare höhere Offenbarung"[17]. Ja, der Kult, der um Galen gemacht wurde − gerade hatte man Schriften von ihm im Original wiederentdeckt oder in ebenso begeisterter wie mühevoller Arbeit erneuert −, dieser Kult führte dazu, daß man nun wie der große Grieche Tiere sezierte, um die Galenischen Lehren zu bestätigen. Zweifel an Galen, Abweichungen von ihm erschienen lächerlich und zwergenhaft.

In Vesal aber keimte dieser Zweifel, als er Paris verließ. Er bewunderte den großen alten Arzt aus Pergamon wegen dessen enormer wissenschaftlicher Arbeit, und er zweifelte gleichzeitig daran, daß alle Ergebnisse dieser Arbeit immer und in allen Einzelheiten völlig richtig waren.

1536 hielt Andreas Vesal auf seinem Wege in der Gegend von Leuwen kurz inne, sammelte dort seine ersten praktisch-medizinischen Erfahrungen, und er führte eigenhändig − wie Galen es getan hatte − Sektionen durch, aber an menschlichen Leichen, stahl sich wohl auch bei Nacht und Nebel ein Skelett vom Richtplatz, um − wieder wie

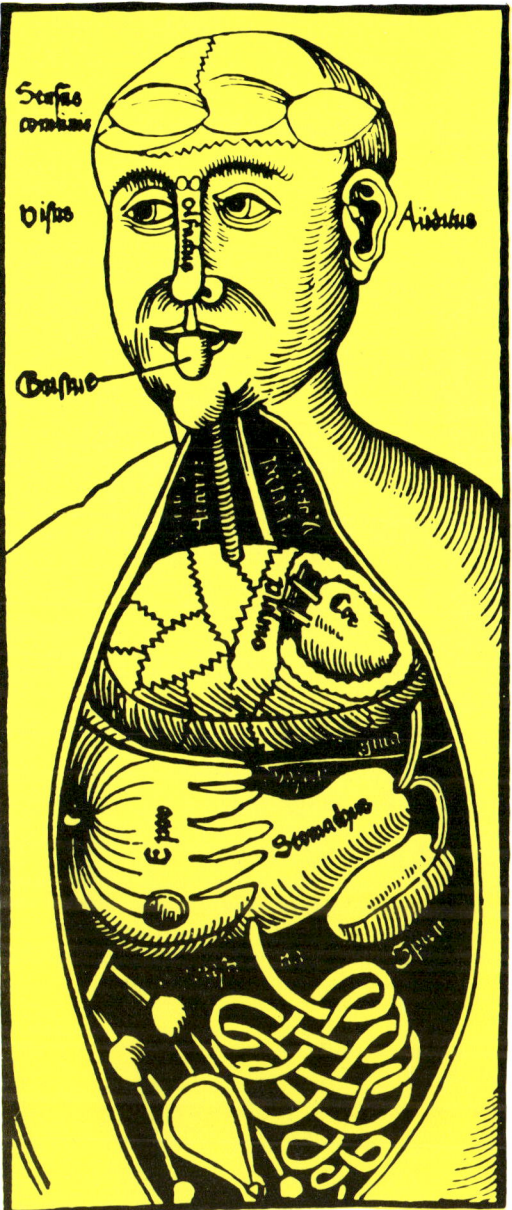

Anatomische Darstellung vom Anfang des 16. Jahrhunderts. Man erkennt beispielsweise die fünflappige Leber, den merkwürdig verschlungenen und verknoteten Darm sowie die primitive, symbolartige Abbildung von Nieren, Harnblase und Hoden. Der Autor dieses Bildes hat wohl nie ernsthaft die tatsächlichen Verhältnisse untersucht.

Galen — Knochen und Gelenke systematisch zu studieren, und machte sich dann — 1537 — auf in Richtung Süden.

In Venedig lernte er seinen Landsmann Jan Stephanus Calcar kennen, einen Maler und Schüler Tizians; diese Begegnung sollte sich wenig später als bedeutsam erweisen. In Venedig führte Vesal seine Studien fort und beendete sie wohl auch. Zielsicher endete sein Weg — vorerst jedenfalls — in der aufgeschlossenen Atmosphäre der „Libertas Pataviana", der damals sprichwörtlichen Universitätsfreiheit von Padua. Gleichsam ohne Atem zu holen legte Vesal dort noch am 5. Dezember 1537 das Doktorexamen ab und wurde am Tage darauf zum ordentlichen Professor für Anatomie und Chirurgie der Universität Padua berufen. Er war 23 Jahre alt.

Seine umfassenden medizinischen Kenntnisse, die von ihm ausgeführten Sektionen und eine erste gelehrte Schrift über das Werk des Arabers Rhazes waren die Empfehlungen, die er mitbrachte. Immerhin, eine solche Laufbahn stellte eine Ausnahme auch zu jener Zeit dar, in der junge Hochschullehrer nicht gar so selten waren. Die Universität von Padua hatte mit der Wahl ihrer Lehrer schon mehrfach eine glückliche Hand bewiesen; auch der junge Vesal hielt in glänzendster Weise, was man sich von ihm versprach, ja, er mag manchem sogar zu weit gegangen sein.

Die großen medizinischen Fakultäten jener Zeit waren üblicherweise mit zwei, manchmal drei ordentlichen Professoren ausgestattet (was nicht ausschloß, daß weitere, außerordentliche Professoren und auch Privatdozenten vorhanden waren): Der erste Professor las die Theorie, der zweite die Praxis der Medizin, der dritte — der „Professor tertiarius" — die Anatomie und die Chirurgie, eventuell noch weitere Fächer. Nicht selten wurde der Unterricht in Anatomie und Chirurgie nur recht sporadisch durchgeführt, immer aber blieb es beim „Lesen" — sowohl in der Chirurgie als auch in der Anatomie.

Wurden anatomische Sektionen durchgeführt, so las der Professor die alten Schriften vor, gab Anmerkungen dazu, während ein Gehilfe mehr schlecht als recht die Leiche zerlegte. Jeder hörte zu (wollen wir annehmen), kaum jemand sah genau hin.

Andreas Vesal, der junge Professor tertiarius in Padua, begann sein Lehramt mit neuen, damals ungewöhnlichen Methoden. Er lehrte regelmäßig und nach Plan. Die Sektionen führte er eigenhändig durch, ließ sich von seinen Schülern dabei helfen. Eine derartige Leichenzergliederung, eine „Anatomie", nahm normalerweise zwei bis drei Wochen in Anspruch. Und Vesal zögerte schon nicht mehr, die Fehler des Galen anhand der tatsächlichen Verhältnisse aufzudecken, so wie er sie nach und nach sicher erkannte.

Die intensivsten Studien während seiner „Anatomien" stellte zweifelsohne Vesal selbst an. Mit scharfem Verstand und sensibler Hand durchforschte er den Körper des Menschen und machte exakte Aufzeichnungen davon. Das erste Ergebnis legte er bereits 1538 vor: die in Venedig verlegten „Tabulae anatomicae" (Anatomische Tafeln), ein Band von wahrscheinlich sechs großformatigen Folioblättern. Die Zeichnungen dazu fertigte Jan Calcar an. Im Mittelpunkt standen Darstellungen des Skeletts, die besten, die bis dahin veröffentlicht worden waren, wenngleich nicht völlig frei von Fehlern.

Vesal wurde zu einer anerkannten Kapazität in Fachkreisen. Mindestens zweimal lud man ihn ins nahe Bologna ein, wissenschaftliche Sektionen vorzuführen. Das war umso bemerkenswerter, als daß zwischen den Hochschulen beider Städte nicht durchweg herzliche Beziehungen bestanden seit der Zeit, da Padua eine Gruppe unzufriedener Studenten und Professoren aus Bologna mit offenen Armen aufgenommen und eine eigene Universität gegründet hatte (1222).

Dort in Bologna zergliederte Andreas Vesal mehrere Leichen und auch — wohl mehr nebenbei — einen Affen, wie es Galen ja auch getan hatte. Und als Vesal die unübersehbaren Parallelitäten zwischen dem Befund am Affen und den anatomischen Angaben des Galen feststellte, fiel es ihm wie Schuppen von den Augen: Galen hatte Tiere seziert, nie einen Menschen, so hatte es der große Grieche auch niedergeschrieben. Falsch aber war es, die Tieranatomie mit der des Menschen gleichzusetzen, wie Vesal es zum Beispiel bei Winther von Andernach gelehrt bekommen hat und wie es alle anderen voller Bewunderung für Galen auch taten.

War es bisher noch nicht geschehen, so faßte Vesal jetzt den Entschluß, das zu tun, was Galen verwehrt geblieben war: eine Anatomie des Menschen zu schaffen, indem er – wie Galen – wissenschaftlich und systematisch vorging, indem er – wie Galen es an Tieren getan hatte – mit eigener Hand menschliche Leichen sezierte ... Indem Vesal also Galens Methoden anwendete, ging er daran, „den Galen neu zu schreiben" und so zu korrigieren, daß die menschlichen anatomischen Verhältnisse dargestellt wurden. Eine gigantische Aufgabe, denn er war in diesem umfassenden Sinne seines Vorhabens ohne Vorgänger, aber eine mit den Mitteln jener Zeit weitgehend lösbare Aufgabe (was man wohl von der wesentlich weitergreifenden Absicht Leonardos nicht sagen könnte, dessen Zeichnungen übrigens Vesal nie zu Gesicht bekommen hat).

1542 schloß Vesal seine Forschungsarbeiten ab und reiste von Padua nach Venedig. Dann klafft eine Lücke von einigen Monaten in unserer Kenntnis seines Lebenslaufs. Wüßten wir über diesen Zeitabschnitt genaueres, so könnten wir wohl die Frage nach der Urheberschaft der bis dahin beispiellosen Abbildungen in Vesals großem Werk eindeutig beantworten. Die wissenschaftliche Arbeit dazu tat der junge Anatom. Die künstlerische Qualität aber wies gegenüber den „Tabulae anatomicae" eine derart eindrucksvolle Verbesserung auf, daß hin und wieder Zweifel an der Annahme geäußert wurde, Calcar hätte die Abbildungen geschaffen, zumal er im Buch dann nicht genannt wurde;

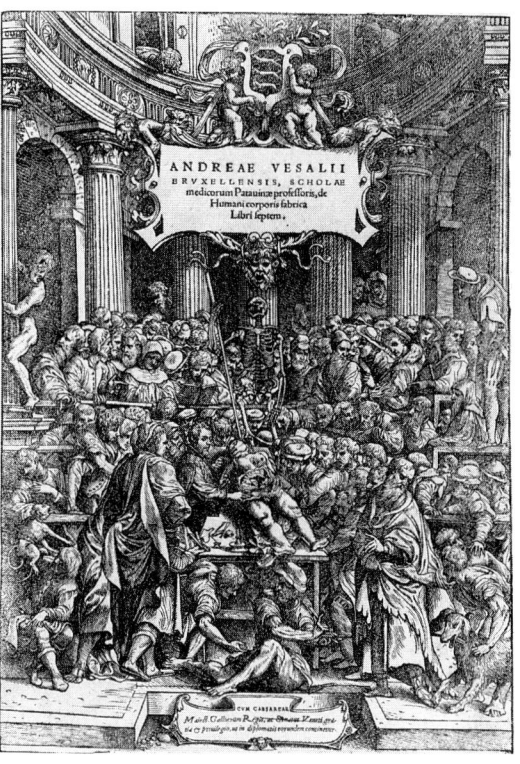

Das Titelblatt aus Vesals „De humani corporis fabrica", Ausgabe von 1543.

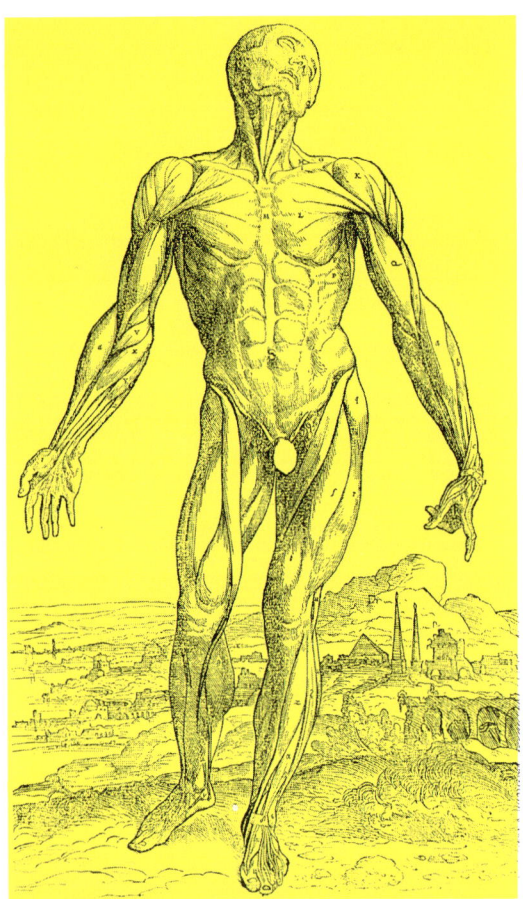

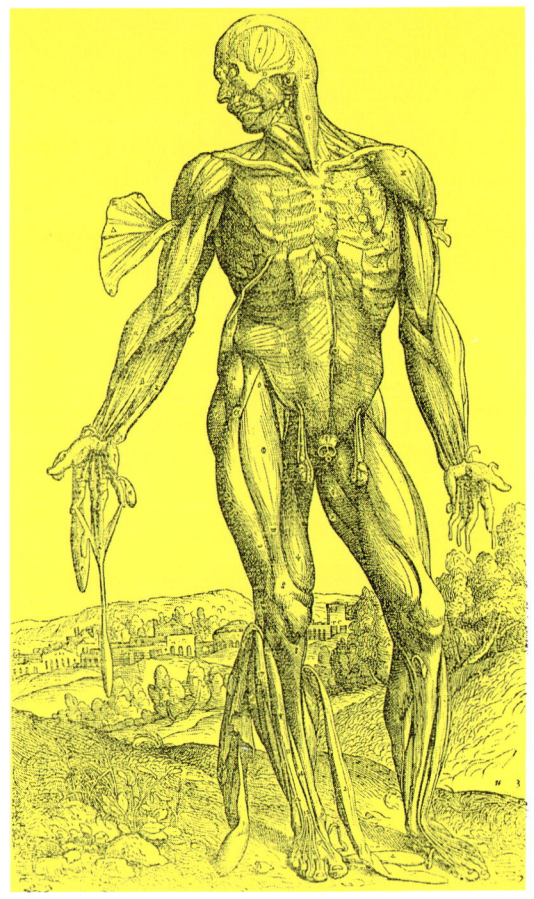

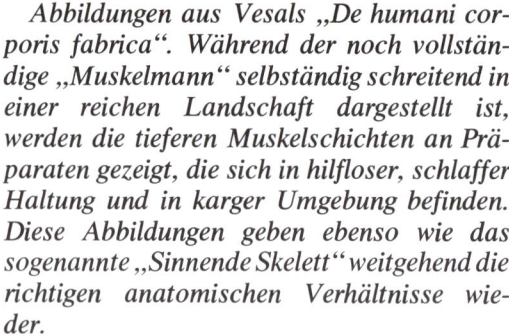

Abbildungen aus Vesals „De humani corporis fabrica". Während der noch vollständige „Muskelmann" selbständig schreitend in einer reichen Landschaft dargestellt ist, werden die tieferen Muskelschichten an Präparaten gezeigt, die sich in hilfloser, schlaffer Haltung und in karger Umgebung befinden. Diese Abbildungen geben ebenso wie das sogenannte „Sinnende Skelett" weitgehend die richtigen anatomischen Verhältnisse wieder.

man hat auch andere der Tizian-Werkstatt nahestehende Künstler, sogar Tizian selbst in Betracht gezogen[18]). Nun, wie auch immer: Anfang 1543 traf Vesal nach beschwerlichem Weg über die Alpen, die Holzstöcke mit Probedrucken im Gepäck, in Basel ein, wo er zusammen mit dem Verleger Oporinus die Herausgabe des großen anatomischen Werkes besorgte, das den Titel „De humani corporis fabrica" (Über den Bau des menschlichen Körpers) bekam; im Zusammenhang damit ließ er gleichzeitig einen kurzen Abriß, die „Epitome", drucken. Ende 1543 kehrte Vesal zurück nach Padua. Welch große und kühne Leistung lag hinter ihm.

Denn Kühnheit war fraglos erforderlich, allein und auf das vertrauend, was er gesehen hatte, allen anderen gegenüberzutreten,

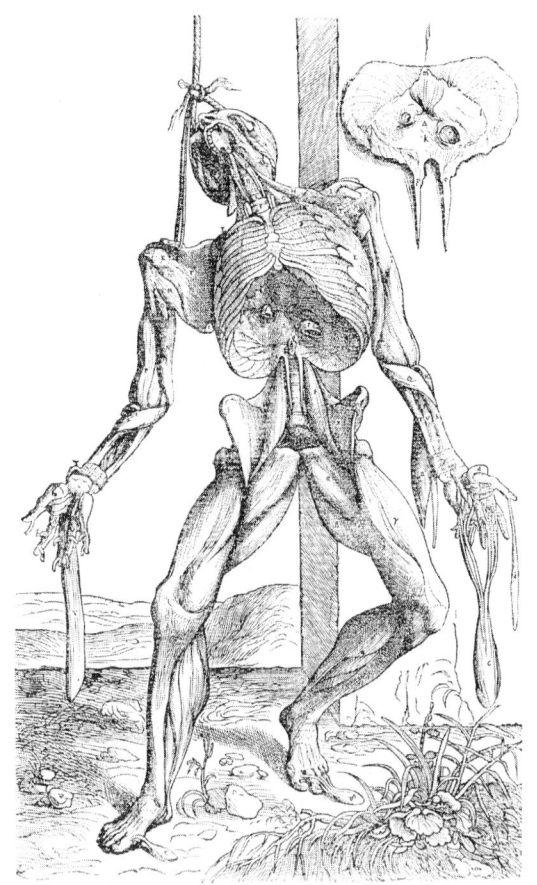

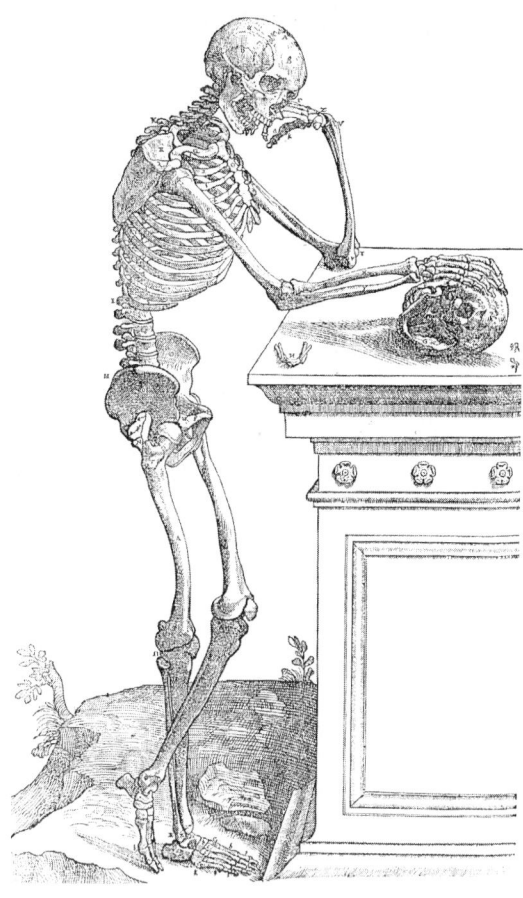

denen Galen als unantastbare und höchste Autorität galt. Das hieß nicht mehr und nicht weniger, als dem Mittelalter in der Medizin die Stirn zu bieten, entsprach doch die Galenverehrung der ersten Renaissanceperiode noch dem mittelalterlichen Verhalten gegenüber den Autoritäten. Aber er – Vesal – hatte es gesehen: Es gab keine Poren in der Herzscheidewand, keinen Herzknochen, keine fünf Leberlappen, die Milz produzierte keine schwarze Galle … Galen hatte sich geirrt.

Vesals Buch schlug ein wie eine Bombe. Er sah sich erbitterten Anfeindungen von seiten der Vertreter der Schulmedizin ausgesetzt, und er nahm den Kampf auf, geschickt, kraftvoll, leidenschaftlich, letztlich erfolgreich. Sein Buch fand große Verbreitung. Andere Anatomen folgten Vesals Beispiel, setzten

seine Arbeit fort. In Padua beispielsweise führte die Linie weiter durch die Zeit bis zu William Harvey (1578–1657), jenem Engländer, der dort später – um 1618 – das Geheimnis des Herzschlages und des großen Blutkreislaufs enträtselte.

Ja, nach Erscheinen von Vesals Buch wurde „Anatomie" in bestimmten Kreisen des Bürgertums und des ihm nahestehenden Adels – die alle nichts davon verstanden – zu einer Art Modeerscheinung. Gerard Doux malte ein Stilleben mit der Darstellung von Vesals Buch. Es gehörte zur feinen Lebensart, den Vorführungen im „anatomischen Theater" beizuwohnen; man begriff kaum etwas, aber es war aufregend und ein wenig unheimlich und eben modern. Wenn dies auch ungeahnte und gewiß unbeabsichtigte Kreise waren, die Vesals „Fabrica" da zog, so sind sie doch ein Hinweis mehr auf das große Echo, das dieses Buch auslöste.

Als der Kaiser ihn rief, verließ Vesal die „Freiheit Paduas" und reiste mit seinen Büchern an den Hof Karls V., der sich oft in Brüssel – der Heimat Vesals – aufhielt. Dort erreichte er den äußeren Höhepunkt seiner Laufbahn, er wurde kaiserlicher Leibarzt. Die praktische ärztliche Arbeit stand nun im Vordergrund; der Ruhm, den der Heilkundige Vesal sich in dieser Zeit erwarb, wurde in der Folge – wohl ein wenig zu Unrecht – von dem Nachruhm des Anatomen Vesal überstrahlt.

Völlig aber wollte der kaiserliche Leibarzt nicht von der Anatomie lassen, er arbeitete an der zweiten Auflage seines großen Buches, die 1555 erschien.

Als im gleichen Jahr Karl V. sein Reich, in dem „die Sonne nicht unterging", teilte und sich im spanischen Estremadura nahe dem Kloster San Yuste zur Ruhe setzte, folgte Vesal nach einigem Zögern dem Ruf an den Hof des spanischen Teilreichs, an den Hof Philipps II. in Madrid. Obwohl er sich zunehmenden Angriffen durch Anhänger der scholastischen Medizin ausgesetzt sah, erwarb er sich auch dort als Arzt – und als Chirurg! – einen ausgezeichneten Ruf. Immer stärker stützte er sich auf eigene Erfahrungen, immer weiter entfernte er sich von der Schulmedizin, und er griff mit der gleichen Selbstverständlichkeit wie einst antike Ärzte zum Messer, um eigenhändig zu operieren. Vesals Bekanntheit als Chirurg muß groß gewesen sein, so daß in Venedig im Jahre 1569 – kurz nach Vesals Tod – ein umfangreiches chirurgisches Werk betitelt „Chirurgia magna" unter seinem Namen erscheinen konnte und als seine Arbeit akzeptiert wurde; noch 1725 war es in der von Boerhaave und Albini herausgegebenen Sammlung der Werke Vesals enthalten. Wir wissen heute, daß diese „Chirurgia magna" eine dreiste Fälschung ist; schon eine Anzahl anatomischer Fehler, die einem Vesal nicht unterlaufen wären, weisen darauf hin.

Anatomische Forschungen, chirurgische Praxis, kritische Haltung gegenüber der Schulmedizin – all das trug nicht dazu bei, Vesals Verhältnis zu den der mittelalterlichen Medizin anhängenden Kollegen zu verbessern. Und man wird am erzkatholischen Hof, der den Renaissancegedanken von der geistigen Unabhängigkeit völlig ablehnend und verständnislos gegenüberstand, dem Leibarzt, der aus der „Freiheit Paduas" gekommen war, mit wachsender Reserviertheit begegnet sein. Möglich auch, daß die Inquisition den unbequem werdenden Leibarzt belauerte, der sich nun wieder intensiver der Anatomie widmete, vielleicht nicht nur der des gesunden, sondern auch der des kranken Körpers.

Je weiter dieses Leben vorankam, um so unschärfer werden uns seine Konturen. Da gibt es einen zeitgenössischen Bericht darüber, daß Vesal die Leiche eines vornehmen Spaniers mit Zustimmung der Angehörigen und in deren Anwesenheit sezierte und daß, als er den Brustkorb öffnete, das Herz zu schlagen begonnen hätte. War es deshalb oder wegen etwas anderem, jedenfalls scheint Vesal vor dem Inquisitionsgericht gestanden zu haben und Schlimmem nur durch das Gelöbnis einer Pilgerfahrt nach Jerusalem ausgewichen zu sein. Oder war das ein geschickter Schachzug, Madrid den Rücken zu kehren? Merkwürdig immerhin der Besuch in Venedig, wo er anscheinend alte und neue Kontakte pflegen wollte für die Zeit nach seiner Rückkehr. Dann reiste er ab. Sein weiterer Weg verlor sich bald vollends im Ungewissen. Ging die Fahrt wirklich nach Jerusalem oder – wie nicht ganz ausgeschlossen – nach Zypern? Ein Brief existiert, den der Kardinal Granvella in Madrid von einem Beamten aus den spanischen Niederlanden Ende 1564 erhielt. Der Schreiber meinte zu wissen, daß Vesal auf der Rückreise aus dem Heiligen Land todkrank an den Ufern einer griechischen Insel ausgesetzt wurde und dort gestorben ist.

So verwehte das Leben eines Mannes, der

von Kräutern und Arzneien, natürlich die verschiedenen Operationen und die Methoden der Wundbehandlung. Und schließlich — aber nicht zuletzt — soll der Chirurg „der kranken nuz mer dan seinen bedenken, mer der kunst dan dem gelt anhangen ..."[23])

Wie umstritten das Werk des Paracelsus auch heute im Detail sein mag, im Hinblick auf seine Chirurgie zumindest wird man dem großen, einsamen Mann vor allem Zustimmung zollen dürfen. Wir tun das heute; die Situation damals freilich bot noch wenig fruchtbaren Boden für Anregungen, wie sie beispielsweise Paracelsus gab. Die Ärzte verharrten in ihrer traditionellen Ablehnung der praktischen Chirurgie, die sie unter ihrer Aufsicht in den Händen der Handwerkerchirurgen als gut aufgehoben befanden, was — neben anderem — auch eine recht bequeme Haltung war. Allerdings gingen einige Universitäten dazu über, Chirurgen anatomischen Unterricht zu erteilen, was ein Schritt vorwärts war.

Kehren wir zum Ende dieses Kapitels noch einmal nach Italien zurück, wo vor dem Hintergrund einer frühbürgerlichen Entwicklung in einer Vielzahl selbständiger Stadtstaaten die Wissenschaften einen großartigen Aufschwung genommen hatten. In dessen Folge gab es dort auch erste Fortschritte in der praktischen Chirurgie.

Im Jahre 1597 erschien in Venedig ein Buch, das uns als Beispiel dienen soll. Es hieß „De curtorum chirurgia" (Über die Chirurgie der Verstümmelungen), der Verfasser war der Chirurg Gaspare Tagliacozzi (1546–1599), und es ging darin um nichts anderes als um „plastische Chirurgie" (wie wir heute sagen). Rund 150 Jahre vorher bereits war die Kunde davon, daß italienische Chirurgen verstümmelte Nasen wieder erneuern könnten, bis zu Heinrich von Pfalzspeint nach Deutschland gedrungen. Es scheint, als hätte um jene Zeit

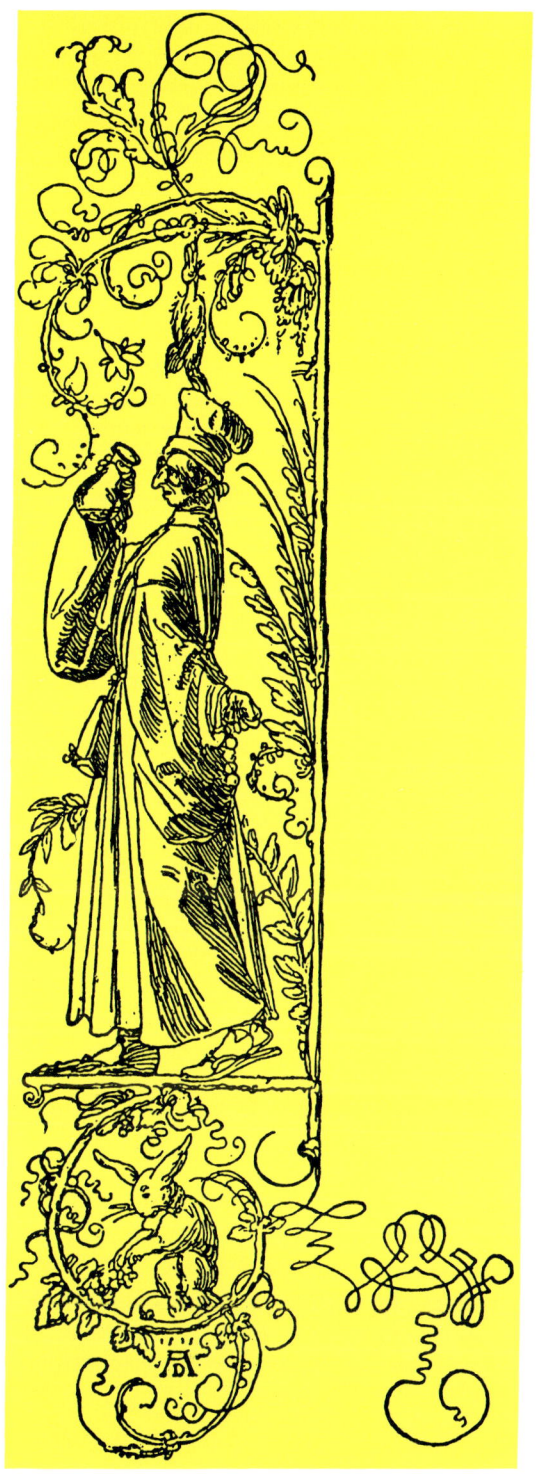

Der Arzt. Randzeichnung Albrecht Dürers aus dem Gebetbuch Kaiser Maximilians. (Peters)

— in der ersten Hälfte des 15. Jahrhunderts — ein Wundarzt in Catania auf Sizilien eine solche Methode erfunden — wiedererfunden wäre das bessere Wort, denn in Altindien waren derartige Eingriffe ja bereits einmal bekannt gewesen.

Der „Bedarf" nach einer solchen plastischen Chirurgie wurde in Italien seinerzeit in makabrer Weise dadurch geweckt, daß es anscheinend eine recht häufig geübte Strafmaßnahme war, die Nase abzuschneiden. Das hieß für den Chirurgen, daß er um Ersatz für den vorderen, aus Haut und Knorpel bestehenden Teil der Nase bemüht sein mußte; das knöcherne Gerüst blieb bei dieser Strafe weitgehend unverletzt (hier wäre die plastische Erneuerung damals auf kaum überwindbare Schwierigkeiten gestoßen).

Die Methode ähnelte im Prinzip der altindischen: Man löste ein entsprechend großes Stück Haut aus dem Oberarm oder auch der Stirn und nähte es als neue Nasenspitze fest. Der geniale Grundgedanke dabei war, daß dieser Hautlappen an einer Stelle so lange mit dem Entnahmeort verbunden blieb und von dorther mit Blut versorgt wurde, bis er an dem neuen Ort eingeheilt war. Für den Patienten bedeutete diese Operationstechnik, daß er für etwa zwei bis drei Wochen komplizierte Gesichtsverbände oder unbequeme Bandagen zwischen hochgerecktem Arm und Kopf ertragen mußte. Wenn alles gut ging, war dann aber die Entstellung seines Gesichts behoben; und es scheint nicht selten gut gegangen zu sein, denn zeitgenössische Berichte — auch von Patienten — lobten dieses Verfahren sehr. Was blieb, waren Narben um die Nase, unscheinbar bei guter Heilung, und Narben an der Entnahmestelle, Stirn oder Oberarm. — Möglich übrigens, daß auch Vesal eine derartige Operationsmethode beherrscht hat.

Gewiß spielte die Erfahrung bei der Erarbeitung einer derartigen plastisch-chirurgischen Operation eine große Rolle (nach dem gleichen Prinzip konnte man auch verstümmelte Lippen ersetzen), aber es müssen auch anatomische Vorstellungen über die Blutversorgung der Haut und über ihre Bedeutung vorhanden gewesen sein. Gaspare Tagliacozzi faßte das zu seiner Zeit schon traditionsreiche Wissen um diese plastischen Operationen zusammen und veröffentlichte es in klarer Darstellung und versehen mit exzellenten Abbildungen in seinem Buch — ein Markstein in der Entwicklung der italienischen Chirurgie jener Zeit.[24])

Erwähnt sei noch kurz, daß auch Zambeccari ein Italiener war, dem die erste operative Entfernung einer Niere gelang[25]). Wenn dies auch erst im Jahre 1670 geschah, so möchte man diese Operation doch auch als Ergebnis des anwachsenden anatomischen Wissens werten. Freilich blieb das ein Einzelfall, blieb die Ausnahme, die nur die Regel bestätigte, daß es der Chirurgie im allgemeinen verwehrt war, in das Körperinnere vorzudringen.

Und wir wollen nicht in der Zeit vorauseilen, sondern im 16. Jahrhundert ausharren, in dem noch so vieles in der Chirurgie geschah. Nur, wir müssen den Schauplatz wechseln und Italien verlassen.

Die Blütezeit der italienischen Stadtstaaten ging zu Ende. Die großen Nationalstaaten — insbesondere Frankreich — überflügelten das zersplitterte Italien. Kamen die für die Chirurgie großen und zukunftsträchtigen Anregungen auch oft (und auch noch in der Folgezeit) aus der Atmosphäre der italienischen Städte, so waren doch gleichzeitig die Bedingungen für die Entwicklung der praktischen Chirurgie in Frankreich, in England, in Holland, auch wohl in einigen Staaten des deutschen Kaiserreichs wesentlich günstiger. Die Basis dafür lag in der Notwendigkeit einer guten Kriegschirurgie für die großen Heere in den kaum jemals abreißenden Kampfhandlungen — die Kriegschirurgie, die wir immer wieder im Dreh- und Angelpunkt der Geschichte der alten Chirurgie sehen.

Kapitel 7
Zwischen Scharlatanerie und Chirurgie

Ganz ohne Frage machte die Chirurgie Fortschritte im 15. und im 16. Jahrhundert. Eine der Ursachen dafür lag gewiß in der von Italien ausgehenden Renaissance und ihren Auswirkungen in Europa; eine andere in der weiteren Entwicklung verschiedener Nationalstaaten, die zentralisiert und straff verwaltet wurden, in deren Städten das bürgerliche Leben gedieh und für die – nicht zuletzt – die Armeen eine wichtige Bedeutung hatten.

Unter diesen Bedingungen erfuhr die Chirurgie, wie sie durch die Handwerkerchirurgen repräsentiert wurde, vielerorts eine spürbare Aufwertung. Tüchtige Kriegschirurgen wurden geschätzt, von den Herrschern und Heerführern wie von den Soldaten. Und innerhalb der Gemeinschaft einer Stadt hatten die Stadtwundärzte – organisiert in ihrer Zunft wie andere Handwerker auch – ein fest umrissenes Aufgabengebiet, eine klare gesellschaftliche Stellung und gingen redlich ihrem Handwerk nach – die Mehrzahl von ihnen jedenfalls. An der hochmütigen Haltung der Ärzte gegenüber den Chirurgen änderte sich allerdings nur wenig, wenngleich die Zusammenarbeit auf der Grundlage der Unterordnung des Wundarztes unter den Arzt, den „medicus", meist recht gut funktionierte, zumindest ohne solche Kämpfe zwischen Ärzten und Chirurgen, wie sie in Paris im Gange gewesen waren. An der Trennung der praktischen Chirurgie von der wissenschaftlichen Medizin änderte sich nichts.

Dieser leichten Besserung der Situation der Chirurgie entsprachen verschiedene sachliche Fortschritte in Form neuer oder verbesserter älterer Behandlungsmethoden, wie sie den herausragenden Chirurgenpersönlichkeiten zu danken waren. Solche bedeutenden Gestalten hat die alte Chirurgie zu allen Zeiten hervorgebracht, und sie erfreuten sich meist einer hohen Anerkennung. Nur dürfen ihre Rolle, ihre Bedeutung, ihr Werk nicht ohne weiteres mit den allgemeinen Verhältnissen in der Chirurgie gleichgesetzt werden. Zu oft figurierten die Großen der Chirurgie als Ausnahmeerscheinungen vor einem ansonsten recht düsteren Hintergrund.

Und dieser Hintergrund war im 15./16. Jahrhundert nicht nur gekennzeichnet durch den niedrigen Wissensstand der meisten Handwerkerchirurgen – der Kriegs- und Stadtwundärzte –, sondern auch durch die Existenz des Völkchens der wandernden und abenteuernden Steinschneider, Bruchbrenner, Starstecher und Zahnreißer, der Scharlatane und Marktschreier. Der vorherrschende Eindruck, den diese Leute hinterlassen haben, war der eines weit verbreiteten, grassierenden Übels, von Schaden für die Patienten und für die Chirurgie.

Nun, umherziehende Heilpraktiker unterschiedlicher Qualität gab es seit langem, schon seit Hippokrates' Zeiten. Und es scheint, als hätten sich bereits damals einige von ihnen durch Geschäftstüchtigkeit und schlechte Arbeit ausgezeichnet. Auch Rhazes, der arabische Arzt und Philosoph, beklagte sich bitter über sie.

In der Zeit aber, von der hier die Rede ist, beschäftigten sich Leute vielerlei Schattierung und Herkunft mit dem Operieren, nur eben die Ärzte nicht. Und in dieser Zeit nahmen die zwielichtigen Gestalten in der Chirurgie überhand, als da waren „Schuster, Schneider, Pfaffen, Landtsknechte, Betler, Hencher, Schinder, Sauhschneider, Schellmen und Diebe" ... „Es gerähte oder vorderbe, da fragen sie nicht nach, wenn nur geldt bringet"[1]), das war die grimmige Meinungsäußerung eines Wund- und Schnittarztes, der sein Handwerk mit Ernst und Gewissenhaftigkeit ausübte.

Man muß allerdings hier einrücken, daß viele der überlieferten Meinungsäußerungen über Wanderchirurgen einen durchaus parteiischen Eindruck machen, stammen sie doch meist von Stadtwundärzten oder auch von fürstlichen oder königlichen Chirurgen, denen die Wanderoperateure hin und wieder ernste Konkurrenz gemacht haben mögen. Schon die oft recht hohen Honorartaxen, wie sie für die ansässigen und angestellten Wundärzte festgelegt waren, mochten manchen Kranken zum nicht ganz so teuren Wanderoperateur haben gehen lassen. Für eine Reihe der Wanderchirurgen wäre der Versuch einer Ehrenrettung durchaus angebracht, und wir werden ihn im Fortgang unserer Erzählung ein- oder zweimal unternehmen (s. S. 169 u. 183). Zunächst aber müssen wir doch einige Worte über die wirklichen Scharlatane und Schwindeloperateure verlieren.

Diese fragwürdigen Gestalten verfügten fast durchweg über keine solide Ausbildung, nicht einmal über die einfachen, handwerklichen Fähigkeiten der meisten Wundärzte. „Wenn sie denn solche Kunst (speziell war hier der Blasensteinschnitt gemeint) einmal oder Zwier gesehenn habenn, laufenn sie darvon ... ziehen darnach aus, als werren sie die aller gewaltigsten Ertzte ... betriegen also landt und leuthe ... bringen gar viell menschenn umb ihr lebenn".

Ein besonders starkes Stück, das manche der umherziehenden Scharlatane in ihrem Repertoire hatten, war das sogenannte „Narrenschneiden". Ist uns von einigen Wundärzten — bedeutenden oder nicht — wichtige Nachricht aus der Vergangenheit durch ihre Schriften erhalten geblieben, so fehlt uns eine solche Quelle bei Scharlatanen und Marktschreiern. Sie schrieben nichts auf über ihre Taten oder Untaten, waren wohl auch des Schreibens und Lesens nicht immer mächtig. Aber zeitgenössische Künstler nützten die pittoresken Szenen — die Marktschreier und ihr Publikum — für genrehafte Darstellungen, wie sie uns von einigen Malern überliefert sind. Und dann lebte zu dieser Zeit in Nürnberg ein Mann, der sich auf das Verseschmieden mindest ebenso gut verstand wie auf die Schuhmacherei: Hans Sachs (1494–1576). Von ihm ist Genaueres zu erfahren. In einem seiner Fastnachtsspiele, dem er den Titel „Das Narrenschneiden" gab, schilderte er das Auftreten und die Arbeitsweise eines solchen Scharlatans.

Ein „Arzt" und sein Knecht kommen in eine Gastwirtschaft. Der Arzt weist sich mit Brief und Siegel als „bewährter Arzt" aus und fragt nach „Frau oder Mann, / die mügen sich mir zeigen an. / Sie haben faul Fleisch oder'n Stein, / die Husten oder'n Zipperlein, / den Meuchler trunken z'viel, / den Grimm gewunnen ob dem Spiel, / Eifersucht oder das Sehnen, / das Laufend, Krampf, mit bösen Zähnen, / auch sunst für Krankheit was es sein ...". Ein Kranker meldet sich: „... weil groß geschwollen ist mein Leib, / als sei ich ein großbauchet Weib, / und rührt sich Tag und Nacht in mir". Der Arzt besieht den Urin des Patienten und stellt die Diagnose: „Soll ich's nit zu eim Wunder jehen? / Der Mensch steckt aller voller Narrn", und der Knecht: „Mein Freund, so ist gar nicht zu harrn. / So muß man dir die Narren schneiden." Der Kranke zögert erschrocken, läßt sich aber schließlich von allerlei Reden und Tricks überzeugen und liefert sich dem Arzt aus. „Soll man schneiden, lieber Gsell, / so mußt du dich dem Arzt voran / ergeben für einen toten Mann, / dieweil das Schneiden ist gefährlich".

Der Knecht legt die Gerätschaft bereit — „Zangen, Schermesser und Blutschwammen, / zur Labung Säft und köstlich Würz" — und bindet den Kranken fest: „Gehab dich wohl! Itz wird es gehn. / Beiß aufeinander fest die Zähn! / So magst du's dester baß erleiden." Der Arzt schneidet nun den Bauch auf, der Patient schreit laut, der Knecht tröstet ihn: „Das hat man dir gesaget eh, / es werd nit sein Küchlein z'essen". Der Arzt zieht nacheinander die Narren Hoffahrt, Geiz, Neid, Unkeuschheit, Föllerei, Zanksucht, Faulheit heraus, zuguterletzt auch noch das „Narrennest" auf daß keine neuen Narren wachsen. Dann wird der Bauch zugenäht.

Der Kranke ist gesund, lobt den Arzt und spricht dann: „O wie ahn Zahl in dieser Stadt / weiß ich armer und reicher Knaben, / die auch mein schwere Krankheit haben, / die doch selber entpfinden nicht / noch wissen, was ihn' doch gebricht." Und der Arzt — oder ist es der Autor des Stückes? — beschließt: „Ein jeglicher, dieweil er lebt, / laß er sein Vernunft Meister sein / und reit sich selbst im Zaum gar fein / ... Zu Pfand setz ich ihm Treu und Ehr, / daß alsdenn bei ihm nimmermehr / gemeldter Narren keiner wachs. / Wünscht euch guter Nacht Hans Sachs!"

Eine Geschichte mit Moral; freundliche, aber treffsichere Kritik des Schuhmachers von Nürnberg an den Schwächen seiner Mitbürger. Der Arzt kam gar nicht schlecht dabei weg.

Daß Hans Sachs mit seiner Darstellung den tatsächlichen Verhältnissen recht nahe war, belegen Gemälde und Stiche aus dieser Zeit: Der Scharlatan brachte dem Opfer einen Schnitt am Kopf oder auch am Hals bei und zog dann mit viel Brimborium Steine hervor, die ihm ein Gehilfe vorher heimlich zugesteckt hatte. Alle Umstehenden schienen eingeweiht, wußten Bescheid, feixten ob des prachtvollen Spektakels. Nur der arme Patient — schmerzverzerrt das Gesicht — hielt still, glaubte dem Humbug und hoffte auf Linderung seines Leidens, des Kopfschmerzes, der Krampfanfälle, des Zahnbohrens...

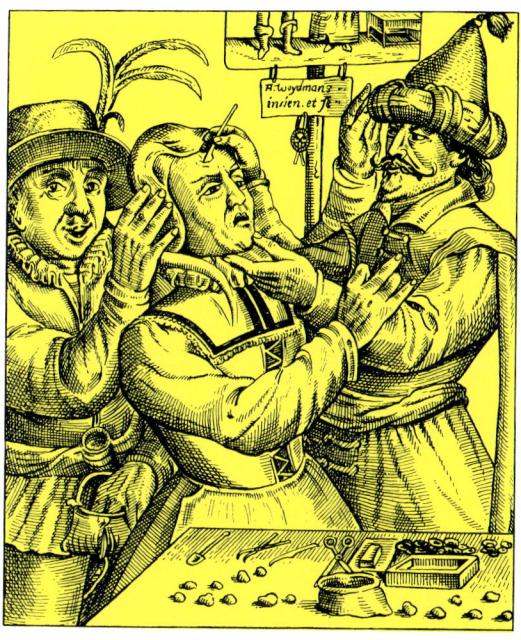

Eine Schwindeloperation. Der Scharlatan gibt vor, Steine aus der Wunde am Kopf der Patientin hervorzuziehen, die ihm sein Gehilfe vorher heimlich zusteckt.

In einigen wenigen, geeigneten Fällen mag es bei dem gefährlichen Unsinn des „Narrenschneidens" auf dem Wege über die Suggestion sogar zu Heilungen gekommen sein. Alles in allem aber kennzeichneten diese Schwindeloperateure den Tiefpunkt chirurgischer Entwicklung; makaber allein schon, solche Vorgänge in irgendeinen Zusammenhang mit der Vergangenheit der Chirurgie bringen zu müssen. Ungezählt die Opfer, die diesen Scharlatanen in die Hände fielen, sich in verzweifeltem Vertrauen den Torturen des Schneidens unterzogen und deren Qualen und Leiden erst mit dem Tode endeten.

Aber diese und andere Abenteurer der Chirurgie fanden ihr Publikum und ihre Patienten. Das hatte gewiß verschiedene Gründe. Der Tiefstand der Chirurgie, der — von Ausnahmen abgesehen — das allgemeine Bild kennzeichnete, war die Hauptwurzel des Übels. Welche Alternative hatte ein Kranker, der der chirurgischen Behandlung bedurfte? Er konnte sich dem — keineswegs billigen — Stadtwundarzt anvertrauen, der um ehrliche Arbeit bemüht war, doch dessen Möglichkeiten der Zeit entsprechend eng begrenzt waren; und Wunder konnte er nicht tun. Es war aber die Zeit der Wahrsagerei, der Astrologie, der Magie, die „Zeit des Dr. Faust". Wundergläubigkeit, Aberglaube und Leichtgläubigkeit lagen dicht beieinander. In eben dieser Zeit zogen die Ablaßverkäufer durch die Lande und machten nach dem Motto „Wenn der Taler in dem Beutel klingt, die Seele in den Himmel springt" mit der Gläubigkeit, der Leichtgläubigkeit der Menschen große Geschäfte, um der Kirche Geld für den Bau des Petersdoms in Rom einzubringen. — Der arme Kranke, der verzweifelt nach Hilfe suchte, nahm Zuflucht zu seiner Leichtgläubigkeit und zu dem einzigen Ausweg, den er sehen konnte, und lieferte sich dem „Wunderdoktor" aus, auch dann, wenn er — als er noch gesund war — über die Leichtgläubigkeit anderer gelächelt hatte. Wer, wenn nicht der „Wunderdoktor", konnte ihm noch helfen?

Andererseits nützten diese Wanderchirurgen und Marktschreier — bewußt oder unbewußt — einen solchen Geist der Zeit aus, indem sie alle Register einer entsprechenden Reklame zogen. Sie kehrten das Exotische heraus, behaupteten, von weither zu kommen — mochte es stimmen oder nicht —, suggerierten das geheimnisvolle Wissen um Wunderkräfte fremder, ferner Länder. Das allein weckte schon die Neugier der Menschen in den Städten und Dörfern, die ja normalerweise nur selten Gelegenheit fanden, etwas von „draußen" zu erfahren, und jedem Fremden gern zuhörten. Der bunt geschmückte Stand des „Wunderdoktors", die zum Lärm von Trommeln und Trompeten vorgezeigten Zauberkunststücke, die großspurigen Reklamesprüche, die vielversprechenden Plakate überall im Ort zogen das Publikum vollends in den Bann des „gewaltigen Arztes". Während der Meister und seine Gehilfen als Feuerfresser auftraten, mit Kartenkunststücken brillierten, auf glühenden Eisen tanzten, zwischendurch diverse Allheilmittel verkauften, gingen die Reklamezettel von Hand zu Hand und taten ein Übriges an Wirkung.

Die Menschen kamen zu dem Mann, der sich großartig als „Operator et medicinae practicus" bezeichnete. Sensationslust war dabei, überhaupt die Freude, etwas nicht Alltägliches zu erleben, … und irgendwo auch ein wenig Hoffnung, dieser weitgereiste „Doctor, Cyrurgus und Oculist" könnte vielleicht doch Hilfe bringen, Schmerzen lindern, Krankheiten heilen, wie es die verteilten Flugblätter versprachen.

Lassen wir diejenigen dieser Blätter beiseite, die sich überwiegend in großsprecherischer Prahlerei ergingen, und mit ihnen auch die dazugehörigen „Wunderdoktoren", so findet sich unter den Wanderchirurgen doch auch mancher, der nicht so ohne weiteres als Scharlatan gekennzeichnet werden kann. Von den vielen anderen hoben sich einige ab, bei denen man ernsthaftes Bestreben und aus Erfahrung geborene Bescheidenheit ver-

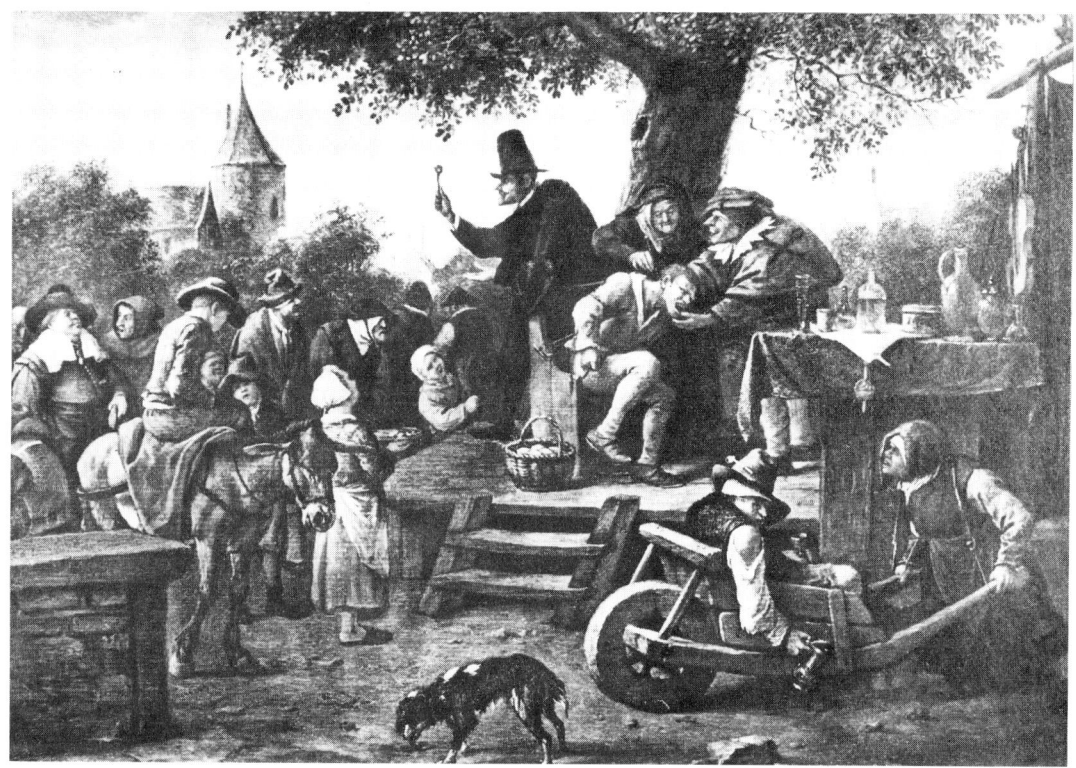

Der Quacksalber. (Deutsche Fotothek, Dresden)

spürt, wenngleich auch diese nicht auf markt-schreierisches Gehabe verzichten mochten, schon allein, um vor der lautstarken Konkurrenz bestehen zu können. Ein solcher Wanderchirurg schlug im Jahre 1470 in Leipzig seinen Stand auf und pries seine Fähigkeiten in einem umfangreichen Katalog an, aus dem einiges hier wiedergegeben sei:

„Czu wissen sei allermeniglich, daß ein bewerter meyster herkommen ist in allerley Stuken der Wundarzney von dem Haupt bis uff die Fuße.

czum ersten den bruch czu schneiden mit gots hulffe.

item auch etzliche bruch czu wenden ungesnyten an frawen und an mannen:

item den steyn zu sneyden

item die Fistel und Krebse czu heilen, wo das möglich zu heilen steht.

item ouch den staar czu stechen an den ogen und etzlich gebrechn an den ogen ouch zu vertreiben.

item hassenscharten czu sneyden und czu heilen.

item och mancherley heymliche Krankheit an frawen und mannen wenden die nit offenberlich czu schreiben sind.

item ist er ouch eyn guter wundartz czu alten und czu faulen wunden.

item aouch frische wunden und beinbruch zu heilen.

Wem etwas fehlet der mog zu diesem Meister kommen und seinen rat haben so will er niemand key Geld nehmen er habe es den verdient. Es hat auch mancher Meister viel Briefe ausgehenkt Dunket mich wenn ich eynen kranken gesund mache das sind dy besten briefe, wann die Briefe machen niemand gesund. item den Harn besehen und unwendige arcney dy einem leiparzt oder doctor czusteht nymt er sich nit an. aber was er sich annympt, will er den armen gern umb gottes willen helfen und dem der es vermagk um eyn bescheyden gelt."²)

Die Liste ist umfangreich, und wir haben nur einen Teil daraus zitiert. Immerhin: Was dieser Mann damals schrieb, läßt ihn uns heute nicht unsympathisch erscheinen. Leider wissen wir zu wenig, um uns ein Bild von seiner Praxis machen zu können. Nehmen wir an, daß sie sich günstig von der vieler anderer umherziehender Operateure unterschied, die ihren Patienten (besser wohl: ihren Opfern) beim Steinschnitt die Harnblasen zerfetzten, beim Bruchschnitt oft den Darm verletzten, die die Wunden mit verschmutzten Instrumenten und durch das Aufbringen von fragwürdigen „Heilsalben" und von höchst unsauberen Verbänden behandelten. Und diese „Wunderoperateure" waren — nach Kassieren des Honorars — längst weitergezogen, wenn ihre Patienten gemartert vom Schmerz, ausgeblutet, geschüttelt vom Fieber auf dem Krankenbett stöhnten und oft genug einem qualvollen Sterben entgegensahen ...

Angesichts all dieser niederdrückenden Erscheinungen in der Chirurgie jener Zeit erhebt sich nun aber doch die Frage: Wo blieb der Fortschritt, den man im Gefolge der Wirkungen der Renaissance doch erwarten konnte und von dem am Beginn dieses Kapitels unserer Erzählung auch schon die Rede war? Nun, daß vieles von dem, was die Großen in der Medizin — Vesal zum Beispiel — nicht sofort, sondern erst in späterer Zeit in der Praxis wirksam werden konnte, davon wurde schon berichtet, unter anderem davon, daß ohne Narkose und ohne Antiseptik/Asepsis (im modernen Sinne) auch einem guten Chirurgen damals in vielen Fällen die Hände gebunden waren. Dennoch gab es diesen Fortschritt, wenngleich in engen Grenzen, die — einmal mehr — die Trennung der praktischen Chirurgie von der medizinischen Wissenschaft zog. Eine wissenschaftliche, umfassende Ausbildung für praktizierende Chirurgen gab es, von einigen ansatzweisen Ausnahmen wie etwa in Paris einmal abgesehen, im allgemeinen nicht. Die Chirurgen — ob Handwerkerchirurgen oder Marktschreier — besaßen allenfalls eine handwerkliche Ausbildung. Sie kamen überwiegend aus den mittleren oder unteren Schichten des Volkes, erlernten ihren Beruf bei einem oder mehreren Wundärzten, gingen dann auf Wanderschaft, blieben dabei und später bei der Wahl ihres Wohn- und Arbeitsortes zumeist in den Landesgrenzen, innerhalb derer sie sich in Sitten und Gebräuchen auskannten und man ihre Sprache verstand. Der Zugang zur Wissenschaft, zu den Universitäten also, blieb ihnen verwehrt, ja, vielen von ihnen mag selbst der Gedanke an eine Hochschulbildung gar nicht gekommen sein, genausowenig wie dem Schmied, dem Stellmacher oder dem Seifensieder.

Für diejenigen unter den Chirurgen aber, die durch eigene Initiative ihr fachliches Wissen erweitern und erneuern wollten, ergab sich eine weitere Schwierigkeit. Da sie in der Mehrzahl die lateinische Sprache nicht oder nur unvollkommen beherrschten, konnten sie Bücher wie die des Vesal oder auch die Ausgaben antiker Texte nicht lesen. Sie waren — wie auch bei anderen fremdsprachigen Werken — darauf angewiesen, auf

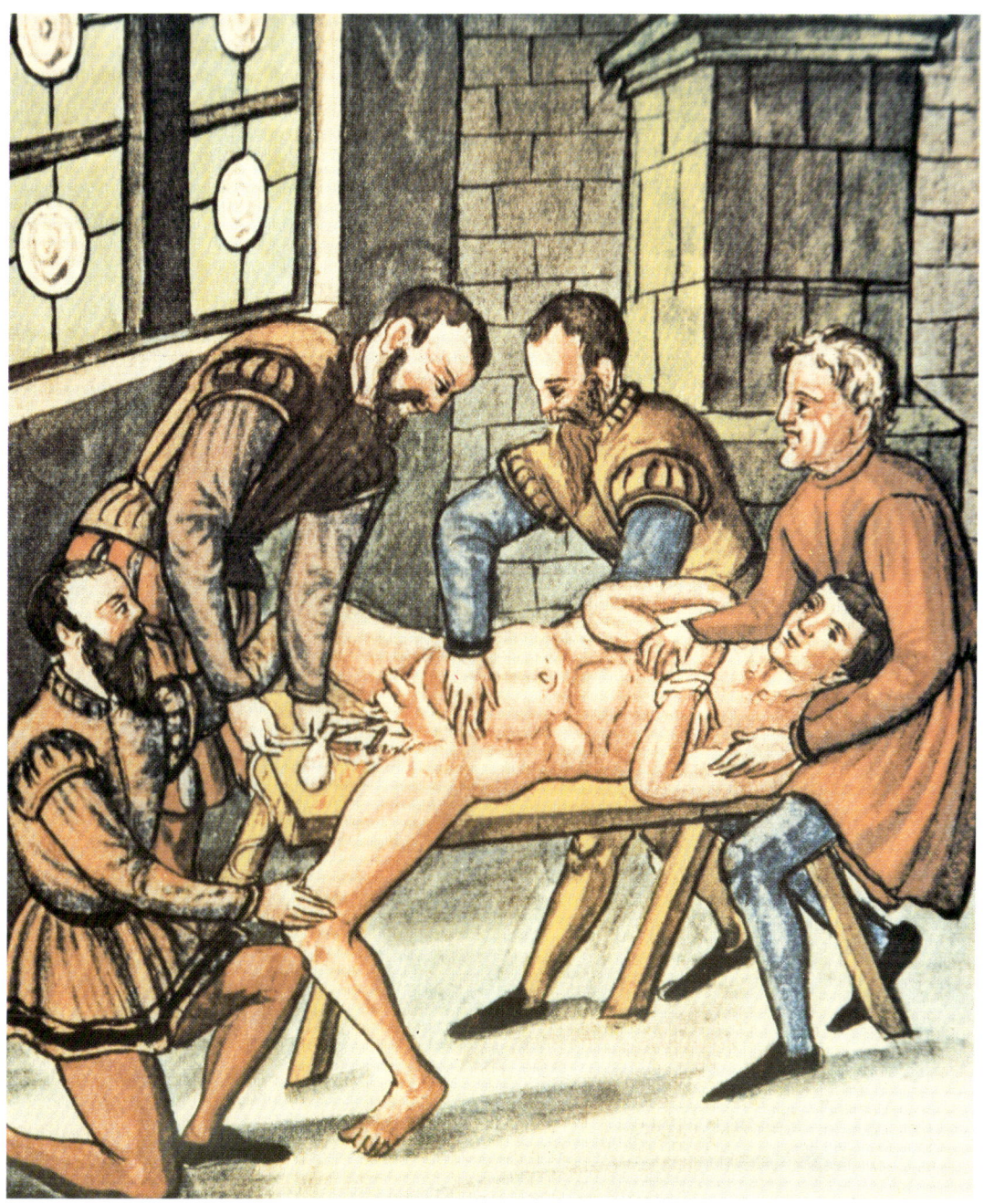

Die Operation eines Leistenbruchs. Bei der hier gezeigten Methode wurde der Hoden der operierten Seite mit entfernt – eine barbarische und oft erfolglose Marter. Aus der Handschrift des Caspar Stromayr; Stadtbibliothek Lindau i. B. (nach Herrlinger).

Übersetzungen (die nicht immer erfolgten) zu warten oder aus zweiter oder dritter Hand in Büchern von Landsleuten etwas über Celsus, Galen oder Vesal und ihr Wissen zu erfahren.

Die Barrieren zwischen der praktischen Chirurgie und der Wissenschaft waren hoch. Einigen der Chirurgen – den besten von ihnen – gelang es dennoch, diese Barrieren zumindest teilweise zu überwinden. Und diese Männer markierten mit ihrem Wirken den chirurgischen Fortschritt jener Zeit! Von ihnen sei jetzt erzählt, und davon, daß ihr Wirken unter unterschiedlichen äußeren Bedingungen auch zu Erfolg und Bedeutung in unterschiedlichem Ausmaß führte.

Beginnen wir in Frankreich, wo die Chirurgie sich einer unverändert hohen Wertschätzung erfreute.

Um das Jahr 1500 wurde im Örtchen Turriers in der Provence Pierre Franco geboren. Sein Lebensweg pendelte zwischen den großen Städten Bern und Lausanne, führte zurück in seine nahe Heimat, um etwa 1573 wieder in Lausanne zu enden – ein Weg, der von der Lehre beim Barbier und beim Wundarzt zu eigener Erfahrung, zu selbständigen Erkenntnissen führte und Franco ein hohes Niveau chirurgischen Könnens erreichen ließ. Den Starstich – in der damals geübten Technik – beherrschte er meisterhaft, groß war seine Fähigkeit plastischer Operationen bei Lippen- und Gaumenspalten, wichtig auch das, was er über die Natur der Leistenbrüche, insbesondere bei Einklemmungen, in Erfahrung brachte.

Berühmt bis zum heutigen Tag wurde er wegen einer Operation, die er nur einmal durchführte, vor deren Nachahmung er selbst warnte und die dann auch mehr als ein Jahrhundert lang niemand mehr gewagt hat. Als er bei einem Jungen den Blasenstein schneiden wollte, sah er sich der Situation gegenüber, den sehr großen Stein auf übliche Weise, also durch Schnitt von der Dammgegend her bis in die Harnblase (sectio perinealis), nicht entfernen zu können. Es war eine für damalige Zeit ungewöhnliche, ja, kühne Tat, daß er den Schnitt in solcher Notlage dann durch die Bauchdecke (knapp über der Schambeinfuge) hindurch vornahm, die Blase eröffnete und den Stein herauszog. Dieses operative Vorgehen – die „sectio alta" – wurde allgemein gefürchtet und gemieden, weil man der Ansicht war, dabei käme es unvermeidlich zu einer Verletzung des Bauchfells.

Ohne daß wir uns an dieser Stelle ausführlich der Anatomie des Abdomens widmen wollen, muß doch gesagt werden, daß die Verletzung des Bauchfells (Peritoneum parietale) die Eröffnung des Raumes bedeutete, in dem sich der Magen-Darm-Trakt, die Leber, die Milz befinden. Durch eine Wunde im Bauchfell bestand – und besteht auch heute noch – die Gefahr der Entzündung des gesamten Bauchfells, das nicht nur die Bauchhöhle von innen auskleidet, sondern auch all diese Organe umhüllt. In der Zeit der alten Chirurgie war eine solche Entzündung kaum zu heilen und bedeutete somit den fast sicheren Tod. Die Gefahr der Bauchfellentzündung vergrößerte sich um ein Vielfaches, wenn bei der „sectio alta" gleichzeitig Harnblase und Bauchfell eröffnet wurden, zumal der Urin, der dann ziemlich unvermeidlich aus der Blase heraus und zwischen die Därme sickerte, beim Blasensteinleiden eine große Menge von Bakterien enthielt. Insofern war die Furcht der alten Chirurgen vollauf berechtigt. Wir wissen allerdings heute, daß die „sectio alta" durchaus möglich ist, ohne das Bauchfell zu verletzen, und so wird sie auch in unserer Zeit durchgeführt. – Pierre Francos kleinem Patienten blieb die Bauchfellentzündung erspart, er wurde gesund![3]

Der andere französische Chirurg, der hier auftreten soll, ist Ambroise Paré (1510–1590), Francos jüngerer Zeitgenosse. An Können und Wissen waren beide einander wohl ebenbürtig, Paré aber war der Bedeutendere an Ausstrahlungskraft, war der Erfolgreichere, was Ruhm und Nachruhm betraf. Es wird zu erzählen sein, warum.

Ambroise Paré kam aus der Bretagne, wo die Armut ständiger Gast in vielen Familien war, auch in Parés Elternhaus. Er begann als Barbierlehrling, setzte seine Ausbildung bei den Wundärzten fort, die am Hôtel Dieu (einem Pariser Hospital) tätig waren. Das war der übliche Ausbildungsgang. Üblich war es auch, den Weg als Feldchirurg fortzusetzen. Paré tat das ab 1536 im Heer des französischen Königs und wurde Chirurg in der Armee des Marschalls Montejan. Im Jahr darauf machte er seinen ersten Feldzug im Kriege zwischen Franz I. von Frankreich und Karl V., dem deutschen Kaiser, in Italien mit, in dem das französische Heer einmal mehr dem zeitgenössischen Europa klarmachte, daß Frankreich sich im Spiel der Mächte nicht mehr mit einer Nebenrolle zufriedengeben wollte. In diesem Heer — nicht in dem eines der vielen machthungrigen, aber vergleichsweise unbedeutenden Fürsten Europas — war Paré Feldwundarzt.

Parés Rüstzeug, mit dem der Siebenundzwanzigjährige ins Feld zog, war vor allem das Buch des päpstlichen Leibchirurgen Giovanni Vigo, das 1525 in französischer Übersetzung erschienen war. Der Kern dieses Buches war ja bekanntermaßen die Aussage, Schußwunden seien vom Schießpulver vergiftet und müßten daher mit dem Glüheisen und siedendem Öl behandelt werden. Diese Vorstellung mag dadurch zustande gekommen sein, daß die großkalibrigen Geschosse jener Zeit (20 bis 24 Millimeter im Durchmesser) gräßliche Verletzungen rissen und das zertrümmerte Gewebe den Boden für eine sich schnell herausbildende Entzündung bildete, was dann als primäre Vergiftung mißdeutet wurde.

„Ich war damals noch ein Grünschnabel", schrieb Paré später über das Jahr 1537. Lassen wir ihn auch weiter berichten, wie er in diesem Feldzuge eine der wichtigsten Erfahrungen seines Lebens machte: „Um nicht fehl zu gehen, wollte ich erst zusehen, wie die anderen Chirurgen die erste Wundversorgung machten, da ich wohl wußte, daß dieses

siedende Öl dem Patienten äußerst schmerzhaft sein könnte. Ich sah nun, wie sie das Öl so siedend als nur möglich mit Wieken und Haarseilen in die Wunde brachten, und wagte es daher, ein gleiches zu tun. Schließlich ging mir das Öl aus, und ich war gezwungen, statt dessen ein Digestivum von Eigelb, Oleum rossatum und Terpentin aufzulegen. In der Nacht konnte ich kaum schlafen, im Gedanken, ich könnte die Verwundeten, die ich nicht mehr kauterisieren konnte, wegen dieser Unterlassung vergiftet und tot vorfinden. Ich stand deswegen in aller Frühe auf, um sie aufzusuchen. Doch wider Erwarten sah ich, daß diejenigen, die ich mit dem Digestivum behandelt hatte, nur wenig Schmerz in der Wunde fühlten, daß sie keine Entzündung, keine Schwellung aufwiesen und in der Nacht recht gut ausgeruht hatten. Die anderen dagegen, die man mit dem siedenden Öl behandelt hatte, traf ich fiebernd, mit heftigen Schmerzen, Schwellung und Entzündung in der Umgebung der Wunde. Ich beschloß daher, die armen Verwundeten nie mehr auf so grausame Weise zu brennen."[4]

Diese Erfahrung war in mehr als einer Hinsicht von Wichtigkeit. Fortan ersparte Paré seinen Verwundeten die Marter des Ausbrennens und war damit erfolgreich. Und seine Meinung begann sich durchzusetzen. Schon während des nächsten Feldzuges im Jahre 1542 — wieder gegen den Kaiser — kamen jüngere Feldwundärzte, um von Paré zu lernen und auch ihn zu bitten, seine Erfahrungen aufzuschreiben. Diese Anregung machte nach Parés Rückkehr in Paris auch der berühmte Anatom Jacques Dubois (einer der Lehrer Vesals), der den so erstaunlich erfolgreichen Feldwundarzt zum Essen zu sich lud. Und Paré — inzwischen hatte er einen Hausstand gegründet — machte sich an die Arbeit; 1545 erschien das Buch „Die Behandlung der Schußwunden", das zu seinem meistgelesensten wurde und eine schnelle Verbreitung in Frankreich fand. Es war auf Französisch geschrieben, Paré hat nie das Lateinische erlernt.

Für Paré selbst war der Erfolg seiner Methode der Schußwundenbehandlung auch deshalb von großer Wichtigkeit, weil ihm dadurch nachdrücklich klar wurde, wie bedeutsam die eigene Erfahrung und ihr genaues Durchdenken als Grundlage für das chirurgische Handeln waren.

Kurz nach Paré machte der Italiener Bartolommeo Maggi die gleiche Erfahrung mit Schußwunden wie der französische Wundarzt. Er ergänzte seine Beobachtungen mit Schußversuchen, um die Vorstellung von der Vergiftung durch Pulver zu widerlegen. Eine solche experimentelle Untermauerung von praktischen Erfahrungen mutet höchst modern an und kann durchaus als ein erster Schritt der Renaissancewissenschaft in diese Richtung verstanden werden.

Obwohl eine Zeitlang der Streit für und wider Paré, wider und für Vigo zwischen Anhängern beider Meinungen anhielt, triumphierte schließlich die schonende Behandlung der Schußwunden. Und Paré, der Kriegschirurg in der Armee des Königs von Frankreich, wurde berühmt als der Mann, dem dieser Erfolg zu danken war.

Hatte Paré auch dieser Tat seinen ersten und wohl größten Ruhm zu verdanken, so ist doch wesentlich mehr von ihm zu erzählen. Beispielsweise darf nicht verschwiegen werden, daß die Wundbehandlung des Ambroise Paré – die Verbesserung bei Schußverletzungen einmal beiseite gelassen – durchaus konservativ war. Für Paré, wie für die meisten seiner Zeitgenossen, ging die normale Wundheilung unter Eiter vonstatten. Das entsprach zweifellos der Erfahrung, die Paré gemacht hat und die Grundlage seines Handelns war. In Fällen mit – wie er meinte – unzureichender Eiterung, wendete er die üblichen eitererzeugenden Salben und Pulver, auch das eingelegte Haarseil an.

Erfahrung war es auch, was Paré half, die Schwierigkeiten beim Aufsuchen von Geschoßkugeln im Körperinneren dadurch zu verringern, daß er den Verletzten nach Möglichkeit in die Haltung brachte, die er im Augenblick der Verwundung innehatte, so daß Paré mit der Sonde oder der Faßzange leichter dem Schußkanal folgen und bis zur Kugel vordringen konnte. – Auf einem späteren Feldzug erkannte Paré, daß die Unterbindung blutender Gefäße sicherer war als die sonst geübte Anwendung des Glüheisens, und so nahm er diese seit langem vergessene Methode in sein Repertoire auf.

Oft, auch im Kriege, führte Ambroise Paré Sektionen durch. Und wiederum erkennen wir den erfahrungssuchenden, praxisorientierten Chirurgen, wenn wir hören, daß er hin und wieder die eine Seite der Leiche bis ins Einzelne präparierte, während er die andere intakt ließ, um sich in der Orientierung bei Operationen zu üben.

So baute sich dieser Mann im Laufe der Zeit eine Chirurgie auf, die keine aufsehenerregenden neuen Operationen brachte, die fast durchweg in den Grenzen des bereits Erreichten blieb, die aber – und das gab ihr die große Bedeutung – innerhalb dieser Grenzen ein außerordentlich hohes Niveau erreichte. Ausgangspunkte dafür waren die Praxis, die Erfahrung und deren unvoreingenommenes, wissenschaftliches Werten – das war „das Moderne, Bahnbrechende"[5].

Paré war großgeworden ohne prägenden Kontakt zum überlieferten Wissen der antiken Autoritäten, war unberührt geblieben von den „Verirrungen der Scholastik". Neben allen Nachteilen, die die Trennung von praktischer Chirurgie und Wissenschaft brachte, zeitigte im Wirken des Ambroise Paré der auch in dieser Trennung enthaltene Vorteil der weitgehenden Unabhängigkeit von den antiken und mittelalterlichen Autoritäten einige seiner schönsten Erfolge. Vesals große Tat geschah in intensivster Auseinandersetzung mit Galen; Paré sammelte seine Erfahrungen und zog seine Schlußfolgerungen daraus, ohne von Hippokrates, Celsus, Galen, Avicenna zunächst viel mehr als nur die Namen zu kennen.

Erst später, als er daran ging, seine Erfahrungen aufzuschreiben, stand er manch-

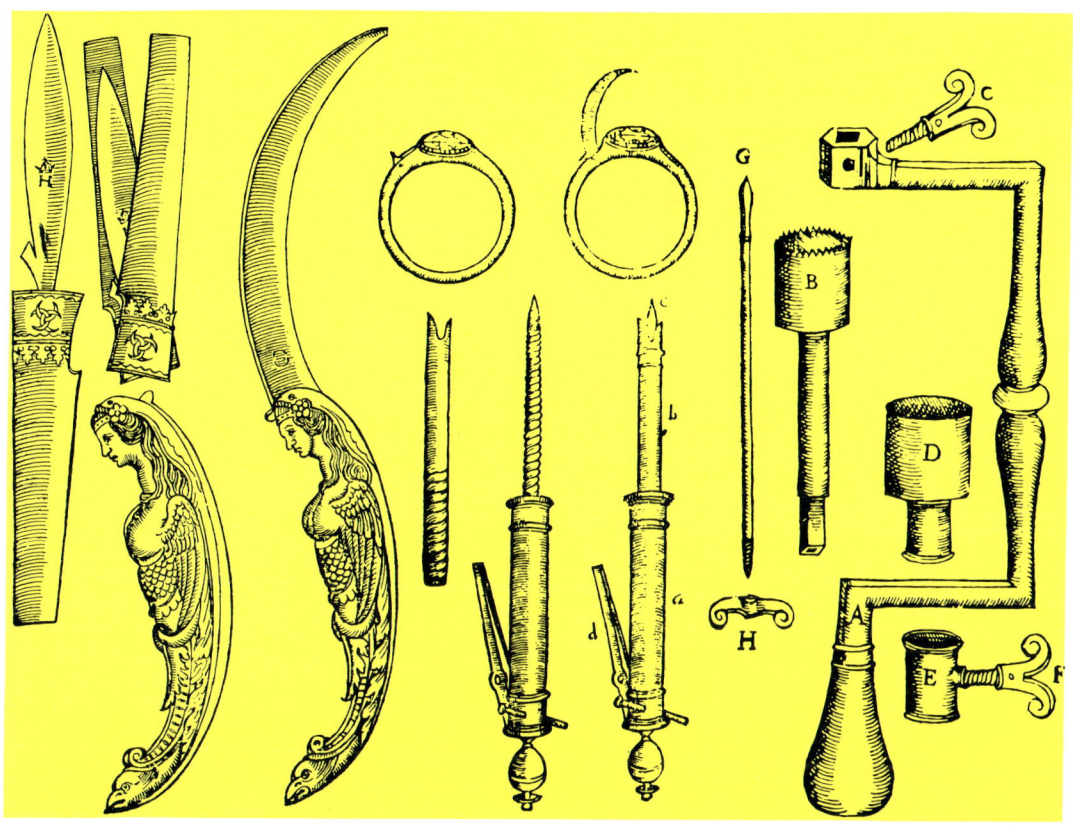

mal vor der Frage, wie er den Einklang mit dem großen Galen zum Beispiel oder anderen herstellen sollte; von Galens Werken waren einige ins Französische übersetzt worden. — Jedenfalls bemühte sich Paré, diesen Einklang zu erreichen. Er wollte Galen weder verbessern, noch widerlegen oder gar seine Autorität anzweifeln. Ein Beispiel: Einst hatte Paré von einer alten Frau den Rat erhalten, Verbrennungen durch das Auflegen von Zwiebeln zu behandeln. Er hatte es versucht, Erfolg gehabt und diese Methode beibehalten. — Nach Galen war der Zwiebelsaft ein „warmes und feuchtes" Mittel, also zur Behandlung „heißer" Verbrennungen mit ihren „feuchten" Brandblasen denkbar ungeeignet. Paré — mit Bauernschläue, möchte man fast sagen — fand den Ausweg, indem er aus den Eigenschaften der Zwiebeln schlußfolgerte, daß sie entzündete Säfte anziehen

Chirurgische Instrumente, wie Ambroise Paré sie benützt hat: Klappmesser mit reicher Verzierung (links), ein Ring mit verborgenem Federmesserchen zum überraschenden Eröffnen von Eiterungen (Mitte oben), ein Gerät zum Punktieren von Eiter- oder Flüssigkeitsansammlungen (Mitte unten) und ein Trepanationsbohrer (rechts).

und austrocknen könnten und demzufolge der Blasenbildung bei Verbrennungen entgegenwirkten. Galen mochte recht behalten, aber in einer Art, die der Erfahrung und der Praxis Parés entsprach! Die Erfahrung und die Praxis — zwei der wichtigsten Grundlagen chirurgischen Tuns — stellte Paré über alles andere in seiner Arbeit.

Die Arbeitsweisen, die Paré anwendete und die ihm zu seiner großen Chirurgie verhalfen, hätte er an den damaligen Universitäten kaum erlernen können. Aber gerade die Praxisorientiertheit, die wissenschaftliche Erfahrungswertung waren — und sind — unerläßlich für einen guten Chirurgen. Hier zeigt sich ein entscheidender Gesichtspunkt: Selbst wenn ein Wunder im 16. Jahrhundert Medizin und Chirurgie „irgendwie" wieder zusammengeführt hätte, so wäre an den bestehenden wissenschaftlichen Bildungseinrichtungen das Heranziehen tüchtiger und gleichzeitig wissenschaftlich gebildeter Chirurgen kaum möglich gewesen. — Eine rund zweihundertjährige Entwicklung sowohl der Chirurgie als auch der wissenschaftlichen Medizin — und der Gesellschaft! — sollte noch erforderlich sein, bis sich hier eine Änderung zum Besseren anbahnte.

Leben und Wirken des Ambroise Paré blieben im Bannkreis der französischen Könige, die fähige Chirurgen vor allem als Feldwundärzte stets zu schätzen gewußt haben. Eine kleine Geschichte, die man sich über Paré erzählte[6]), illustriert uns die Ausstrahlung, die ein guter Chirurg auf die Soldaten haben konnte. Als 1552 der Herzog von Guise in Metz belagert wurde, schlich sich Paré im Auftrag des Königs durch die feindlichen Reihen, und als er in der Stadt auftauchte, riefen die Soldaten: „Wir können nicht sterben, wenn wir auch verwundet werden. Paré ist mitten unter uns!" — Der König kannte den Wert solcher Chirurgen und förderte — nach wie vor — ihren Stand nach Kräften. Feldwundärzte der mächtigen französischen Herrscher waren angesehene Männer.

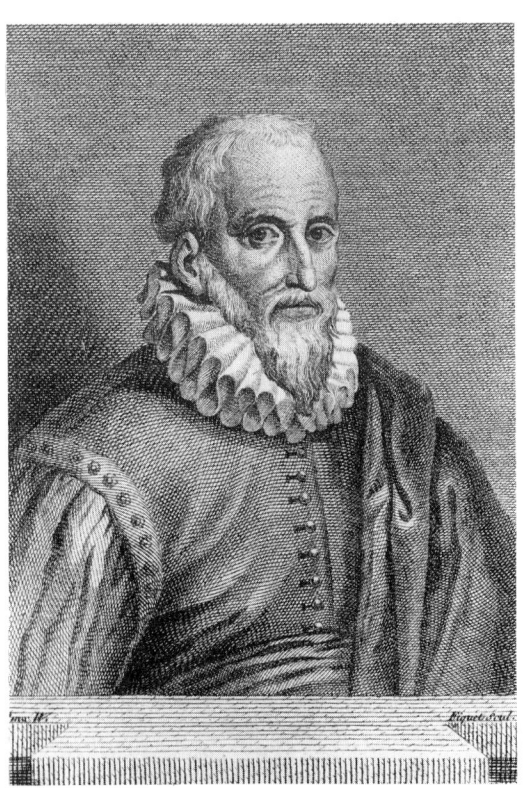

Ambroise Paré

Ambroise Paré, der inzwischen zum Chirurg des Königs avanciert war, wurde 1554 als Maître chirurgien (Meisterchirurg) in das ehrwürdige Collège de St. Côme aufgenommen, das durch den profiliertesten Chirurgen Frankreichs (der einst Barbier gewesen war und nicht einmal das Lateinische beherrschte) eine spürbare Stärkung seiner Reihen erfuhr.

Trotz aller Ehrungen und Erfolge blieb Paré zeitlebens ein bescheidener und zurückhaltender Mann. Nichts war da bei ihm von Marktschreierei und von der sonst zur Schau getragenen Prunksucht. – „Ich verband ihn, Gott heilte ihn", pflegte er zu sagen, wenn er Erfolg hatte.

Das war mehr als eine Floskel. Als Oberwundarzt am Hôtel Dieu erlebte er das verheerende Wüten des Wundbrandes, dessen ursächlichen Zusammenhang mit den katastrophalen, unhygienischen Zuständen in den Krankenanstalten er allenfalls ahnen konnte. Immerhin aber lieferte er einen ersten Hinweis auf die Erscheinung des Hospitalbrandes, als er feststellte, daß Wundinfektionen in Krankenhäusern ungleich häufiger auftraten und schwerere Verläufe aufwiesen als außerhalb der Anstalten. Dem Schreckgespenst der Wundinfektion stand er in der Praxis machtlos gegenüber. Und wie er auch die anderen. Er tat seine Arbeit so gut er konnte – was Ambroise Paré konnte, war hervorragend in jener Zeit. Vieles aber mußte außerhalb seines Vermögens, auch seines Verständnisses bleiben. – „Ich verband ihn, Gott heilte ihn".

Auch in deutschen Ländern gab es in jener längst noch nicht überwundenen Phase chirurgischen Tiefstandes Männer unter den Wundärzten, die inmitten von Scharlatanerie und Abenteurertum versuchten, auf ihrem Weg das Ziel einer qualitativ guten Chirurgie nicht aus den Augen zu verlieren – sie alle waren Handwerkerchirurgen.

Einer von ihnen soll in unserer Erzählung als Beispiel für viele andere stehen, ein Wund- und Schnittarzt aus der Dresdener

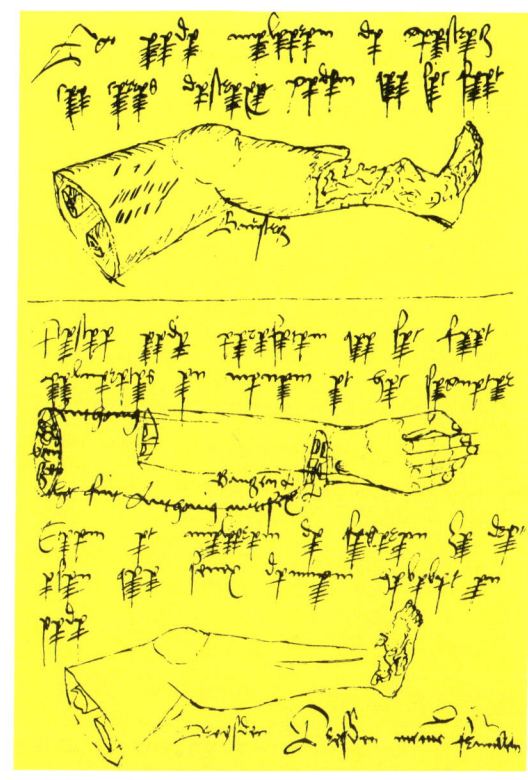

Eine Seite aus einer Handschrift des 16. Jahrhunderts. Möglich, daß es ein Chirurg war, der sich hier Skizzen von verschiedenen Verletzungen gemacht hat. Man erkennt eine offene, komplette Unterarmfraktur (Mitte) und ausgedehnte Gewebezerstörungen am Unterschenkel bzw. am Fuß, offensichtlich als Folge von Wundinfektionen (oben und unten). Vielleicht waren Amputationspräparate die Vorlagen zu diesen Skizzen. (Sächsische Landesbibliothek, Dresden, Msc. Dresd. C 328, 71 recto)

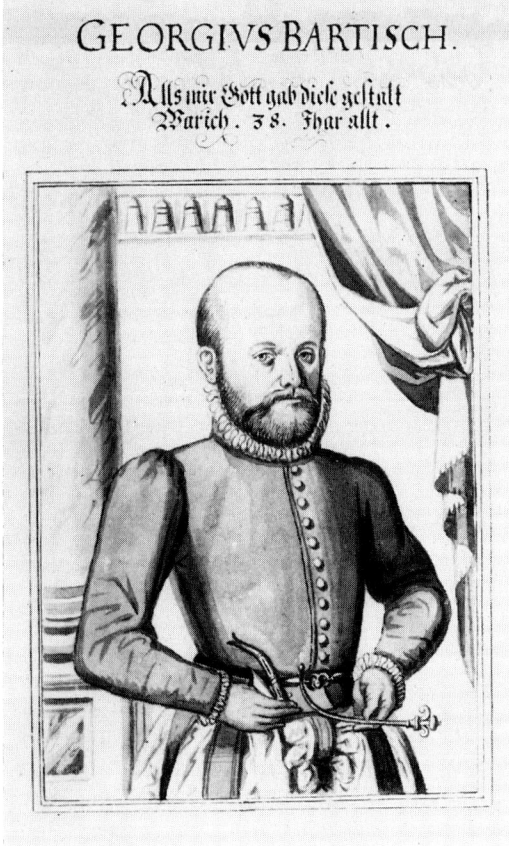

Georg Bartisch. Selbstbildnis aus seiner Steinschnitthandschrift. (Sächsische Landesbibliothek, Dresden, Msc. Dresd. C 291)

Gegend, der als Chirurg lange Zeit fast gänzlich vergessen war. Versuchen wir, dies ein wenig wettzumachen.

Im Jahre 1893 kam Herrmann Cohn, ein Augenarzt im damaligen Breslau, auf der Suche nach Fachliteratur nach Dresden. Zufällig entdeckte er dort in einem verstaubten Bibliothekswinkel eine Handschrift, deren Autor ihm als augenärztlicher Fachmann des 16. Jahrhunderts durchaus bekannt war. Überrascht aber erkannte Cohn, daß es sich dabei um ein Manuskript chirurgischen Inhalts handelte, noch dazu von bemerkenswert hohem Niveau (wie man bald darauf feststellte). Das war die Wiederentdeckung des Chirurgen Georg Bartisch!

Georg Bartisch wurde in Gräfenhain, einem kleinen, etwas versteckt gelegenen Dörfchen bei Dresden geboren, wahrscheinlich im Jahre 1535; heute erinnert ein Gedenkstein auf dem Dorfplatz an ihn. Sein Vater war Bader im nahen Königsbrück, wo Bartisch aufwuchs, nicht eben in üppigen Verhältnissen. Ein Studium war nicht möglich. Aber der Vater sorgte doch dafür, daß sein Sohn einen Schritt weiter gehen konnte als er selbst. Er schickte ihn in die Lehre zu verschiedenen Wundärzten. Danach ging Georg Bartisch, wie es üblich war für Handwerksburschen, auf die Wanderschaft, nicht lange, aber er machte das Beste daraus. Als er zurückkehrte, hatte er sich eine gediegene Ausbildung angeeignet und ging nun daran, mit Ernsthaftigkeit dem hohen Anspruch gerecht zu werden, den er selbst an seinen Beruf erhob.

Sehr schnell, schon 1558, avancierte er zum kurfürstlichen Hofoculisten in Dresden, zu dessen Aufgaben nicht etwa nur augenärztliche Belange — das Stechen des grauen Stars beispielsweise — gehörten, was man aus der Bezeichnung „Oculist" vielleicht ableiten könnte, sondern der gesamte operative Bereich, wie er sich damals darbot und vom Starstich über den Bruch- und Steinschnitt bis zur Knochenbruch- und Wundbehandlung reichte, ja, manchmal noch frauenärztliche und geburtshilfliche Belange mit einschloß. „Churfürstlicher Oculist, Schnitt- und Wundarzt", so nannte sich Georg Bartisch dann auch.

Es war längst noch nicht das Dresden der barocken Pracht – das begann, ein Jahrhundert später zu entstehen –, in dem Bartisch lebte und wirkte, Erfahrungen sammelte, ein gesuchter und bekannter Fachmann wurde; bekannt innerhalb der Stadtmauern, denn der Wundarzt des Kurfürsten von Sachsen hatte keine Chance, ein zweiter Paré zu werden. Aber Bartisch zeichnete sich – wie der große Franzose – durch Weltoffenheit, Bildungshunger und Urteilskraft aus. Reisen brachten ihn – ebenfalls wieder wie den Ambroise Paré und andere bedeutende Chirurgen – in Kontakt mit dem, was anderenorts gedacht und getan wurde. Bartisch kam bis Wien, wohl auch nach Prag, in Richtung Norden bis zur Küste der Ostsee. Gutes und Schlechtes sah er dabei und wertete es mit wachem Verstand. Vergessen wir nicht: Es war immer noch die Zeit, in der die „Fabrica" des Andreas Vesal in der Wissenschaft Furore machte; und der Tod des großen Paracelsus lag erst wenige Jahre zurück. Bewegung und Aktivität waren Kennzeichen dieser Zeit.

In Italien hatte das kleine Büchlein des Mariano Santo da Barletta mit der Beschreibung des Blasensteinschnittes mittels der „großen Gerätschaft" die Druckpresse verlassen. Wenig später gehörte diese neue Gerätschaft für Georg Bartisch bereits zu den Selbstverständlichkeiten, ja, er brachte schon weitere Verbesserungen an. Bartisch reifte zu einem Mann, der nicht nur sein Handwerk auf überdurchschnittlichem Niveau beherrschte, sondern der auch mit klarem Blick wesentlichen Gesichtspunkten der alten Chirurgie jener Zeit auf den Grund kam.

„Zum ersten ist vonn Nötenn, das ein jeder Schnittartzt studiret habe unnd im Latein wol bericht sey"[7]), forderte er und traf den Nagel auf den Kopf, wenngleich derartige Worte seinerzeit utopisch angemutet haben mochten. Und an anderer Stelle äußerte er einen wichtigen Gedanken über das anatomische Wissen, das ein Arzt, auch ein Wundarzt parat haben müßte: „Wenn man so viele tode verstorbene Menschen, die zuvor sehr und lange Kranck gelegen weren, offt auch plotz und jehling gestorben, aufschnitte, im leibe besuchte, so würde man mehr neuer Krankhaitten, Innerliche schedenn und gebrechen bei ihnen, als bei gehengten Dieben am galgen finden" (die Leichen Hingerichteter dienten damals hin und wieder zu anatomischen Studien). Das war nicht mehr und nicht weniger als der dringende Wunsch nach der Erforschung der Anatomie des kranken Körpers. Unter den Bedingungen aber, die Bartisch nicht ändern konnte, kam er selbst – wie die meisten anderen – nie in die Lage, sich in erforderlichem Maße mit der Anatomie oder gar der Pathologie beschäftigen zu können.

Georg Bartisch sah auch die erschreckende Art und Weise, in der sich Abenteurer und Beutelschneider der Chirurgie bemächtigten. Und er machte in der für ihn typischen Manier aus seinem Herzen keine Mördergrube: „... das ist eine grosse schande, ja auch Sünde dartzu, dass sich Itziger Zeit allerley Lose gesinde, auf dies Edle und viel nützliche Kunst begiebet. Denn das heilen ist der Recht grundt dieser Kunst, wer den nicht weis noch kan, der ist zu dieser Kunst untüchtig, und gehet zur Unrechten Thür ein". – Das schrieb Bartisch und auch in unserer Erzählung wird von dieser üblen Seite der alten Chirurgie noch mehr als einmal die Rede sein müssen.

Georg Bartisch aber ging zum Beginn der siebziger Jahre daran, sein chirurgisches Wissen, seine Auffassung von diesem Handwerk zu einem Buch zusammenzustellen, zum „Kunstbuch, Darinnen ist der gantze gründliche, volkommene, rechte, gewisse bericht und erweisung und Lehr des Hartenn, Reissenden, Schmertzhafftigenn, Peinlichenn Blasenn Steines".

Der Titel versprach nicht zu viel. Das, was Bartisch da aufschrieb, stand weit über ähn-

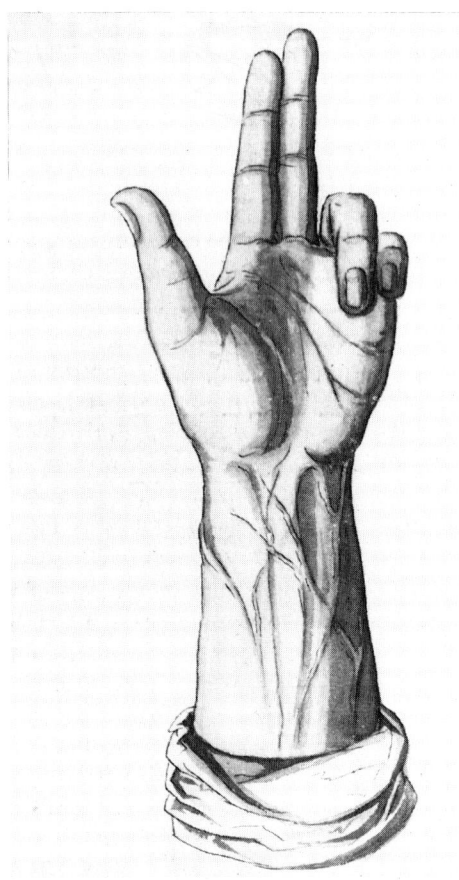

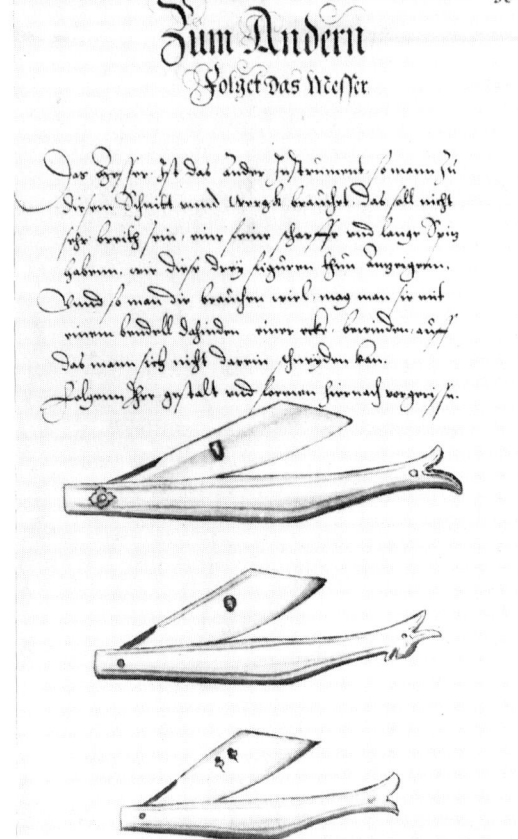

Aus Bartischs Steinschnitthandschrift: Die linke Hand ertastet vom Darm her den Stein und drückt ihn nach unten. Darauf folgen der Dammschnitt in Richtung auf den mit der linken Hand fixierten Stein, das Dehnen der Wunde mit Spreizinstrumenten und schließlich das Herausziehen des Steins mit Faßzangen, deren Branchen nicht genau aufeinandergreifen, um das Erfassen der Blasenschleimhaut zu vermeiden. (Sächsische Landesbibliothek, Dresden, Msc. Dresd. C 291)

lichen zeitgenössischen Publikationen. Allerdings blieben seine anatomischen Kenntnisse einfach und unzureichend. Seine Verordnung von Medikamenten, die „innerlichen Kuren", wiesen mancherlei volksmedizinische Einflüsse auf; vieles davon ist uns aber heute unverständlich, in seiner Wirksamkeit zweifelhaft. — Bewundernswert jedoch die Akribie, mit der sich Bartisch den verschiedenen operativen Techniken widmete, die Sorgsamkeit, die er in der so wichtigen Vor- und Nachbehandlung an den Tag legte, eindrucksvoll nicht zuletzt das Engagement, mit dem er seiner hohen Wertschätzung des chirurgischen Handwerks Ausdruck verlieh.

Alles in allem: Wäre dieses Buch gedruckt worden, so hätte das zweifelsohne günstige Wirkung in der Entwicklung der deutschen

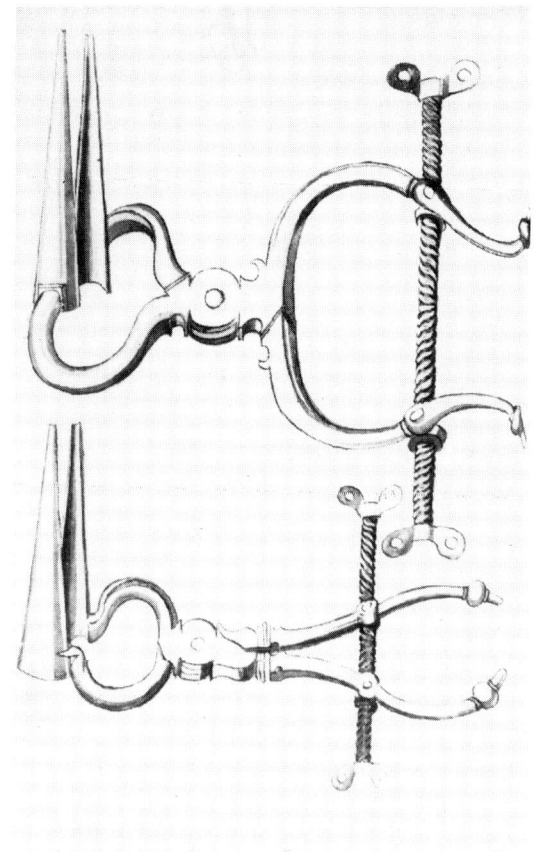

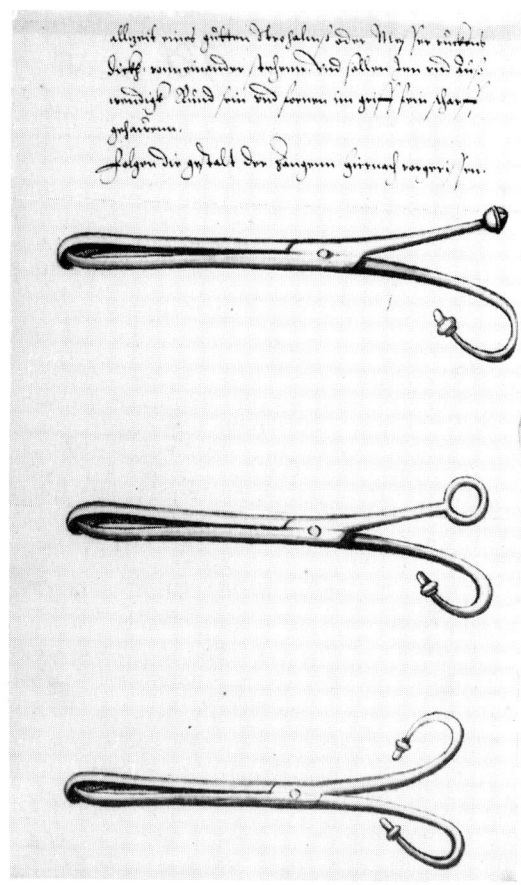

Chirurgie jener Zeit, zumal der frühen Urologie gebracht. Aber dazu kam es nicht. Bartisch widmete sein Werk „Dem Durchlauchtigsten Hochgebornen Fürsten und Herren, Herren Augusto, Hertzogen zu Sachsen, Des Heiligen Römischen Reiches Erzmarschalln und Churfürsten Landgrauen Inn Düringenn Marggrauen zu Meissen und Burggrauen zu Magdenburgk, Meinem Gnedigsten Herrenn". Der „Gnedigste Herr" nahm das Manuskript huldvoll entgegen, ließ dem Autor ein sparsames Honorar auszahlen, und dabei blieb es. Von einer Drucklegung war keine Rede. Die Handschrift blieb verschollen, bis sie jenem Augenarzt aus Breslau gegen Ende des vergangenen Jahrhunderts in die Hände geriet.

Bartisch nahm diese bittere Lehre an. Sein nächstes Werk ließ er auf eigene Kosten drucken. Und dieses Buch – die „Ophthalmoduleia, das ist Augendienst ..." (Dresden 1583) – wurde zum „ersten deutschen Handbuch der Augenheilkunde"[8]). Noch ein Jahrhundert später scheint es nichts besseres gegeben zu haben; das Buch wurde 1686 in Nürnberg erneut verlegt. Als Augenarzt blieb Bartisch in der Medizingeschichte bekannt, als Chirurg vergaß die Nachwelt ihn für lange Zeit.

Im Dresden der Wende vom 16. zum 17. Jahrhundert aber war Georg Bartisch gewiß ein bekannter Chirurg, ein guter Fachmann; wir wissen, daß er auch ein Liebhaber der Musik und nicht unbegabt im Umgang mit dem Zeichenstift war. Wenig ist bekannt, wie er seine letzten Lebensjahre verbrachte; um

1607 ist er gestorben. Es hat den Anschein, als wäre sein Sohn Tobias in die Fußstapfen des Vaters getreten.

Das war etwas über Georg Bartisch, der innerhalb der in vielerlei Hinsicht so eng begrenzten Möglichkeiten sich um die alte Chirurgie verdient gemacht hat. Mag er in unserer Erzählung als Beispiel stehen für die kleine Gruppe von Männern, die es ihm gleichtaten.

Ohne Beispiel — leider — war ein anderer: Wilhelm Fabry von Hilden (1560—1634), der bedeutendste deutsche Chirurg des 16. und 17. Jahrhunderts. Wir wollen ein wenig von ihm erzählen, doch dabei die allgemeine Situation nicht vergessen. Szenenwechsel also: Andere Landschaft, andere Bedingungen, andere Möglichkeiten.

Fabry stammte aus der Kölner Gegend und ging zunächst den Bildungsweg aller Wundärzte. Nach der Lehre und einigen Jahren praktischer Tätigkeit in seinem Heimatort Hilden und in Köln wandte er sich ins Schweizerische, in die starken, selbstbewußten Städte Basel, Lausanne und Bern. Dort fand der hochgebildete Mann, der inzwischen auch das Lateinische beherrschte, Verleger für seine Bücher, später dann auch in Frankfurt am Main. In der international verstandenen Wissenschaftssprache veröffentlichte „Guilielmus Fabricius Hildanus"[9]) schließlich das Fazit seines langen Chirurgenlebens: Einige Hundert wertvoller Fallbeschreibungen, ein mehrbändiges Werk. In anderen Schriften behandelte er die Wundinfektion, die Verbrennungen, die Schußwunden und die „Fuertrefflichkeit, Nutz und Notwendigkeit der Anatomey". Fabry wußte um den Wert der Anatomie für den Chirurgen, kannte sich selbst darin aus, so gut das möglich war. — Noch Jahre und Jahrzehnte nach dem Tode des Wilhelm Fabry aus Hilden wurden seine Bücher gedruckt, in fremde Sprachen übersetzt, erschien eine vollständige Ausgabe seiner gesammelten Werke. Die besten der Feldchirurgen verließen sich auf seine Erfahrungen, richteten ihre Ausrüstung — den „Feldkasten", die „Cista militaris" — nach den Anweisungen Fabrys ein. Die Wundärzte der Kriegsschiffe gingen nicht an Bord, ohne mindestens ein Exemplar seiner Bücher im Gepäck zu haben.

Mit seinem großen Wissen war Fabry tatsächlich ein „deutscher Paré", ein „Vater der deutschen Chirurgie" konnte er dennoch nicht werden. Die einheitliche deutsche Chirurgie gab es genauso wenig wie den deutschen, zentralisierten Nationalstaat. Mochten die verschiedenen deutschen Fürsten auch ihre Chirurgen, ihre Feldwundärzte anstellen und mehr oder weniger fördern, mit der starken Zentralgewalt, die der französische König für sein Land darstellte, waren sie keineswegs zu vergleichen. Und der deutsche Kaiser sah sich in aussichtsloser Lage, wollte er die Vielzahl von Völkerschaften und Herrschaftsbereichen, die im „Heiligen Römischen Reich Deutscher Nation" zusammengefaßt waren und die sich gegenseitig befehdeten und bekriegten und auch gegen ihn, den Kaiser dieses Reiches, hin und wieder Front machten, innerhalb eines einzigen, straff zentral orientierten Staates einigen. Der Chirurg eines deutschen Fürsten oder in einer der Städte konnte angesichts solcher Verhältnisse eine über die vielen Grenzen innerhalb Deutschlands hinweg ausstrahlende Wirkung nicht erreichen — und mochten sein Wissen und sein Können noch so hervorragend sein.

Und dann brach in der ersten Hälfte des 17. Jahrhunderts über das zerrissene und von vielfachen Feindschaften gekennzeichnete mittlere Europa das Inferno des 30jährigen Krieges herein. Mächtige Städte — wie Magdeburg — sanken in Trümmer, weite Landstriche wurden verwüstet und entvölkert. Je länger dieser Krieg währte, umso wilder und ungezügelter heerten Totschlag, Krankheit, Seuchen . . .

Kapitel 8
Die Wende –
von Jacques Beaulieu
bis Lorenz Heister

Der 30jährige Krieg endete in Erschöpfung und Verwüstung. Im „Heiligen Römischen Reich Deutscher Nation" – das durchaus kein einheitliches Gebilde, sondern ein Konglomerat sehr vieler und sehr verschiedenartiger Herrschaftsbereiche darstellte – weitete die katholische Kirche ihren Einfluß wieder aus und stellte das zur Schau, indem sie begann, prächtige Kirchen und Klöster zu bauen – blendend in ihrem barocken Glanz, herrschend über das Land und seine Menschen.

In Frankreich aber – dessen erster Minister, Kardinal Richelieu, den großen Kriegsbrand geschürt, das Land selbst aber davor bewahrt hatte – machte sich Ludwig XIV. zum absoluten Herrscher, zum Zentrum der von ihm beherrschten Welt, zum „Sonnenkönig". In der Mitte Frankreichs lag der Park von Versailles. Und in der Mitte des Parks, da, wo die breiten Alleen zusammenliefen, ließ er das große Schloß bauen. Und im Mittelpunkt des Schlosses war das Schlafzimmer des Königs; sein morgendliches Aufstehen wurde zum feierlich zelebrierten Ereignis von allerhöchster Wichtigkeit ... Der „Sonnenkönig" war das Haupt und der Mittelpunkt eines straff verwalteten Zentralstaates, um ihn gruppierte sich alles, ihm hatte sich alles – auch der Adel, auch die Kirche – unterzuordnen. Dies bot den Rahmen für die Erstarkung der Bourgeoisie und das Anwachsen der Produktivkräfte – insofern war der französische Absolutismus in jener Epoche ein Faktor des historischen Fortschritts.

Nun aber zur Medizin des 17. Jahrhunderts, zur Chirurgie! Und wir können dabei noch für einen Moment beim „Sonnenkönig" bleiben, der im Alter von 47 Jahren an einer Mastdarmfistel litt, an einer krankhaften, röhrenartigen Verbindung zwischen Mastdarm und Gesäßhaut, wie sie nicht selten nach einer Eiterung entsteht. Eine solche Fistel macht erhebliche Unannehmlichkeiten und Schmerzen. So war es wohl auch bei Ludwig XIV.; 1686 entschloß er sich zur Operation. Der Chirurg Charles-François Felix (gest. 1703) wurde mit der Ausführung beauftragt.

Felix beabsichtigte, die Spaltung des Fistelgangs, die sogenannte „grande opération" vorzunehmen. Zu diesem Zweck erfand er zunächst ein spezielles Operationsmesser, das er an Patienten in den Pariser Hospitälern ausprobierte. Er mußte sich seiner Sache sicher sein; ein Mißglücken hätte seinem Ruf sehr geschadet, wohl auch seine Position als Chirurg des Königs gefährdet. – Schließlich war Felix soweit.

In einem besonders zubereiteten Raum des Schlosses waren die Leibärzte und Hofapotheker anwesend, die dem Chirurgen und seinen Gehilfen gehörig auf die Finger sahen. Aber die Fistelspaltung – ohne Narkose, wie in jener Zeit nicht anders denkbar – gelang. Unmittelbar danach empfing Ludwig – noch schweißüberströmt – eine Delegation ausländischer Diplomaten. – Nach abgeschlossener Wundheilung zahlte er dem Operateur und denen, die dabeigewesen waren, horrende Belohnungen; Felix erhielt überdies ein Landgut mit dazugehörigem Adelsbrief.[1])

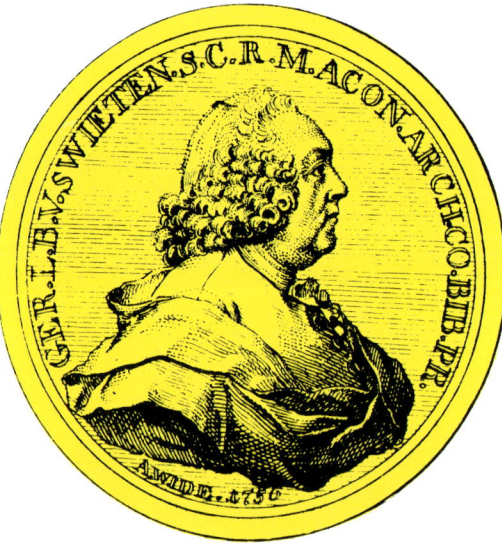

Gerhard van Swieten

So der König, dem fraglos die besten Spezialisten, derer er habhaft werden konnte, zur Verfügung standen. Seine Untertanen – vor allem gegen Ende der Herrschaft des „Sonnenkönigs" – besaßen kaum genug, auch nur den billigsten Wund- und Schnittarzt bezahlen zu können. Der Kontrast war groß, und er läßt uns die oft katastrophalen Umstände der chirurgischen Versorgung „auf dem flachen Land" um so deutlicher werden. Nicht nur in Frankreich, sondern überall stöhnten Kranke auf dem Dorfplatz, im Gasthaus oder im Hospitalkeller unter dem Messer, der Säge, dem Brenneisen, wurden manchmal von Schwindeloperateuren gräßlich zugerichtet und einem jämmerlichen Ende überlassen. Die Schmerzen, der Eiter, das Fieber – das waren nach wie vor die Kennzeichen der Chirurgie; und zumindest davor waren sie alle gleich, ob König oder Knecht.

Wir wollen den Schauplatz wechseln und einen Mann zu Wort kommen lassen, der die Zustände in der „Wundartzeney" in dieser Zeit mit einer schier unglaublichen Geschichte illustriert hat. Dieser Mann war der Leibarzt der Kaiserin Maria Theresia in Wien: Freiherr Gerhard van Swieten, der von 1700 bis 1772 lebte, also der Zeit, von der hier die Rede ist, um mehr als zwei Jahrhunderte näher war, als wir es heute sind. Für ihn war das fast noch Gegenwart, was für uns weit entfernte, manchmal schwer einfühlbare Vergangenheit ist. Van Swieten studierte in Hollands berühmter Universitätsstadt Leiden. Sein Lehrer und Vorbild dort war einer der bedeutendsten Ärzte jener Zeit: Herrmann Boerhaave (1668–1738). Als Katholik stieß van Swieten aber im protestantischen Holland mehr und mehr auf Schwierigkeiten; sodaß er im Jahre 1745 gern dem Ruf nach Wien folgte und Kaiserlicher Hofarzt und Vorsteher des österreichischen Medizinalwesens wurde. Und von Wien aus entfaltete er eine bewundernswerte Aktivität, reformiert und modernisierte das österreichische Medizinalwesen und war ein erfahrener

Mann der Praxis, ein gesuchter und tüchtiger Arzt. Er wird noch eine Rolle in unserer Erzählung spielen, wenn von seiner Zeit die Rede ist. Hier bemühen wir ihn zunächst wegen einiger seiner Bemerkungen zur Chirurgie des 17. Jahrhunderts.[2])

Unter den wissenschaftlichen Arbeiten van Swietens war die wichtigste eine mehrbändige Darstellung des medizinischen Wissens seiner Zeit; der Titel eine Verbeugung vor seinem großen Lehrer in Leiden: „Commentaria in Hermann Boerhaave aphorismos de cognoscendis et curandis morbis" (5 Bände, 1742 bis 1772), was in der deutschsprachigen Ausgabe mit „Erläuterungen der Boerhaavischen Lehrsäze von Erkenntniß und Heilung der Krankheiten" übersetzt wurde. — Van Swieten war ein „physicus", der sich mit der praktischen Ausübung des chirurgischen Handwerks wie die meisten seiner Kollegen nicht beschäftigte. Das hinderte ihn aber nicht, in seinem Werk auch auf chirurgische Belange einzugehen. Und im Zusammennang mit dem Thema Blasensteinschnitt steht dort eine auf den ersten Blick völlig unglaubwürdige Geschichte — Gerhard van Swieten gewissermaßen als Zeuge in Sachen Chirurgiegeschichte:

„Ein Schmid, ein Mensch von einer unerhörten Kühnheit, der schon zweymal den Steinschnitt ausgestanden hatte, setzte sichs, als er zum drittenmal mit dem Stein behaftet war, aus Unmuth über dieses Elend vor, sich selbst zu schneiden. Nachdem er sein Weib weggeschickt hatte, war niemand als sein Bruder sein Gefährte und Gehülfe, da der Kranke ... vermittelst eines Messers, das er heimlich zubereitet hatte, den Damm durchschnitt, und dreymal ansetzte, ehe die Wunde weit genug war, daß sie den Stein durchlassen konnte; weil nun dieses nicht ohne Beschwerlichkeit geschah, so zog er die Lefzen der Wunde mit den Fingern auseinander, bis ein Stein, größer als ein Hühnerey und vier Unzen schwer, mit dem größten Geräusche hervorsprang. Nachdem dies geschehen war, ließ er einen Wundarzt ruffen, um die Heilung

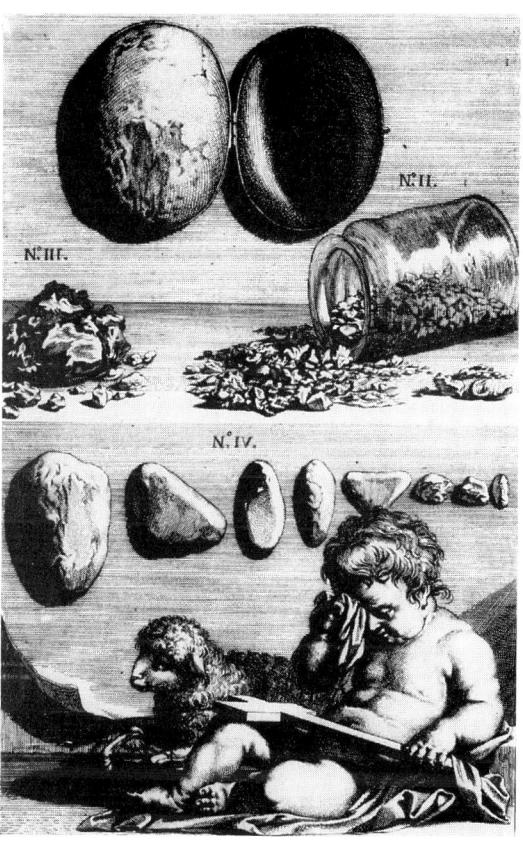

Flugblatt mit Darstellungen von Harn- oder Gallensteinen. Kupferstich des 17. Jahrhunderts. (Germanisches Nationalmuseum, Nürnberg)

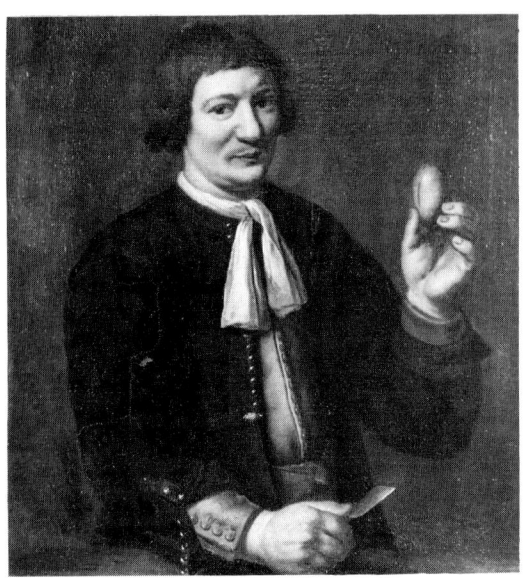

Bildnis des Jan de Doot mit Messer und Blasenstein. (Museum Boerhaave, Rijksmuseum voor de Geschiedenis van de Natuurwetenschappen en van de Geneeskunde, Leiden)

der Wunde zu besorgen; die auch erfolgte, aber nicht vollkommen; denn es blieb ein Geschwür, das beständig floß."

Soweit dieser Bericht. Gerhard van Swieten war ein genauer Wissenschaftler und ein zuverlässiger Mann. Angesichts dieser Geschichte aber regt sich die Neugier, sie zu überprüfen; sie klingt zu unwahrscheinlich.

Aber wo beginnen mit der „medizinhistorischen Indiziensuche"? Am besten wohl bei dem, der sie uns überlieferte, bei van Swieten. Wir wissen, daß er aus Leiden kam. Und es ist vorerst nur eine vage Vermutung, van Swieten könnte von diesem Fall bereits in Holland gehört oder gelesen haben, um ihn später dann in seinem Buch zu verwenden. In Leiden finden sie kaum noch Spuren von van Swietens Aufenthalt. Um so umfangreicher aber ist der Nachlaß des großen Boerhaave. Die Boerhaave-Sammlung befindet sich heute im Museum voor de Geschiedenis der Natuurwetenschappen in Leiden. Und dort entdecken wir einen wichtigen Hinweis: Ein etwa hühnereigroßer Blasenstein in Gold gefaßt und in ein Holzfutteral eingefügt, daneben ein Messer, ein Küchenmesser, an der Spitze ist ein Stückchen abgebrochen. Das erscheint vielversprechend. Das nächste Mosaiksteinchen findet sich weit weg von Leiden — im Nürnberger Germanischen Museum. Dort wird eine Anzahl von Kupferstichblättern aufbewahrt, die medizinische Kuriositäten wiedergeben und die im 16. und 17. Jahrhundert besonders in Süddeutschland sehr beliebt waren. Meist waren es Darstellungen von Gallen-, Nieren- oder Blasensteinen, manchmal auch Konterfeis von Erkrankten oder Verstorbenen; ein kurzer Text erläuterte zusätzlich die Abbildung. Man geht sicher nicht fehl in der Meinung, daß diese „Nürnberger Blätter" wohl oft die Aufgabe einer illustrierten Todesanzeige oder eines Nachrufes zu erfüllen hatten. Wie auch immer, für uns ist ein Fragment eines solchen Blattes wichtig, das ganz unverkennbar die Umrisse von Stein und Messer wiedergibt, wie sie sich im Original in der Boerhaaveschen Sammlung in Leiden befinden. Von besonderer Bedeutung für uns aber ist der holländische (!) Text, der innerhalb des Steinumrisses zu lesen ist und der verkündet, daß am 5. April des Jahres 1651 sich ein gewisser Jan de Doot in „not und pyn" selbst den Blasenstein herausgeschnitten hat. Das steht dort, nicht mehr und nicht weniger.

Die unglaubliche Geschichte des Freiherren van Swieten ist so unglaublich nicht mehr. Wir wissen nun den Namen des Mannes und das genaue Datum seiner Selbstoperation. Wieder in Leiden, fällt es uns jetzt nicht mehr sehr schwer, dort im Pathologischen Museum ein „Bildnis des Jan de Doot" aufzufinden – ein bemerkenswertes Bilddokument aus der Chirurgiegeschichte: Wir sehen da einen vierschrötigen Mann, der den Triumph über das, was er in seinen großen, verschwielten Händen hält, nicht ganz verbergen kann. Es sind eben die beiden Gegenstände, die wir aus der Boerhaaveschen Sammlung kennen: Blasenstein und Messer! Die „chirurgiehistorische Indizienkette" ist lückenlos. Die gespenstische Szene, die van Swieten in seinem Buch schilderte, hat sich also tatsächlich abgespielt. Ein Mann wußte keinen anderen Ausweg aus seinen Qualen als die Verzweiflungstat der Selbstoperation. Jan de Doot machte allerdings seinem ominösen Namen glücklicherweise keine Ehre – Jan de „Doot" blieb am Leben.

Fünfzig Jahre später sah sich ein deutscher Böttchergeselle in der gleichen ausweglosen Lage. Er schnitt sich – ebenfalls mehrfach ansetzend – den Stein aus der Blase und spülte die Wunde mit Bier und brach zusammen, als er den Schnitt mit den Nähutensilien seiner Mutter zusammennähen wollte.

Zwei Ausnahmefälle – sicher; aber nur insoweit, als daß es natürlich nicht allgemein üblich war, sich selbst zu operieren. Von Bedeutung sind sie jedoch insbesondere deswegen, weil sie kennzeichnende Schlaglichter auf die fatale Situation der Chirurgie des 17. Jahrhunderts wärfen. Denn letzten Endes waren diese Selbstoperationen Verzweif-

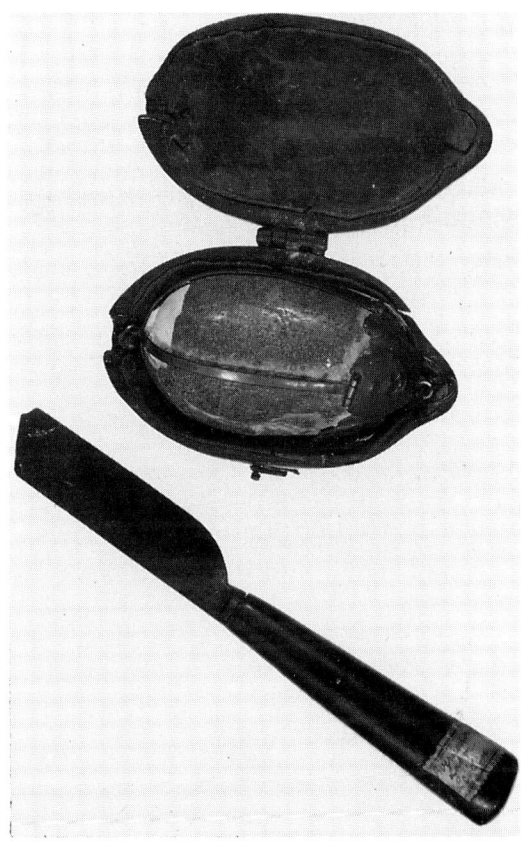

Blasenstein im Holzfutteral und Messer aus der Boerhaave-Sammlung. (Museum Boerhaave, Rijksmuseum voor de Geschiedenis van de Natuurwetenschappen en van de Geneeskunde, Leiden)

lungstaten zweier Menschen, die das Messer an sich selbst ansetzten und das immer noch für besser hielten, als sich den Steinschneidern, Bruchbrennern und Zahnreißern auszuliefern, von denen sie ohnehin keine Hilfe erwarteten. In diesem Sinne sind die beiden geschilderten Fälle Beispiele für viele andere ähnliche.

Konnten die Menschen schon an der Situation nichts ändern, so suchten sie nach Möglichkeiten, ihrer Meinung Luft zu machen, und fanden sie auch. Das Volk dichtete höhnende Verse und sang Spottlieder. Auf Flugblättern war der aufgeblasen einherstolzierende Chirurg dargestellt, über und über behängt mit seiner gesamten „Zwick-und-Zwack-Gerätschaft". Noch heute bekannt und volkstümlich ist das Lied vom „Doktor Eisenbart", das allerdings einige Zeit später entstanden ist. Von Johann Andreas Eisenbart wird noch erzählt werden.

Und dennoch: Auch an diesem Tiefpunkt meldeten sich in der Chirurgie Männer mit Wort und Tat, die zu den besten ihrer Zeit gehörten, eben weil sie in dieser schier ausweglosen Situation ihre ganze Kraft gaben, um das Steuer schließlich doch herumzureißen und die Wende zu erzwingen. Solche Männer hatte es immer gegeben; sie waren die Ausnahmen, die in die Geschichte eingingen und das zu recht. Aber wenn man in den Chroniken über diese herausragenden Persönlichkeiten liest, dann muß man dabei immer das allgemeine Niveau im richtigen Verhältnis dazu sehen.

Schon früher war von Ambroise Paré, dem „Vater der französischen Chirurgie", die Rede gewesen und auch von dem lange Zeit verkannten Georg Bartisch in Dresden und auch von anderen. Wie es weiterging, verdeutlichen uns Leben und Werk zweier sehr unterschiedlicher Männer. Beiden aber ist eines gemeinsam: Die exemplarische Bedeutung für die weitere Entwicklung der Chirurgie, die herausführen mußte aus dem Abgrund dieser Zeit.

Der erste der beiden hieß Jacques Beaulieu.

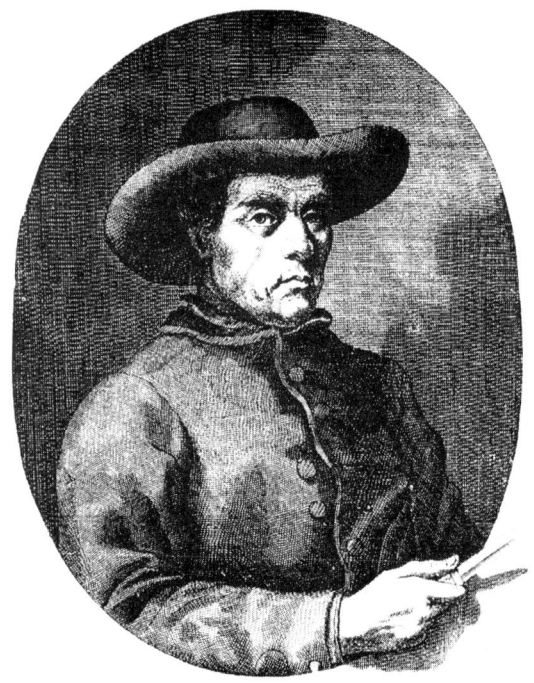

Jacques Beaulieu

Er war eine der abenteuerlichsten und schillerndsten Figuren der Medizingeschichte überhaupt. Sein Lebenslauf – so, wie wir ihn heute aus überlieferten Bruchstücken versuchen zu rekonstruieren – war in vielerlei Hinsicht geradezu typisch für den Gang der Dinge zu jener Zeit.[3])

Jacques Beaulieu wurde 1651 (in diesem Jahr schnitt sich Jan de Doot den Blasenstein heraus) geboren, wahrscheinlich in Besançon, jedenfalls in dessen Umgebung. Besançon war während der damaligen Kriegswirren wegen seiner günstigen Lage auf einem vom Flusse Doubs umfaßten Plateau eine wichtige Festung und gehörte seit dem Ende des 30jährigen Krieges zu Spanien.

Beaulieu entstammte einer Bauernfamilie, verlebte die Kindheit in recht ärmlichen Verhältnissen und erhielt kaum irgendeine Schulbildung. Inmitten der Kämpfe zwischen Spanien und Frankreich, die schließlich zur Eroberung der Stadt durch eine Armee Ludwigs XIV. führten, wuchs Jacques Beaulieu auf und lernte, daß Verschlagenheit, List und Tücke ebenso dazu gehörten wie Wagemut und rasche Entschlußkraft, um zu existieren in dieser Zeit.

Es war wohl mehr der Zwang der Umstände als sein freier Wille, wenn er sehr bald seine Familie verließ und sich bei den Landsknechten anwerben ließ. Schließlich diente er als Kavallerist, was bedeutete, daß er zumindest da schon nicht mehr ganz mittellos war. Nun, er hatte ja beizeiten lernen müssen, sich bietende Chancen rücksichtslos beim Schopf zu packen. Allerdings, die wirkliche Chance zum Aufstieg, etwa zum Offizier, hatte er nicht. Er war und blieb ein Bauernbursche; Offizierspatente aber blieben fast durchweg Adligen vorbehalten. Vielleicht war das Grund, daß er nach einigen Jahren den Dienst wieder quittierte.

Wenig später sehen wir ihn als Gehilfen eines italienischen Stein- und Bruchschneiders durch Südfrankreich ziehen. Damit hatte er einen Weg betreten, den er bis an sein Lebensende nicht mehr verlassen sollte, einen Weg auch, der ihn auf seinen Platz in der Medizingeschichte führen sollte.

Jacques Beaulieu erlernte die fragwürdige Kunst des Blasensteinschnittes und die nicht minder wichtige Kunst des zum Handwerk gehörenden Klapperns.

Das ganze mag sich etwa so abgespielt haben: Sein „Meister" und er schlugen ihren auffallend mit Fähnchen und „Ehrenurkunden" ausstaffierten Stand in einem Dorf irgendwo in Südfrankreich auf, und Jacques verteilte überall, wo es nur möglich war, eindrucksvolle Handzettel mit der Nachricht, daß ein weltberühmter „hernieur" und „inciseur de la pierre" gekommen sei, um für alle Leiden Rat und Hilfe zu bringen. Der Reklameaufwand erfüllte seinen Zweck. Die Kranken kamen aus dem Dorf, von den umliegenden Höfen, auch aus den Nachbarortschaften. Die „medici" und „physici" hatten ihre Gebrechen und Schmerzen nicht lindern können. Ein winziger Funke Hoffnung zog sie vor den pittoresken Stand des fremdländischen Magisters.

Der „weltberühmte Meister" operierte sie je nach den Umständen im eigenen Stand oder auch im Gasthaus auf einem Tisch oder einfach auf einem Karren festgeschnallt in der Mitte des Dorfplatzes. Immer aber ließ er von seinem Gehilfen eine Decke oder einen Vorhang spannen, und dahinter drückte Jacques dem Opfer ein Kissen über das Gesicht, um das Schreien und Stöhnen zu unterdrücken. Manchmal wollten einem alten Brauch folgend die Angehörigen des Kranken bei der Operation anwesend sein. Dann mußte Jacques besonders geschickt sein und mit einem Stück Leder als Knebel arbeiten und auch vorher mehr Brandwein als sonst verabreichen ...

Und dann mag er gesehen haben, wie der „Meister" das Brenneisen aufsetzte, und wie der Leistenbruch darunter verschmorte. Der Patient bäumte sich auf im Schmerz und wurde bewußtlos. An einer Stelle brannte das glühende Eisen den Darm auf – schnell wie ein Taschenspieler legte der „Meister" den

Verband darüber. Während Jacques sich ein wenig um den Stöhnenden kümmerte, ihm zu trinken gab, strich der Bruchbrenner das Honorar ein. Es wurden noch einige andere Patienten „behandelt". Und als es dunkel wurde, brachen sie den Stand ab und zogen weiter, so schnell sie irgend konnten. Jacques Beaulieu wußte, daß all die „Geschnittenen" und „Gebrannten" einem ungewissen Schicksal überlassen wurden, daß aber jener Mann, dessen Darm der „Meister" mit dem Glüheisen verletzt hatte, mit ziemlicher Sicherheit einem qualvollen Ende entgegen ging.

Nun, die Zustände waren eben so. Jedenfalls sah Jacques Beaulieu keine Möglichkeit, sie zu ändern; danach stand ihm wohl auch der Sinn nicht. Er wollte Erfolg haben, und dazu – das wußte er – mußte er auf die Dauer sein Handwerk so gut beherrschen, wie es möglich war; aber auch das war nicht viel. Er beschränkte sich auf den Blasensteinschnitt. Das heißt, er lernte, mit den Fingern vom Darm her den Stein zu ertasten, um dann das Messer in der Dammgegend zwischen den Beinen des Patienten hineinzustoßen bis in die Harnblase, die Wunde mit einem Spreizgerät auseinanderzureißen und den Stein herauszuholen. Das war's für ihn. Von den anatomischen Verhältnissen der Beckenbodenmuskulatur, des Darms, der Harnblase, der Harnröhre wußte er nichts, geschweige denn von den Funktionen all dieser Organe. Ebensowenig kam ihm der Gedanke, daß so etwas wie Vor- und Nachbehandlung erforderlich sein könnten.

Ehe man aber über Jacques Beaulieu den Stab bricht, sollte man sich erinnern, daß er ein Bauernbursche war ohne jede medizinische Ausbildung, daß überdies auch die Mediziner jener Zeit kaum bessere Möglichkeiten oder Fähigkeiten hatten, wirkungsvolle Hilfe zu leisten. Die freiwillige Beschränkung des Jacques Beaulieu auf das, was er meinte, einigermaßen gut zu können, war auf eine gewisse Art gesehen sogar eine fast weise, zumindest aber klug zu nennende Haltung.

Wie auch immer: Als Jacques Beaulieu den Blasensteinschnitt mehr schlecht als recht beherrschte, die Reklametrommel dafür umso geschickter zu schlagen verstand, da trennte er sich von seinem „Meister" und machte sich selbständig. So wie er es gelernt hatte, wurde er nun also als Steinschneider tätig, zunächst im Burgundischen.

Aber Beaulieu, der als Sohn einer verarmten Bauernfamilie seinen Lebensweg begonnen hatte, wollte mehr, viel mehr. Er ließ es an Zielstrebigkeit und Selbstbewußtsein nicht mangeln. Im Jahre 1697 ging er auf's Ganze und erschien im Mönchsgewand in der Hauptstadt Paris. Als frère Jacques – Bruder Jacob – hatte er damit begonnen, die Rolle zu spielen, die ihn berühmt machen sollte, wenngleich es auch zunächst eine eher zweifelhafte Berühmtheit war.

Die Idee mit der Mönchskutte war gar nicht schlecht. Er suggerierte damit nicht nur höhere Berufung und göttlichen Segen, sondern auch die Vorstellung vom uralten und vielgepriesenen Wissen der Klosterschulen. So also kam Jacques Beaulieu nach Paris. Er hatte kaum einen Livre in der Börse.

Paris war die Metropole eines kulturell und politisch geeinten, kraftvollen Staats, aber damals noch keineswegs die Metropole der Schönheit, des Geistes, der Kunst, die es später, viel später werden sollte. Die Straßen waren eng und winklig und voll von Unrat, meist auch ungepflastert. An die großen Boulevards, die Plätze, die übersichtlichen Straßenkarrees war noch nicht zu denken. Auch zur „cité de la lumière", zur Lichterstadt sollte Paris erst 200 Jahre später werden. Die nächtlichen Straßen damals waren Tummelplätze für lichtscheue Halunken, mochten sie aus den Palästen oder aus den Armenvierteln kommen. Wichtig für die Bürger im Paris des Jahres 1697 war, feste und sichere Türen und Fensterläden am Haus zu haben.

Jacques Beaulieu betrat Paris nicht bei Nacht, sondern an einem hellen Sonnentag. Und er zauderte nicht lange; er handelte nach der Devise „Alles oder nichts". Zunächst wies er der Stadtverwaltung eine Reihe von Urkunden und Zeugnissen über erfolgreich von ihm durchgeführte „Steinkuren" vor, so daß man nicht umhin konnte, ihn ernst zu nehmen. Es wurde ein Termin anberaumt, und in Anwesenheit einiger Ärzte bekam Beaulieu die Aufgabe gestellt, aus einer Leiche einen Blasenstein herauszuschneiden, den man vorher hineingetan hatte. Das tat der „Bruder Jacob" mit bemerkenswerter Schnelligkeit.

Er ließ sich darüber ein Zeugnis ausfertigen und ging schnurstracks an den Hof, der sich in Fontainebleau nahe bei Paris aufhielt. Dort mischte er sich unter all die wichtigen und unwichtigen Leute, die mit mehr oder weniger Erfolg ihre Chance im Bannkreis des „Sonnenkönigs" suchten. Beaulieu verstand es, mit seinen Zeugnissen und Empfehlungsschreiben einen prinzlichen Leibarzt für sich zu interessieren. Der ermöglichte es, daß der „Bruder Jacob" in Fontainebleau einen Blasensteinkranken operieren konnte.

Das Ereignis wurde entsprechend vorbereitet und bekannt gemacht, so daß eine Anzahl von Zuschauern und auch mehrere Hofärzte anwesend waren, als Jacques Beaulieu den Steinschnitt vornahm. Die Kontrolle der Ärzte mag dem „Bruder Jacob" nicht so sehr angenehm gewesen sein, doch er wird sie im Interesse der Publizität, um die es ihm ja ging, gern in Kauf genommen haben. Der Eingriff gelang. Nach drei Wochen war der Patient soweit genesen, daß er in den Gärten promenieren konnte. „Bruder Jacob" hatte mit hohem Einsatz gespielt, denn eine zweite Chance dieser Art hätte sich ihm gewiß nicht geboten. Aber er hatte alles gewonnen. Er war Tagesgespräch am Hof, der große Erfolg schien in greifbarer Nähe.

Der Patient – ein Angehöriger der Versailler Gendarmerie – behielt allerdings eine Urinfistel zurück. Und er starb nach zwei Jahren. Da aber war diese Episode im wechselvollen Lebenslauf des Jacques Beaulieu längst vorüber.

Der gefeierte „Mönch aus der Bourgogne"

erhielt nun die ersehnte Erlaubnis, in Pariser Hospitälern – im Hotel Dieu und in der Charité – zu operieren. Aus den Protesten der Ärzte, deren Domäne diese Häuser waren, machte er sich herzlich wenig.

In dieser Zeit kam es zu den berühmten Szenen, wie wir sie sehr plastisch in den zeitgenössischen Berichten beschrieben finden. Die Menschen kamen aus der ganzen Stadt, ja, zuletzt von überall aus Frankreich her, um sich von Jacques Beaulieu helfen zu lassen, oder einfach nur, um ihn operieren zu sehen. Sie drängten sich zu Hunderten vor den Hospitälern, drückten Gitter und Portale ein. Die Gendarmerie mußte an den Operationstagen des „Mönches" die Krankenhäuser absperren. Etwa zweihundert Personen aber wurden dennoch auf verständlichen Wunsch des reklametüchtigen „Bruders" als Zuschauer eingelassen.

Jacques Beaulieu setzte nach wie vor voll auf sein gutes Glück. So operierte er etwa fünfzig Kranke. Aber das Blatt wendete sich, das Glück blieb ihm nicht treu. Die Mehrzahl seiner Patienten verstarb, in vielen Fällen noch am gleichen Tage. Und jetzt zeigte sich der Nachteil des hohen Einsatzes, den Jacques Beaulieu in das Spiel gebracht hatte. Er war für kurze Zeit der bekannteste Steinschneider Frankreichs und stand im Mittelpunkt der Aufmerksamkeit, wie er es ja gewollt hatte. Wären es nur einfache „kleine" Leute gewesen, die unter seinem Messer starben, und wäre das ganze in der Provinz geschehen, so hätte er klammheimlich weiterziehen können, und niemandem wäre es eingefallen, sich weiter darum zu kümmern. Aber er war nicht irgendein Steinschneider, sondern der legendäre „Bruder Jacob", und er versuchte seine Kunst auch an einer Reihe hochstehender Persönlichkeiten, so zum Beispiel am Marechal de Lorge, der noch am Tage des Schnittes starb.

Der Ruf des „Bruders Jacob" verschlechterte sich rapide. Angehörige von Verstorbenen drohten mit der Justiz oder gleich damit, dem falschen Mönch das gleiche

Schicksal zu bereiten, das seine Operierten erlitten hatten. Die Ärzte, denen Beaulieu längst ein Dorn im Auge war, machten ihm handgreiflich ihre Meinung über ihn und seine „Kunst" klar ...

Jacques Beaulieu zog es vor, Paris bei Nacht und Nebel zu verlassen. Unter einem weiten, dunklen Umhang aber trug er einen Beutel mit einem erklecklichen Sümmchen goldener Louisdors. Soweit jedenfalls hatte es sich gelohnt.

Jacques Beaulieu gab aber nicht auf. Trotz seines arg lädierten Rufs übte er sein grausames Handwerk in der Provinz weiter aus. Eine unvollständige „Operationsstatistik", die uns überliefert ist, mag wohl aus dieser Zeit stammen: Von 60 Geschnittenen starben 25, und 31 überlebten. Von denen, die es überstanden, behielten 22 Urinfisteln und andere schwere Folgeerscheinungen zurück. Das Schicksal der restlichen 4 Patienten Beaulieus ist nicht bekannt.[4] Alles in allem, nicht eben eine Erfolgsmeldung. Jacques Beaulieus Stern war verglüht, ehe er so hell zu leuchten begonnen hatte, wie der falsche Mönch es sich vorgestellt hatte. Jacques Beaulieu zog wieder durch die Provinz als einer von vielen miserablen Steinschneidern, die auf ihrem Wege Qualen und Tod zurückließen. Das Kapitel „Jacques Beaulieu" war sang- und klanglos abgeschlossen.

So schien es.

Dann aber kam das Überraschende, das Besondere in der Lebensgeschichte des Jacques Beaulieu, in der bis zu diesem Zeitpunkt lediglich die Abenteuerlichkeit bemerkenswert gewesen war.

Lassen wir uns das wieder einmal von Gerhard van Swieten berichten, der ja fast noch ein Zeitgenosse des „Bruders Jacob" war. Van Swieten schrieb in seiner sachlichen Art und Weise: „... Es wird aber bewiesen, daß der Bruder Jacob nicht ungelehrig gewesen ist, sondern aus den Erinnerungen der besten Männer, die das, was an seiner Methode als fehlerhaft und gefährlich gefunden wurde, angemerkt haben, Nutzen gezogen

hat. ... Denn nachgehend hat er in verschiedenen Oertern Frankreichs den Steinschnitt weit glücklicher verrichtet." Jacques Beaulieu hat also seine Art, den Blasenstein zu schneiden, einer ernsthaften Kritik unterzogen und dabei auch das in Rechnung gestellt, was andere dazu zu sagen hatten. Das war nun tatsächlich völlig ungewöhnlich bei einem Steinschneider des 17./18. Jahrhunderts.

Zunächst aber: Was war das – „seine Methode"? In der ersten Zeit mochte Jacques Beaulieu – wie die meisten umherwandernden Steinschneider – sein Messer recht wahllos in die Dammgegend (zwischen Hoden und After) in Richtung Blase gestoßen haben; die Stelle die sich dazu anbot, lag etwa in der Mittellinie, und das hatte zur Folge, daß mit dem Messer, den Dehninstrumenten, den Faßzangen die Harnröhre und der Schließmechanismus der Harnblase zerschnitten und zerfetzt wurden. Wenn der Patient den Eingriff selbst überlebte, dann war es fast sicher, daß nach einer derartigen Verletzung die normale Urinentleerung nicht mehr in Gang kam. Der Schließmuskel blieb defekt, die Harnröhre vernarbte, und der Urin entleerte sich durch den Schnitt, der zu einer ständig entzündeten, schmerzenden, höchst widerwärtigen Fistel wurde – allein der Geruch machte aus dem Leidenden einen Ausgestoßenen.

Demgegenüber bot der sogenannte seitliche Schnitt – die „sectio lateralis" – einige, wenn auch geringe, Vorteile. Auch hierbei erfolgte der Schnitt vom Damm aus, aber nicht in der Mitte, sondern seitlich, meist links davon, so daß das Messer an der Harnröhre vorbeidrang und die Blase neben dem Schließmuskel erreichte. Die Gefahr des Entstehens einer Urinfistel war dadurch freilich nicht gebannt, aber mit einigem Optimismus können wir doch annehmen, daß bei funktionierendem normalem Abfluß des Urins durch die Harnröhre die Aussicht auf Heilung des Schnitts sich wesentlich günstiger darstellte. – Eine ähnliche Technik soll

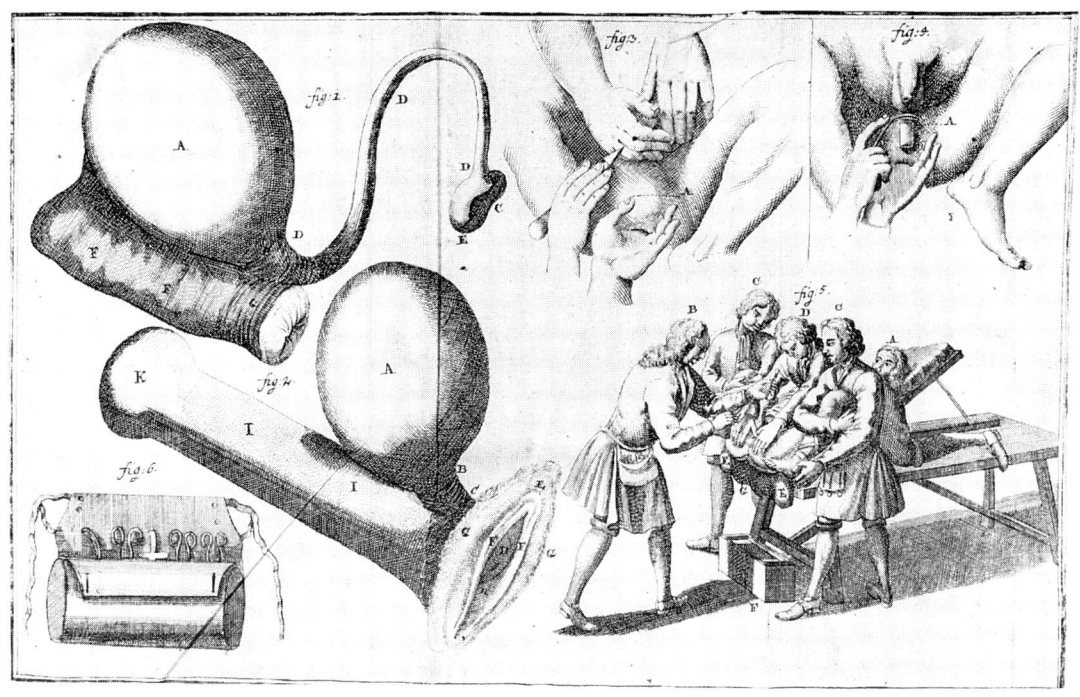

bereits von altindischen Operateuren angewendet worden sein, für die man übrigens ihre magisch-religiösen Vorstellungen heranzog, um zu erklären, warum der Schnitt links von der Mitte erfolgte. Einleuchtender erscheint aber doch wohl, daß es für einen rechtshändigen Chirurgen ganz einfach praktikabler gewesen ist, mit seiner rechten Hand den Schnitt beim Patienten links von der Mitte zu machen (und nicht rechts). Und das galt für den altindischen Chirurgen ebenso wie für den Steinschneider im 17./18. Jahrhundert in Europa.

Wer nun diesen Seitensteinschnitt in Europa erfunden oder wieder erfunden hat, wird kaum noch mit Sicherheit festzustellen sein. Jacques Beaulieu hat ihn in späteren Lebensjahren ausgeübt, aber auch er hat ihn bei anderen gesehen, die ihn bereits vor ihm mit Perfektion beherrschten.

So übte der große englische Chirurg William Cheselden (1688–1752) den seitlichen Schnitt aus und auch der seinerzeit berühmte Johann Jakob Rau (1668–1719), der aus der

Zum Blasensteinschnitt: Links anatomische Darstellungen, rechts Operationsbilder. (Heister)

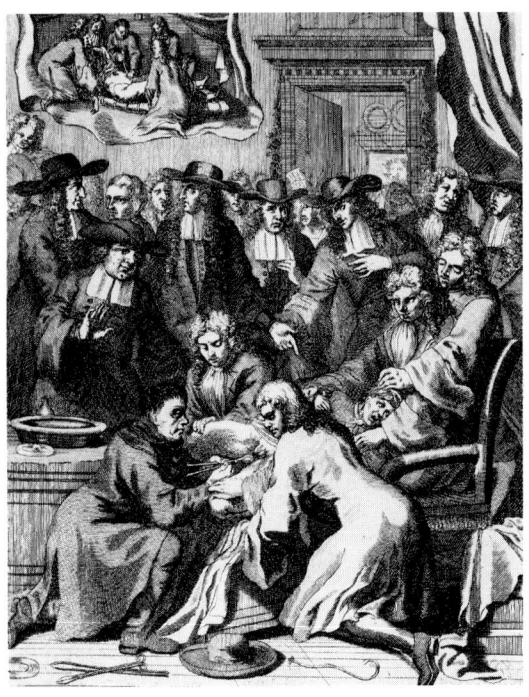

Jacques Beaulieu führt einen Blasenstein-schnitt aus. – Die kleine, oben links ein-geblendete Abbildung stellt den sogenannten Blasenstich dar, d. h. die Punktion der Harn-blase vom Unterbauch her, um gestauten Urin abzulassen. (Pasteau)

Gegend um Baden-Baden stammte und an der Universität in Leiden tätig war, jener Stadt in Holland, die wir schon mehrmals als ein europäisches Zentrum der Wissenschaft, zumal der Medizin, erwähnt haben. Rau lehrte dort Anatomie und Chirurgie, eine Kombination, wie wir sie schon bei Vesal in Padua kennengelernt haben und wie sie da-mals an vielen Universitäten üblich war. Unüblich aber war, daß dieser Hochschul-lehrer — der als zwar „unliebenswürdig und unzuverlässig", doch geschickt beim Sezie-ren und kenntnisreich als Arzt beschrieben wurde[5] — mit eigener Hand operierte, ja, daß gerade darauf seine Berühmtheit zurückging. Die Spezialität des „vortrefflichen Rau", wie van Swieten ihn nannte, war der Blasenstein-schnitt; innerhalb von 15 Jahren soll er 2 000 Steinkranke operiert haben. Einem Operateur, der über fundiertes anatomisches Wissen verfügte, will man zutrauen, daß er den Seitensteinschnitt gut beherrschte und im Rahmen damaliger Möglichkeiten Erfolge damit hatte.

In Leiden und in Amsterdam — wo Rau im Lazarett operierte — mögen sich der „un-liebenswürdige" Professor und der falsche Mönch begegnet sein. Zumindest in Leiden sahen sie einander operieren; später unterzog Rau die Methode des Jacques Beaulieu, wie er sie kennengelernt hat, einer scharfen Kritik. — Wir müssen annehmen, daß es diese Begegnungen waren, die den Bruder Jacob veranlaßten, seine Art des Steinschnitt zu überdenken, zu verändern und zu verbessern, wie van Swieten es geschildert hat.

In Leiden war zu dieser Zeit auch ein an-derer, noch junger Mann, der aus Deutsch-land stammte und sich an der Universität eingetragen hatte: Lorenz Heister. Auch er sah den falschen Mönch operieren. Seinen Namen müssen wir uns merken, von Heister wird noch Wichtiges zu berichten sein.

Jacques Beaulieu aber wurde zu einem erfolgreichen, hochgeachteten Steinopera-teur. Mit einem Privileg Ludwigs XIV. reiste er durch viele Gegenden Frankreichs. Darüber hinaus war er in Norditalien, in Österreich, Holland und den südwestdeutschen Landen anzutreffen. Der Magistrat von Amsterdam ehrte ihn mit einer goldenen Schaumünze „pro servatis civibus" (für die geretteten Bürger).

Bei Gerhard van Swieten finden wir eine bezeichnende Episode aus dieser Zeit: „Denn, da ein vornehmer Herr mit dem Stein geplagt war, so nahm er, ehe er sich dem Bruder Jacob zum Schneiden übergab, in seinem Pallast zwey und zwanzig Arme auf, die von ihm alles Nöthige bekamen, und die alle mit dem Stein behaftet waren. Diese befreyte er (Beaulieu, D. R.) alle durch den Schnitt von dem Stein, und stellte sie wieder her. Nach so vielen glücklichen Curen ließ sich der vornehme Herr, ohne Zweifel voll Zuversicht, den Stein schneiden, und kam dabey um ... Das geschah in dritten Jahr dieses Säculums". Eine Geschichte mit Moral. Vom Standpunkt des Statistikers ist sie wohl nicht sehr aussagekräftig, aber immerhin könnte sie darauf hindeuten, daß Jacques Beaulieu seine Erfolgsquote tatsächlich erheblich verbessern konnte.

Der Jacques Beaulieu dieser Jahre war ein anderer als der reklametüchtige falsche Mönch des Pariser Abenteuers. Bemüht um die Qualität seiner Arbeit, ließ er Effekthascherei und Scharlatanerie völlig beiseite. Jacques Beaulieu hatte aus den Erfahrungen seines Lebens gelernt und „Nutzen gezogen". – Die letzten Jahre dieses Lebens verbrachte er „von so vielen Reisen müde" in seiner Heimatstadt Besançon bei einem Freunde. Er starb erschöpft und altersschwach, aber von vielen Menschen und von der Historie nicht vergessen, im Jahre 1719.

Das also war die Lebensgeschichte des Jacques Beaulieu, die in mehr als einer Hinsicht eindrucksvoll und exemplarisch ist. In unserem Zusammenhang ist sie deshalb beispielhaft, weil der Lebensweg, den der Bruder Jacob zurückgelegt hat, einem Abschnitt des Weges entsprach, den die alte Chirurgie in ihrer Gesamtheit hinter sich zu bringen

hatte: Aus der Tiefe von Unkenntnis und Abenteurertum heraus und hin zu ehrlich bemühter Arbeit. Dies war der erste Schritt auf einem langen Weg, der zu einer Chirurgie auf der Basis der zeitgenössischen medizinischen Wissenschaft führen mußte – das Ziel war noch weit.

Und hier ist der Zeitpunkt, über den „größten Chirurgen Europas in seiner Zeit" zu berichten, über Lorenz Heister[6]).

Lorenz Heister wurde 1683 in Frankfurt am Main geboren. Als der Bruder Jacob sein mißglücktes Pariser Unternehmen startete, war er ein 14jähriger Junge, der sich zwischen der Dichtkunst, der er sich zu Hause im stillen Kämmerlein widmete, und der Heilkunde, deren umherreisende Vertreter er zu den jährlichen Oster- und Herbstmessen beobachtete, noch nicht recht entscheiden konnte.

Ein paar Jahre später, 1702, begann er dann aber das Medizinstudium im nahen Gießen, verbrachte einige Jahre in Wetzlar und wandte sich schließlich nach Amsterdam und nach Leiden, wo er sein Studium fortsetzte. Wer damals in der Medizin etwas lernen wollte, blieb nicht in Deutschland, sondern ging nach England, Frankreich oder eben in dieser Zeit besonders nach Holland. In Leiden war der „vortreffliche Johann Jakob Rau" einer von Heisters Lehrern. Nun, Rau haben wir bereits kennengelernt. Mit Sicherheit hat Heister bei ihm nicht nur die Anatomie und theoretische Chirurgie in den Vorlesungen gehört, sondern auch eine gehörige Portion chirurgischer Praxis vermittelt bekommen. Ein Universitätslehrer, der die Chirurgie nicht nur „vorlas", der sie vielmehr auch praktisch ausübte – beeindruckt nahm Heister das zur Kenntnis.

In Amsterdam und Leiden war es auch, daß Heister den falschen Mönch Jacques Beaulieu kennenlernte und operieren sah. Beaulieu hat dem jungen Mann sicher imponiert, denn er war zu jener Zeit einer der bekanntesten Blasensteinoperateure. Später allerdings sollte Heister dem Bruder Jacob

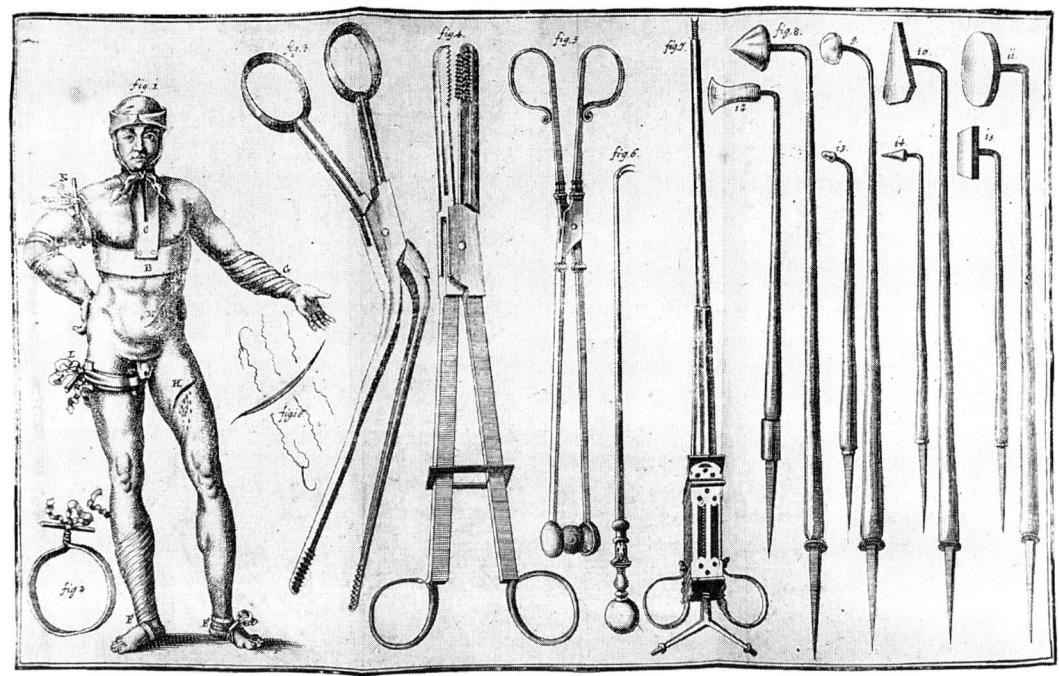

Aus Heisters „Institutiones chirurgicae": Verschiedene Verbände sowie Bandagen zum Abbinden blutender Wunden (links). Geräte zum Entfernen von Geschossen (Mitte) und diverse Brenneisen (rechts).

Geräte für die Amputation und einige Abbildungen zur Operationsmethode. – Links unten ist eine Mißbildung – ein sechster Finger – abgebildet. (Heister) (Rechte Seite)

gegenüber eine sehr kritische Haltung einnehmen; später, als Heister selbst ganz andere und sehr viel höhere Maßstäbe setzte.

Ab 1707 machte Heister drei Jahre lang die Sommerfeldzüge der kaiserlichen Armeen gegen Frankreich als Feldchirurg mit, wofür er jeweils sein Medizinstudium unterbrach. Nach der Schlacht von Malplaquet gab es allein auf der siegreichen kaiserlichen Seite 5 000 Verwundete, die Heister an der Seite des holländischen Generalchirurgen de Quavre im Lazarett von Brüssel behandelte; Heister operierte selbständig, führte Sektionen aus, sammelte wertvolle Erfahrungen.

In den Winterpausen zwischen den Feldzügen eilte Heister wieder nach Amsterdam, nach Leiden, auch nach Hardewyk, wo er weiter vor anderem Anatomie und Chirurgie studierte, sich mit Physik und Mathematik beschäftigte und auch „Microscopia zu machen" und Glasschleifen erlernte. 1708 promovierte er zum Doktor der Medizin und erteilte im Winter 1709 in Amsterdam anatomischen Unterricht, hielt wohl auch Collegia chirurgica. Nach dem Sommerfeldzug von

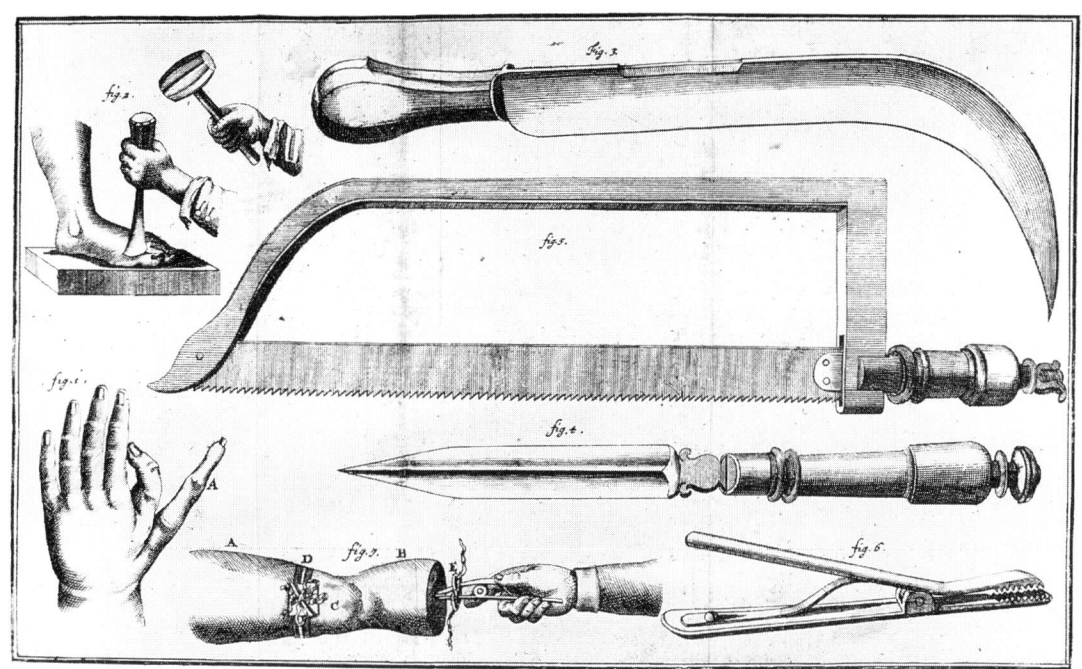

1709 ging er für einige Monate auf eine Studienreise nach England.

Als ein in Theorie und Praxis erfahrener Mann wurde Lorenz Heister schließlich an die Universität in Altdorf als Professor für Anatomie, Chirurgie und Botanik gerufen. Er war 27 Jahre alt, als er dort 1710 seine Antrittsvorlesung hielt.

Altdorf, ein Ort nahe bei Nürnberg, beherbergte in jener Zeit die Nürnberger Universität. Mehr als hundert Jahre, bevor Heister dorthin kam, hatten die Nürnberger Bürger ihre damalige Knabenschule vor die Tore der Stadt verlagert, weil ihnen die wilden Streiche der Schüler zu viel Unruhe und Unsicherheit eingebracht hatten. Zu diesen Schülern gehörte übrigens damals auch Albrecht von Wallenstein, der an ungezügeltem Übermut seinen Kameraden in nichts nachstand und der später zu einer der interessantesten und widersprüchlichsten Gestalten der Zeit vor und während des 30jährigen Krieges wurde.

Als Lorenz Heister in Altdorf eintraf, war aus dieser Schule längst eine hochgerühmte und ziemlich wohlgesittete Universität geworden, an der es zumindest nicht mehr ganz so wild zuging wie zu Wallensteins Tagen.

Heister war Professor für Anatomie und Chirurgie – die an Universitäten seinerzeit vielerorts übliche Kombination beider Fächer innerhalb eines Professorats. Lassen wir hier beiseite, daß in Altdorf noch die Botanik dazugehörte, und auch, daß Heisters Arbeiten auf diesem Gebiet, in denen er verschiedentlich andere Meinungen vertrat als der große schwedische Arzt und Naturforscher Karl v. Linné (1707–1778), nicht zu seinen besten gehörten. – Heister war Chirurg, kein Handwerkerchirurg, sondern ein an medizinischen Fakultäten ausgebildeter Arzt, der zu operieren verstand und es auch tat, was im Grunde dem modernen Begriff vom Chirurgen sehr nahe kam. Und das war das Bedeutendste an seiner Berufung auf den Professorenstuhl.

Die Chirurgie, die gemeinhin an den Hochschulen auch im 18. Jahrhundert gelehrt wurde, war verstümmelt in gröbster Weise, weil sie mit der lebendigen Erfahrung der täglichen Praxis nichts zu tun hatte. Chirurgie

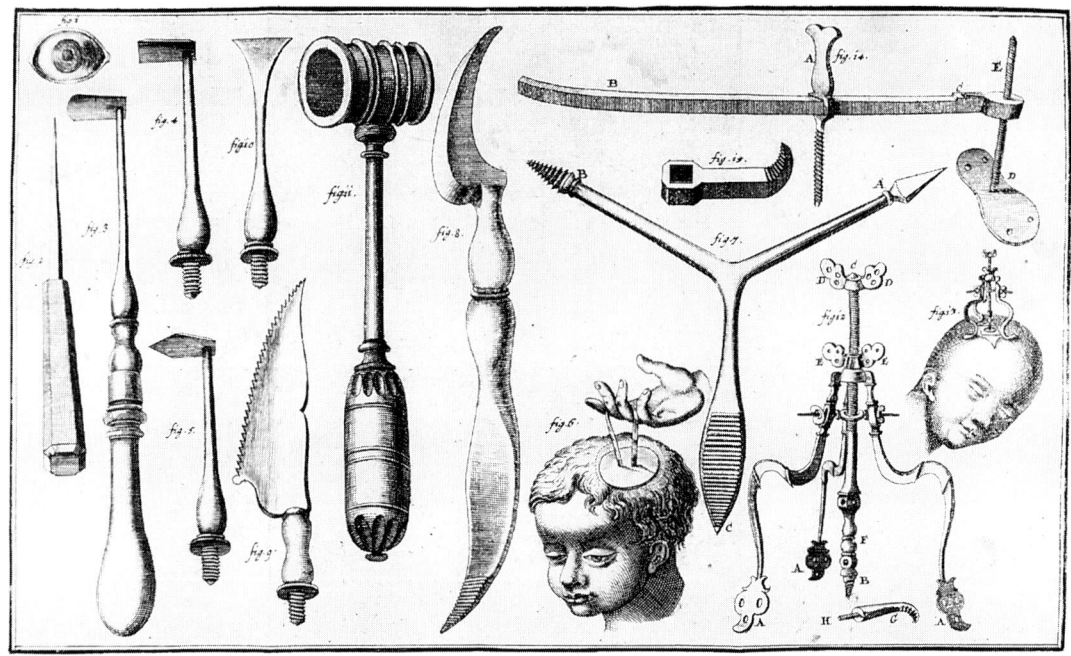

Verschiedene chirurgische Geräte; auf der rechten Seite Abbildungen zum Anheben von bei Schädelbrüchen eingedrückten Knochenstücken. (Heister)

Die Staroperation – Geräte und Operationstechnik. (Heister) (Rechte Seite)

lebt nur mit der Praxis. Die meisten der Hochschullehrer, die Chirurgie „lasen", und der Ärzte, die eine derartige Ausbildung durchlaufen hatten, hegten ja bekanntermaßen in keiner Weise die Absicht, selbst irgendwann die verachtete Praxis der Chirurgie auszuüben. Chirurgie für Nichtchirurgen, für Ignoranten und Verächter, eine seit langem tote Chirurgie – das war es, was viele Universitäten jener Zeit anboten. Mit dem, was die Wund- und Schnittärzte meist mehr schlecht als recht taten, hatte das nichts zu tun; mit dem schon gar nicht, was die Chirurgie auch damals schon hätte sein können.

Daß dieser Zustand über die Länge der Zeit immer unhaltbarer wurde, hatten Männer wie Johann Jakob Rau erkannt; der aus heutiger Sicht kleine, damals aber doch so bedeutende Schritt zum Seitensteinschnitt stellte ein handgreifliches Beispiel dafür dar, wie notwendig die wissenschaftliche (in diesem Falle die anatomische) Grundlage für die praktische Chirurgie war. Das Wirken eines Johann Jakob Rau war eines der Zeichen dafür, daß eine Wende zum besseren sich anbahnte. In

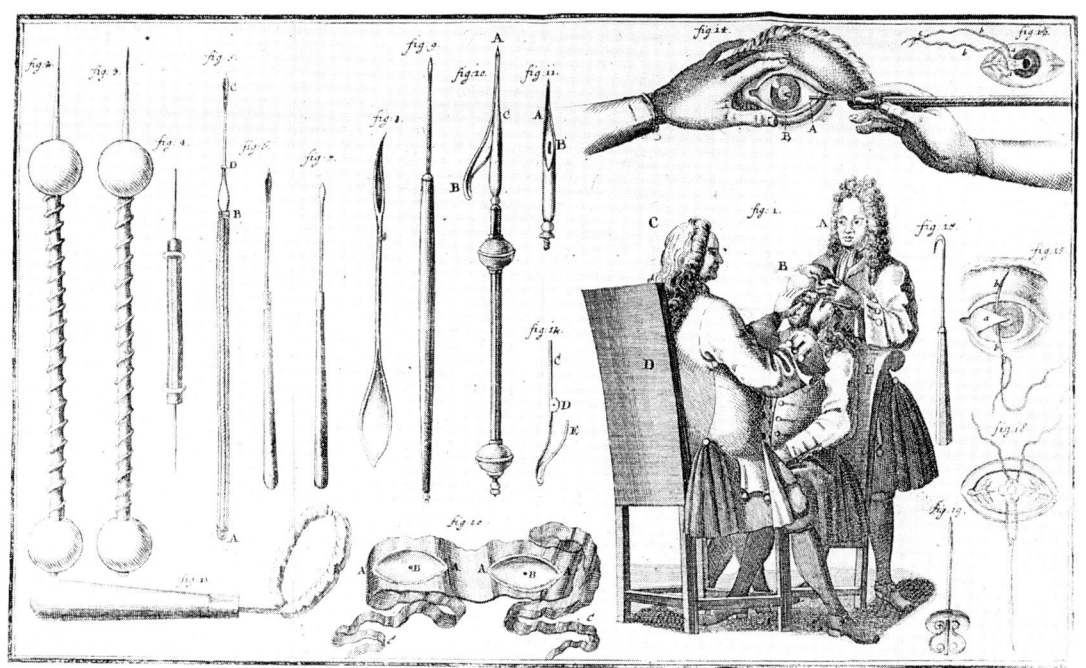

dieser Sphäre hatte Lorenz Heister prägende Eindrücke erhalten, und so war es alles andere als zufällig, daß er sich zum Chirurgen in des Wortes modernem Sinne weiterbildete, im Wesentlichen durch eigenes Bemühen, denn einen Ausbildungsgang für „Arztchirurgen" gab es ja nicht (einen solchen von allgemein wirksamer Leistungsstärke zu schaffen, war eine der großen Zukunftsaufgaben).

Die Berufung des Chirurgen Lorenz Heister zum Professor für Chirurgie nach Altdorf stellte in deutschen Landen einen völlig neuartigen Vorgang dar und auch für Europa eine Seltenheit. Zum ersten Mal – so könnte man ein wenig vereinfachend formulieren – zum ersten Mal kam der richtige Mann auf den richtigen Platz. Heister war der erste Chirurg von Rang, der als akademischer Lehrer in seinem Fach an einer Universität tätig wurde.

Wie ging es weiter?

Lorenz Heister profilierte sich in Altdorf schnell zum hervorragenden Wissenschaftler, ohne die Praxis zu lassen. Er arbeitete in den Altdorfer Jahren an seinem größten und wichtigsten Buch, in dem er sich – natürlich – mit der Chirurgie beschäftigte.

Heisters „Chirurgie" erschien 1718 in Nürnberg; zwanzig Jahre später lag das Werk als „Institutiones chirurgicae" in lateinischer Sprache vor und außerdem in Übersetzungen in fast allen europäischen Ländern. Noch sechs Jahrzehnte nach der Erstauflage wurde es erneut gedruckt und fand wiederum große Verbreitung.

Dieses Werk unterschied sich grundsätzlich von ähnlichen Büchern früherer Autoren. Heister lieferte keine Sammlung von Fallberichten und eigenen erfolgreichen „Kuren", die üblicherweise mit viel Selbstbeweihräucherung abgefaßt wurden. Er stellte vielmehr systematisch die gesamte Chirurgie seiner Zeit dar, indem er das Wissen sorgfältig zusammentrug, kritisch prüfte, abwägend auch mit eigenen Erfahrungen verglich, auswählte … Dies war das erste moderne Lehrbuch für Chirurgie!

Mit seiner Arbeit vollbrachte Heister etwas, was seit Jahrhunderten kaum mehr möglich schien. Er machte die Chirurgie wieder zu einer Wissenschaft und setzte Maßstäbe für die Chirurgen in ganz Europa.

1720 — kurz nach Erscheinen seines Buches — wechselte Heister an die Universität in Helmstedt und war dort ausschließlich Professor für Chirurgie. Er hatte den Gipfel seiner Laufbahn erreicht: als Arzt und Chirurg erfolgreich, als Lehrer beliebt und berühmt, als Wissenschaftler anerkannt und an Verdiensten reich.

Unter den vielen Arbeiten Heisters — etwa 200 — sei an eine noch erinnert, weil er sich darin mit der Problematik des Harnblasensteins beschäftigte, die immer wieder in der alten Chirurgie eine Rolle gespielt hat. Wenn auch keine wirklich verläßlichen Zahlen aus der Vergangenheit existieren, so hat es doch den Anschein, als wäre die Blasensteinkrankheit in alter Zeit häufiger gewesen als in unseren Tagen. Der Grund dafür könnte unter anderem darin zu suchen sein, daß heute Entzündungen im Bereich der Harnorgane früher erkannt und besser behandelt werden können als früher — Entzündungen aber können Ursache für Harnsteine sein. Außerdem sind in diesem Zusammenhang auch hin und wieder veränderte Eß- und Trinkgewohnheiten diskutiert worden. — Heisters im Jahre 1728 erschienene Schrift trug den Titel „Dissertatio chirurgico-medica de alto adparatu hoc est de methodo calculum vesicae super osse pubis extrahendi" (Chirurgisch-medizinische Erörterung der hohen Gerätschaft als einer Methode, den Blasenstein oberhalb des Schambeins zu entfernen). Heisters Thema war also der „hohe Schnitt" (auch hohe Gerätschaft oder sectio alta genannt), der Schnitt von der Bauchdecke her in die Harnblase, ein Eingriff, der bislang nur in einigen Ausnahmefällen zur Anwendung gelangt war; Pierre Franco hatte ihn einmal gewagt.

Heister beschrieb zunächst die verschiedenen Methoden des Blasensteinschnitts vom Damm aus, um dann zu beweisen, daß es möglich und auch sinnvoll war, nicht vom Damm her, sondern durch die Bauchdecke in die Blase vorzudringen, was schneller und leichter zu bewerkstelligen und weniger schmerzhaft sein sollte. Trotz dieser Vorteile mieden die Chirurgen im allgemeinen den „hohen Schnitt", weil sie die Gefahr der Bauchfellverletzung mit nachfolgender, meist tödlicher Entzündung für zu hoch erachteten. — Heister wies nach, daß es auf Grund der anatomischen Verhältnisse durchaus möglich war, das Bauchfell zu schonen. Er gab dazu eine Reihe operationstechnischer Hinweise, denen man anmerkt, daß er diesen Eingriff auch selbst durchgeführt hat (zum ersten Mal 1723). Auch dies war wieder ein Beispiel dafür, wie direkt die wissenschaftliche Arbeit der praktischen Chirurgie zugute kommen konnte. — Die kunstgerecht ausgeführte sectio alta ist heute in vielen Fällen die Methode der Wahl, wenn Chirurgen oder Urologen den operativen Zugang zur Harnblase suchen.

Alles in allem: Der Lebenslauf eines erfolgreichen Arztes — und mehr, viel mehr. Lorenz Heister hat — sieht man ihn im großen chirurgiegeschichtlichen Zusammenhang — seinen Platz in einer Reihe hervorragender Chirurgen, die durch die Jahrhunderte reichte und in der er ein gewichtiges Bindeglied zur Zukunft darstellte. Immer wieder hatte es Männer gegeben, die sich dem Niedergang der von der Medizin abgetrennten Chirurgie entgegengestemmt hatten, die allerdings innerhalb der allgemeinen Situation Ausnahmeerscheinungen geblieben waren. Die klaren Meinungsäußerungen des Paracelsus über den Unsinn der Mißachtung der Chirurgie waren ebenso Beispiele dafür wie die enorme Arbeit des Ambroise Paré oder die Sicherheit und Schnelligkeit, die William Cheselden beim Operieren an den Tag gelegt hatte … Waren es auch nur wenige, so haben sie doch eine unverzichtbare Rolle in der Chirurgiegeschichte gespielt. Ohne seine Vorgänger und Lehrer wäre Lorenz Heister wohl nicht der Mann geworden, der in seinem Werk

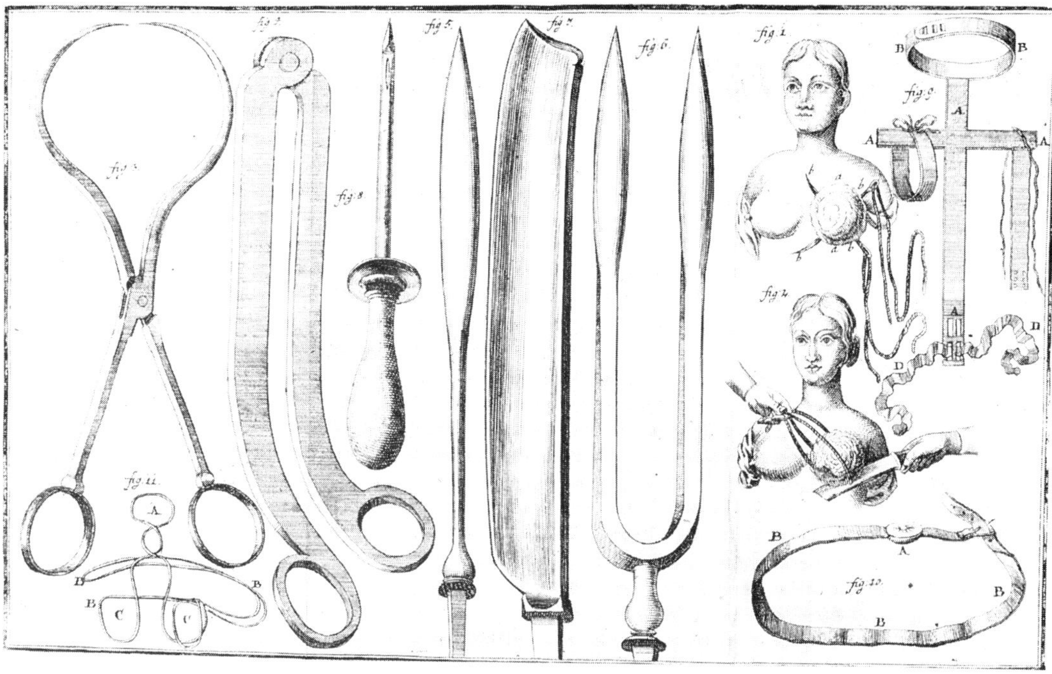

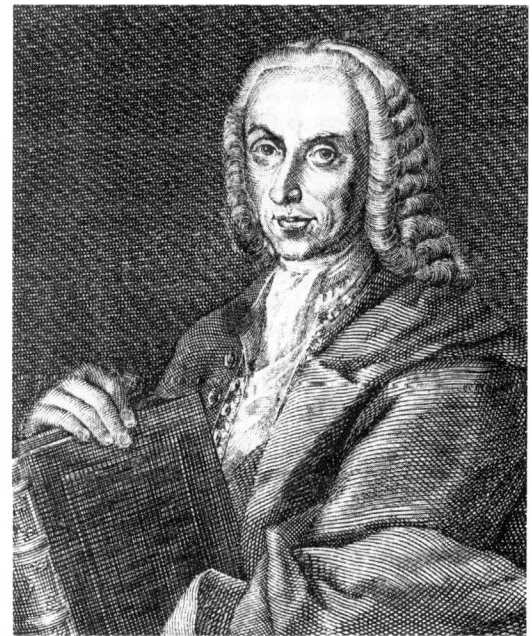

– in Theorie und Praxis – die Chirurgie wieder zur Wissenschaft gemacht hat. Als Heister nach einem erfüllten Leben am 18. April 1758 starb, hatte er den weiteren Weg gewiesen.

Am Ziel des Weges – das Heister für sich erreicht hatte – stand der Chirurg, der gleichermaßen hochschulgebildeter Mediziner und Wissenschaftler war. Vorerst aber galt es, einen ersten Schritt in diese Richtung zu tun und das weithin niedrige Niveau der Chirurgie anzuheben. Hierzu bedurfte es allerdings größerer Kräfte, als sie die wenigen, wenn auch die besten Ärzte und Chirurgen aufbieten konnten. Etwa zu der gleichen Zeit, da Heister seine Arbeit tat, war diese große Bewegung bereits in Gang gekommen. Davon – und von anderem noch – im nächsten Abschnitt unserer Erzählung.

Instrumente und Operationstechnik zur Amputation der erkrankten weiblichen Brust. (Heister)

Lorenz Heister

181

Kapitel 9
„Luchsaugen, Jungfernhände und ein Löwenherz"

Hatte Lorenz Heister, der Arzt und Chirurg, der Chirurgie eine moderne wissenschaftliche Grundlage geschenkt, so ereigneten sich etwa zur gleichen Zeit — im Verlauf des 18. Jahrhunderts — in der medizinischen Forschung weitere wichtige Dinge, die auch für den qualifizierten Chirurgen Bedeutung gewinnen sollten. Nur zwei Beispiele seien hier aufgeführt, kurz, denn die Chirurgie bietet uns dann reichlich Stoff zum Erzählen.

Seit dem 16. Jahrhundert — spätestens seit Vesal — bestand ein gesteigertes Interesse an der Anatomie, zunehmend auch an der des kranken Körpers. In Padua vollbrachte Giovanni Battista Morgagni (1682–1771) eine pathologisch-anatomische Arbeit, die ihn auf der Grundlage mehrerer hundert Sektionen zu entscheidenden Erkenntnissen über die Veränderungen in den einzelnen Organen im Zusammenhang mit verschiedenen Krankheiten gelangen ließ. — Für den Chirurgen hieß das, daß die Organe für ihn interessant wurden. In die Säftemischung hatte er operativ wenig eingreifen können. An den Organen aber — in denen Sitz und vielleicht auch Ursache von Krankheiten zu finden waren, wie Morgagni festgestellt hatte — war es unter Umständen möglich, chirurgisch aktiv zu werden. Unter Umständen, das hieß seinerzeit vor allem: falls sie für den Chirurgen erreichbar waren. Immerhin aber rückte das Körperinnere in das Blickfeld von Chirurgen, was bisher Domäne der „inneren" Medizin war.

„Die bedeutendste Persönlichkeit der medizinischen Wissenschaft des 18. Jahrhunderts"[1]) war der aus der Schweiz stammende Albrecht von Haller (1708–1777), der bei Boerhaave studiert hatte und der später als Professor an der neugegründeten Universität in Göttingen ein Zentrum der europäischen medizinischen Wissenschaft schuf. Hauptgebiete seiner Arbeit waren Anatomie und Physiologie, wobei er sich von den überkommenen, zum Teil noch recht spekulativen Gedankengängen löste und mittels umfangreicher experimenteller Untersuchungen die tatsächlichen funktionellen Vorgänge in den Organen zu erforschen suchte.

Das Feld ist viel zu weit, als daß wir es im Rahmen unserer Erzählung abschreiten könnten. Tatsache aber, daß die medizinisch-wissenschaftliche Forschung einen Wissensstand von nie zuvor gekannter Höhe erreichte und zunehmend auch Erkenntnisse brachte, die für einen qualifizierten Chirurgen von Interesse waren.

Chirurgen mit wissenschaftlicher Ausbildung und entsprechenden Fähigkeiten waren allerdings nach wie vor seltene Ausnahmen. Wer fortan an einer guten Chirurgie interessiert war, mußte vor allem die große Aufgabe lösen, die Ausbildung von Chirurgen in breitem Umfange auf höheres, auf wissenschaftliches Niveau zu heben. Bevor wir von ersten Erfolgen in dieser Hinsicht berichten, werfen wir noch einen Blick — einen letzten — auf die Wanderchirurgen, wie wir sie schon kennengelernt haben und denen die Zeit des Barock, die Zeit des Gepränges und des Blendwerks, gerade die rechte Szenerie war.

„Doktor Eisenbart" war nicht der letzte seiner Art. Aber nach ihm hat es kaum noch jemand geschafft, gutes handwerkliches Können und organisatorisches Talent in sich zu vereinen und in Form eines derart erfolgreichen Unternehmens in die Tat umzusetzen. — Mag uns Eisenbart einen letzten, barocken Höhepunkt — mit allem Glanz und Erfolg — jener Ära der Wanderchirurgen kennzeichnen, gleichermaßen aber auch den Abstieg, das Ende vor dem Beginn von etwas Neuem.

Das Neue kündigte sich an. Lorenz Heister hatte den Maßstab des theoretisch und praktisch hochgebildeten Chirurgen gesetzt, ein Maßstab, der angesichts der allgemeinen Situation der Chirurgie — losgelöst von der wissenschaftlichen Medizin, in den Händen von Handwerkerchirurgen, von Barbieren und Feldscheren, von Marktschreiern und Scharlatanen — kaum jemals erreichbar schien, jedenfalls was den breiten Standard betraf. Wo waren die Universitäten, die in ausreichendem Umfang in der Lage (und willens!) gewesen wären, in der Praxis wie auch in der Theorie wissenschaftlich gebildete Chirurgen heranzuziehen, von Ärzten, die sich der praktischen Chirurgie widmeten, wie es Heister tat, ganz zu schweigen? Und wo waren die Chirurgen — nicht die wenigen Großen mit den glanzvollen Namen, sondern die vielen Wundärzte, Kriegschirurgen, Barbiere, Steinschneider, wie sie überall in Europa sich mit operativer Praxis beschäftigten — wo also waren unter diesen Chirurgen diejenigen, von denen die vielfältigen Voraussetzungen für das Absolvieren einer wissenschaftlichen Ausbildung erfüllt worden wären, und welche von ihnen hatten tatsächlich den Willen, sich einer solchen Ausbildung zu unterziehen?

Nun, an der Seite Eisenbarts waren wir nach Preußen gekommen, hatten davon gehört, wie sich dort das Klima für Schausteller, also auch für Wanderärzte und -chirurgen zunehmend verschlechterte. Friedrich Wilhelm I. — dessen Wirken mit dem Beinamen

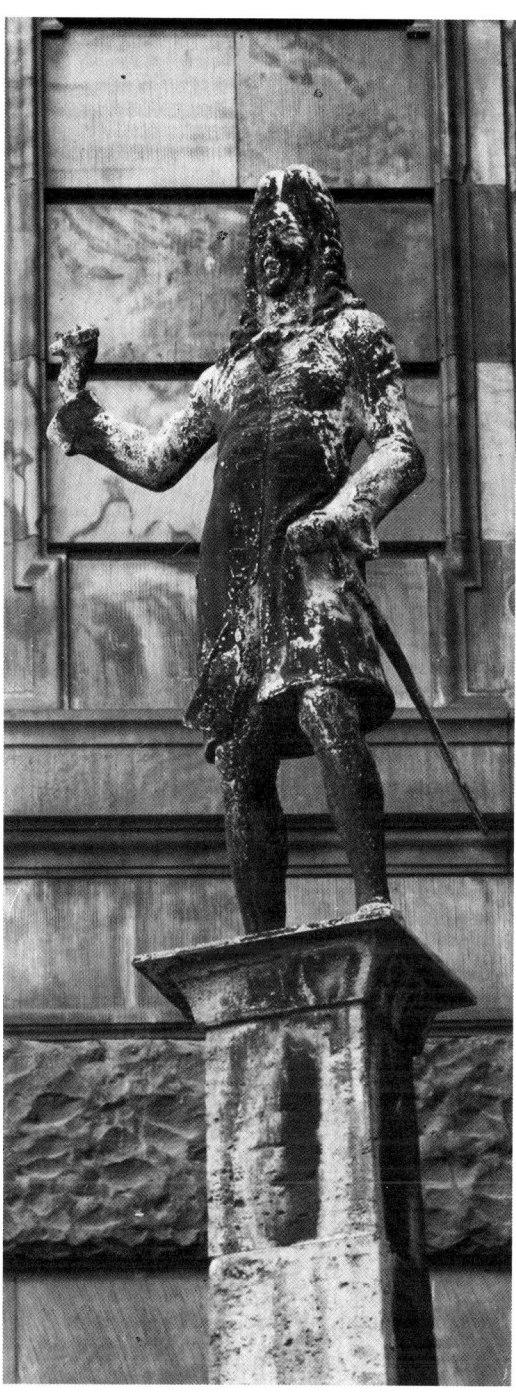

Standbild auf dem Magdeburger Eisenbart-Brunnen. (Foto B. Szirmai)

„Soldatenkönig" höchst unvollständig umschrieben wurde — fand derbe, aber wohl zutreffende Worte, wenn er von „losem, spitzbübischem Gesindel", von „Müßiggang und liederlichem Leben" sprach. 1716 erließ er das schon erwähnte Edikt, in dem er Quacksalbern und Marktschreiern nur erlaubte, sich zu produzieren und Medikamente zu verkaufen, wenn sie vor dem Collegium medicum in Berlin eine Prüfung abgelegt hatten, aber auch dann nur ohne „Gaukeleyen und dergleichen Narrenteidingen".[3])

Preußen war im Hinblick auf Medizin und Chirurgie auf einem Wege, der im günstigen Sinne vorwärts führte; das Edikt von 1716 war nur ein Zeichen dafür. Ähnliche Wege wie Preußen gingen etwa zur gleichen Zeit auch andere europäische Staaten. Unsere Erzählung will diese Entwicklung — beispielhaft — für Preußen in einigen Zügen umreißen und beginnt damit bei Kurfürst Friedrich Wilhelm (reg. 1640–1688), dem Großen Kurfürsten, und seinen Feldchirurgen, geht also in der Zeit noch einmal zurück; den Grundsatz des chronologischen Erzählens wollen wir hier — wie auch schon in anderen Zusammenhängen — nicht gar so eng sehen.

Denn der Große Kurfürst unternahm in Brandenburg-Preußen als erster den Versuch, das Treiben der Wanderärzte unter Kontrolle zu bringen. 1685 schrieb er im ersten Medizinaledikt des Kurfürstentums Brandenburg vor, daß von Wanderärzten vorgezeigte Diplome und Privilegien auf ihre Echtheit zu prüfen seien. Daß die chirurgische Betreuung völlig unzureichend war, bemerkte der Herrscher am ehesten in seiner Armee im Verlaufe verschiedener kriegerischer Unternehmungen. Eine Marschorder von 1670 forderte, das Problem des Verwundetentransportes nun endlich dadurch zu lösen, daß sich die Fuhrwerke von Kreis zu Kreis und von Stadt zu Stadt in Form einer Stafette abwechseln sollten. Ein Befehl des Kurfürsten von 1675 an den Statthalter der Marken tadelte die schlechte Fürsorge für die Blessierten, und 1677 wurde dem Magistrat von Stettin befohlen, die Verwundeten nicht nur aufzunehmen, sondern auch zu behandeln (!).

An die Wurzeln des Übels ging das alles freilich nicht. Die Feldschere waren rohe, ungebildete Burschen, wenig geachtet, gering besoldet, an Zahl viel zu klein; ihre Hauptaufgabe bestand im Haare- und Bartschneiden. Sie rekrutierten sich aus den mittellosen, unwissenden Schichten, denn wer begütert war und sich Zugang zur Bildung verschaffen konnte, schlug jede andere Laufbahn ein, nur nicht die des Chirurgen oder gar des Feldchirurgen — ganz abgesehen davon, daß es keine qualifizierte Einrichtung zur Ausbildung von Chirurgen gab.

Um so größere Anerkennung ist den herausragenden Ausnahmeerscheinungen unter den Feldchirurgen zu zollen, die durch mühsame Lehrjahre in der Fremde bei älteren Meistern der Wundarznei, durch schwere Arbeit und oft genug durch bittere Erfahrung sich über das allgemein niedrige Niveau erhoben. Auch sie waren Kinder ihrer Zeit, befangen in manchen Irrtümern und Unzulänglichkeiten (die uns heute oft kaum mehr einfühlbar sind); aber diese Männer besaßen das, was die Mehrzahl der anderen so schmerzlich vermissen ließ: „Luchsaugen, Jungfernhände und ein Löwenherz"[4]).

Da war der ehemalige Rittmeister Abraham à Gehema (um 1647–1715), der als Soldat elf Feldzüge mitmachte und der später in rührender, letztlich aber so unendlich hilfloser Weise den Offizieren klarzulegen suchte, daß der Soldat — der Kranke zumal — „kein Holtz oder Stein" sei, sondern „ein Mensch und ein Nechster und Mitchrist, für welchen Gottes Sohn sowol als für Euch sein Blut vergossen hat; Er hat sich Euch anvertrauet, seinen Leib Euch verkauffet ... er ist ein armer Wayse ... ihr müsset jetzo seiner Eltern stat vertreten, für ihn sorgen ... denn ihr habt es ihnen, wie ihr geworbet und angenommen, angelobet und zugesagt ..."[5])

Mit Sorge sah Gehema die Verluste, die die Armee infolge ihres schlechten Gesundheitszustandes schon lange vor jedem Feindkontakt erlitt. Und sehr klar nannte er die Ursachen, soweit sie die medizinische Versorgung betrafen, beim Namen: Ein Medicus bei einer Armee von 20–30 000 Mann sei viel zu wenig, die Feldschere wären unwissend und unbrauchbar, die Ausrüstung der Feldwundärzte – der „Feldkasten" – tauge nichts. Folglich sah er die Verbesserung der Situation vor allem in einer ordentlichen Ausbildung der Feldschere und Feldwundärzte. Latein, Anatomie und Chirurgie sollten sie bei Professoren erlernen, die Praxis bei erfahrenen Chirurgen. Das wäre der Weg, die Chirurgie mit der Medizin wieder zu vereinigen! „Ich möchte wohl gerne wissen, warum die Chirurgie unwehrter als die Medizin seyn sollte?"

Das waren klarsichtige Gedanken, die Gehema am Ende des 17. Jahrhunderts aussprach. Den weitverbreiteten Mißstand der Chirurgie im Zusammenhang mit der Feldchirurgie anzugreifen, dahingehende Forderungen zur Besserung zu formulieren und schließlich das Ziel der Wiedervereinigung von Chirurgie und Medizin zu sehen – das war ein großer, in die Zukunft greifender Gedankengang.

Ähnlich wie Gehema bemüht war, sich an einem eigenen Leitbild zu orientieren, tat das auch sein Zeitgenosse Gottfried Purmann (um 1650 – kurz nach 1710), der – wie die anderen – keine eigentliche wissenschaftliche Bildung hatte, der den Weg vom Lehrling zum Gesellen, zum Obergesellen und zum Kompagniefeldscherer ging, der sich aber weit über das übliche Maß hinaus mit der Fachliteratur beschäftigte, mit Hippokrates, Celsus und Galen, mit Avicenna, mit Guy de Chauliac, Paré und Fabritius und vielen anderen; den meisten Feldscheren mag schon Lesen und Schreiben Schwierigkeiten bereitet haben. Bezeichnend, daß Purmann – wie übrigens auch Gehema – über das eben erst von Leeuwenhoeck in Holland erfundene Mikroskop sehr gut bescheid wußte.

Auch in der chirurgischen Praxis erhob sich Purmann weit über das niedere Niveau seiner

Grausame Medicinische Mord-Mittel/ Aderlasse/ Schröpffen/ Purgiren/ Clistiren/ Julep-pen/ und Ohnmacht-machende Hertz-stärckungen/ Wodurch Unbedachtsame Geneß-und Heilmeister (nicht rechtschaffene Practici) so viel tausend unschuldigen Menschen jämmerlich vom Leben zum Tode helffen. Stellet allen vernünfftigen Leuten gewissenhafftig für Augen Janus Abrahamus à Gehema, Eques, Med. Doct. Phadrus lib. 3. fab. 10. Exploranda est veritas, multùm prius, Qvàm stulta pravè judicet sententia. Brehmen/ Gedruckt im Jahr 1689.

Titelblatt einer Schrift des Abraham à Gehema.

Zunftgenossen, die es mit Haareschneiden, Pflasterstreichen, Gelenkeinrenken und — wenn's hoch kam — mit Amputieren bewenden ließen. Purmann beherrschte die Blasensteinoperation, den Luftröhrenschnitt, die Operation der Hasenscharte; er amputierte ähnlich wie Paré, die Trepanation bei Schädelverletzungen führte er an die 40mal durch, in drei Fällen operierte er das Aneurysma nach ähnlicher Technik wie seinerzeit Antyllos.

Seine Versuche, Medikamente und Lammblut in das Blutgefäßsystem zu verabreichen (im Sinne der heutigen Infusionen und Transfusionen), blieben unzulänglich, mußten es bleiben, denn hier mangelte es insgesamt an wesentlichen wissenschaftlichen und technischen Voraussetzungen, wie sie in jener Zeit einfach nicht zu erreichen waren.

Restlos verstrickt in alte, abergläubische Vorstellungen sehen wir Purmann, wenn wir von seiner „Waffensalbe" — Eberschmalz, pulverisierte Regenwürmer, Moos von Totenschädeln und ähnliches mehr — erfahren, die zum Zwecke der „Wundbehandlung" auf die Waffe gestrichen werden sollte, von der die Wunde herrührte[6]). — Merkwürdig zu erkennen, wie dieser geistig rege und praktisch so erfahrene Chirurg sich von mancher Fessel der Vergangenheit nicht lösen konnte — merkwürdig für uns, die wir zurückblicken. Purmann kann nur recht gewürdigt werden, wenn man begreift, wie übermächtig Irrtum und Aberglaube in vielem noch immer waren, wieviel Kraft und auch Kühnheit aufgebracht werden mußten, um nach und nach davon wegzukommen, wieviel Wissen vor allem dazu noch notwendig war. Das Nebeneinander von Aberglaube und Wissen, von Vergangenheit und Zukunft, das in uns beim Beschäftigen mit der alten Chirurgie immer wieder die widersprüchlichsten Eindrücke erweckt — in Purmann finden wir es verkörpert. Dieser Mann, der auf seine „Waffensalbe" schwor, dieser gleiche Mann fragte sich aber auch, „ob denn die Wunden-Cur nothwendig nach der Alten Manir und Weise,

vermittelst der ... Ereyterung durch Pflaster, Salben, Cataplasmen, Ueberschläge, Oehl und Balsamen geheilet; und ob sie nicht, ohne alle diese Schmierereyen, durch andere Artzney-Mittel, ohne den geringsten Eyter, in viel kürtzerer Zeit können beständig curiret werden?"[7]) Seine lange Erfahrung in vielen Feldzügen und auch seine Studien bei anderen Chirurgen, mit denen er immer wieder Kontakt pflegte, gaben ihm schließlich das Selbstvertrauen, die eiterlose Wundheilung durch Reinigung, Verband und Ruhe anzustreben.

Gehema und Purmann waren die ersten Feldchirurgen in Brandenburg-Preußen, deren Gestalten erkennbare Umrisse in der Vergangenheit gewinnen. Wenig wissen wir von ihrem Leben, mehr aber schon von ihrer Arbeit, und wir ahnen ihr ernsthaftes Streben, die Fesseln der Unwissenheit und des Irrtums zu lösen, ihr Drängen auch, die Chirurgie wieder zu einer medizinischen Wissenschaft werden zu lassen. Der Weg bis dahin war noch weit. Entscheidend in der weiteren Entwicklung aber erwies sich die Tatsache, daß — um im Bilde zu bleiben — für ein Stück des Weges ein Gleichklang von Interessen der Chirurgie und denen des erstarkenden brandenburgisch-preußischen Staates bestand. Gleichermaßen hatten der „Große Kurfürst" und die besten seiner Feldchirurgen die schlechte medizinisch-chirurgische Betreuung der Armee festgestellt und Besserung gefordert, dem Herrscher ging es in erster Linie um die Kampfkraft, den Chirurgen — so glauben wir uns berechtigt anzunehmen — um den Menschen, um den „Nechsten und Mitchristen".

Brandenburg-Preußen machte seinen Weg vom wenig bedeutenden Kurfürstentum zum Königreich, das innerhalb des deutschen Kaiserreichs, ja, im europäischen Rahmen eine bedeutende, teilweise recht unbequeme Rolle spielen sollte. Um unter den anderen absolutistischen Monarchien bestehen zu können, war die Schaffung einer kampfkräftigen Armee in dieser Zeit eine der wich-

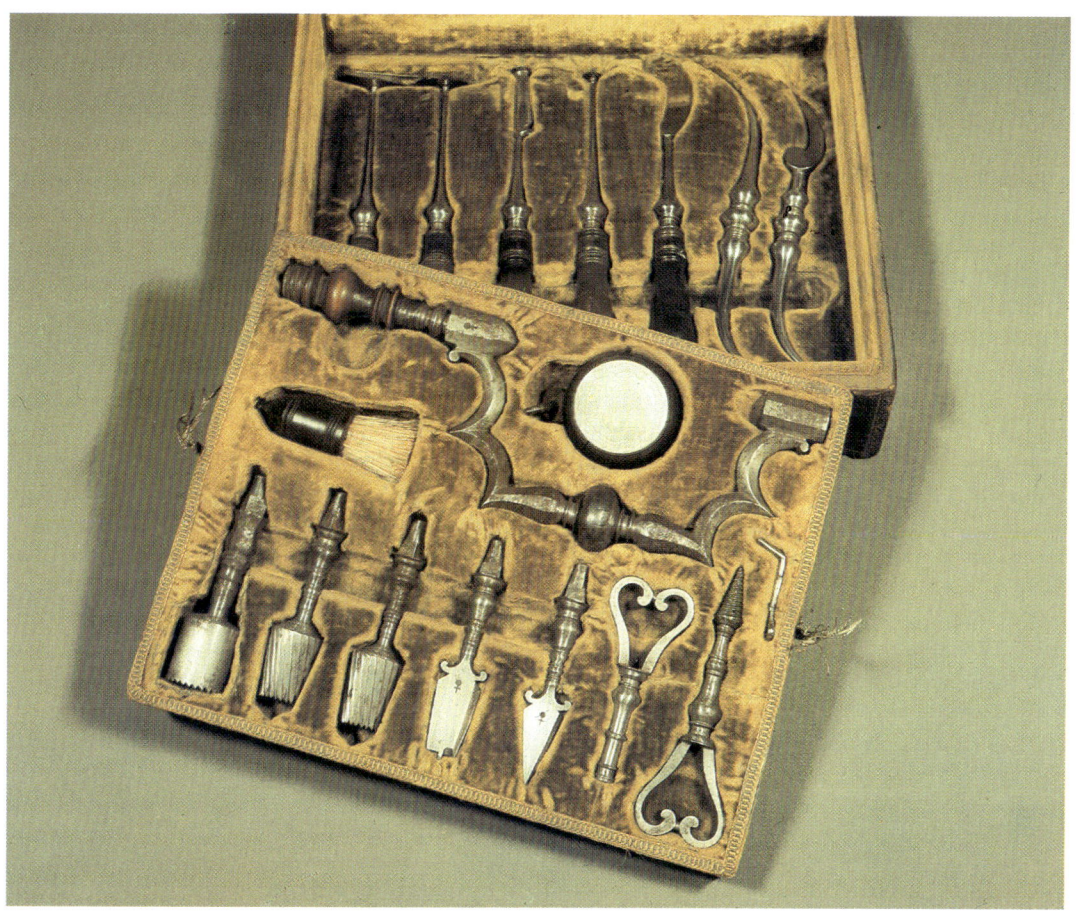

Ein Trepanationsbesteck aus der Mitte des 18. Jahrhunderts.   (Karl-Sudhoff-Institut, Leipzig; Foto Engel)

tigsten Voraussetzungen. Während der erste König in Preußen – Friedrich I. (reg. 1701–1713) – es den anderen Höfen Europas im Hinblick auf Prunk- und Prachtentfaltung gleichzutun suchte, um die neue Königswürde zu repräsentieren, dabei aber durchaus Sinn für die Wissenschaft und Geschmack in Kunst und Architektur bewies, erkannte sein Sohn und Nachfolger Friedrich Wilhelm I. (reg. 1713–1740) sehr nüchtern die Chance, die Preußen hatte, um auf die Länge der Zeit zwischen Großmächten wie Österreich, Frankreich, England und Rußland nicht unterzugehen. Preußen wurde zu einem straff organisierten Staatswesen, in dem die Wirtschaft im Vergleich zur Vergangenheit und auch zu Nachbarländern auf gesunder Grundlage florierte, in dem Luxus und Pomp verpönt waren, Kunst und Wissenschaft im Hinblick auf ihre handfeste Nützlichkeit geduldet wurden. Der absolutistische Staat mußte Stärke und Widerstandsfähigkeit gewinnen und darin seinen Rivalen in Europa überlegen sein.

Im Zentrum der vielfältigen Aktivitäten in Preußen stand also die Armee, die zweifellos zur bestgerüsteten und zur — verglichen mit den Bevölkerungszahlen — größten in Europa wurde. Um 1630 umfaßte sie lediglich 8 000 Mann Fußvolk und 2 910 Reiter, der Große Kurfürst verfügte in Kriegszeiten schon über maximal 38 500 Soldaten, Friedrich Wilhelm I., der „Soldatenkönig", überließ im friedlichen Jahr 1740 seinem Nachfolger mehr als 80 000 Mann unter Waffen, und Friedrich II, der Große (reg. 1740–1786), schließlich mobilisierte im Kriege bis zu 218 000 Mann[8]).

Eine Armee von derartiger Dimension erforderte auch den Aufbau einer medizinisch-chirurgischen Betreuung, die im Frieden und im Krieg einen ausreichenden Gesundheitszustand der Truppe sichern bzw. wiederherstellen konnte. Diese große Aufgabe wurde in Angriff genommen, aber — sagen wir es schon hier — nicht in vollem Umfange bewältigt. Dennoch, was geschah, war wichtig genug, jedenfalls was die Chirurgie betraf.

Im Rahmen eines strengen Reglements, wie es nicht nur in der Armee, sondern in weiten Lebensbereichen Preußens eingeführt worden war, erfuhr die Stelle des Generalchirurgen der Armee — bislang nicht viel mehr als ein Titel für den Regimentsfeldscherer der Garde — eine bedeutende Aufwertung. Der Generalchirurg war fortan unmittelbar dem König unterstellt und befehligte seinerseits die Regiments- und Kompaghiefeldschere; ähnlich sah es bei den Feldmedici aus, denen der General-Feldmedicus vorstand, der „ärztliche Kollege" des Generalchirurgen.

Die Stelle des Generalchirurgen besetzte Friedrich Wilhelm I. mit Ernst Conrad Holtzendorff (1688–1751). Mit 18 Jahren war der tüchtige junge Mann bereits Regimentsfeldscher der Garde und damit fast sicherer Anwärter darauf, Generalchirurg zu werden. Er verstand es, sein Wissen und Können auf Reisen nach Italien, in die Schweiz, nach Frankreich zu vervollständigen, arbeitete dann weiter als Feldscher, und schon 1716 wurde er auf den Posten des Generalchirurgen, des königlichen Leibchirurgen und des Direktors aller Chirurgen in Preußen gestellt — das war sehr viel, und damit hatte er alle Möglichkeiten jener Zeit in der Hand; Holtzendorff war 28 Jahre alt.

Und Holtzendorff nutzte seine Möglichkeiten. Noch 1716 nahm ihn die Akademie der Wissenschaften in Berlin — Präsident dieser „Societät gelehrter Männer" war damals Wilhelm Leibniz (1646–1716) — als Mitglied auf. Unter den Ärzten und Chirurgen fand Holtzendorff Freunde und Gleichgesinnte. Im Tabakskollegium des Königs in Potsdam oder in Königs Wusterhausen (auf dem „Königsberg"), wo es hin und wieder recht rüde zuging, verstand er es, sich Gehör zu verschaffen und mit seinen Vorschlägen durchzudringen.

Schon bei der Gründung des Berliner „Theatrum anatomicum" als Lehrstätte im Jahre 1713 hatte Holtzendorff eine Rolle gespielt. Jetzt betrieb er mit Nachdruck die weitere Ausstattung des anatomischen Theaters und die Verbesserung des Unterrichts. Schließlich erreichten Holtzendorff und weitere Mitglieder der Societät im Jahre 1724, daß ein Collegium medico-chirurgicum mit der Anatomie als Bestandteil gegründet wurde. Damit war eine theoretisch-wissenschaftliche Ausbildung der Chirurgen — Militärchirurgen vor allem — gesichert, die nun neben der Anatomie beispielsweise auch Latein, innere Medizin und naturwissenschaftliche Disziplinen, wie etwa (medizinische) Botanik, hörten und ihre Ausbildung mit einer Prüfung abschlossen. Solche Spezialschulen zur Lehre praktikabler Kenntnisse der Wissenschaft waren im 18. Jahrhundert

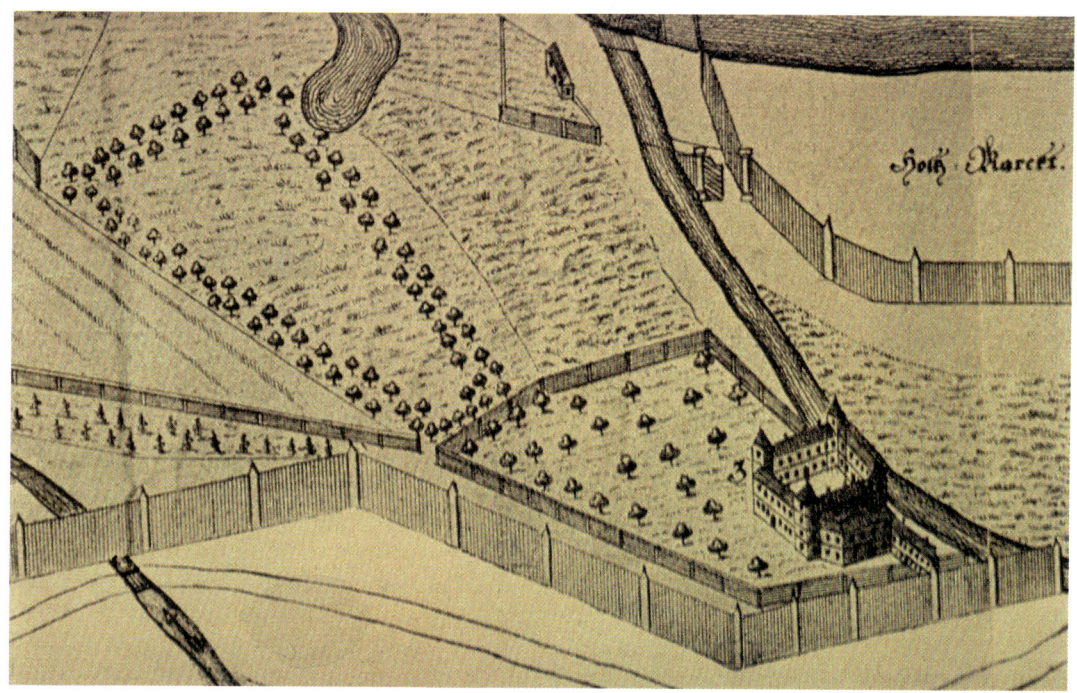

weder eine medizinisch-chirurgische noch eine Berliner Besonderheit. Vielerorts in Europa entstanden in jener von Aufklärung und Absolutismus geprägten Zeit Lehranstalten – meist Akademien genannt – für Bergbau, Landwirtschaft, Bauwesen, Kunst, um den Nutzen in der Praxis zu fördern, wie es auch Aufgabe der medizinisch-chirurgischen Kollegien war. Bleiben wir in Berlin und bei der Chirurgie:

Die wissenschaftlich-theoretische Ausbildung war das eine; das andere aber – das noch fehlte – war die medizinisch-chirurgische Praxis, die es auf entsprechend hohem Niveau zu erlernen galt. Ein Chirurg namens Christian Gottfried Habermaß machte den Vorschlag, hierzu ein Haus zu verwenden, das weit vor dem Spandauer Tor stand in der etwas unheimlichen Nachbarschaft mit Pulvermühlen und Pulvermagazinen, mit der Scharfrichterei und einem Sumpf, der „Luderloch" genannt wurde.

Es war ein recht stattlicher Fachwerkbau auf quadratischem Grundriß, mit zwei Etagen

Das „Pesthaus" vor dem Spandauer Tor in Berlin, wie es auf einer alten Karte dargestellt ist. (Koehler)

und an jeder Ecke einem Türmchen — das „Pesthaus", erbaut im Jahre 1710, als die Seuche (seit 1709) in Osteuropa, auch in preußischen Provinzen wütete und schließlich Berlin bedrohte. Aber das Haus wurde nicht benötigt; die Pest verschonte Berlin für dieses Mal. Man nützte den Bau — wohl mehr schlecht als recht — als Spinn- und Arbeitshaus für Bettler und Obdachlose; der vorgesehene Betrieb als Garnisonslazarett kam nie recht in Gang, vielleicht war den Regimentern der Weg zu weit.

Da kam im September 1726 der Vorschlag des Chirurgen Habermaß. Der Kommission, die darüber beriet, gehörte auch Holtzendorff an, der wiederum die treibende Kraft war. Es gab einen regen und schnellen Briefwechsel zwischen ihm in Potsdam und dem „Würkl. Geh. Etats-Ministre" v. Katsch in Berlin. Und schon am 18. November 1726 erfolgte die Kabinettsordre des Königs, „dass in dem Garnisons Lazareth vor dem Spandauer Thor vor Berlin auch ein Bürger-Lazareth angeleget werden soll ... Es sollen ... sowohl Soldaten als Bürger von dem Dr. Eller und Rgts. Feldscherer Senff tractiret werden und sollen jederzeit ein Feldscherer von denen 8 Königl. Chirurgis-Pensionairs darin Beständig wohnen und Monatlich nebst frey Essen und Quartier 8 Rthlr. Tractament geniessen ..."[9]).

Das war der Grundgedanke Holtzendorffs: Innere Medizin und Chirurgie unter dem Dach ein und desselben Hospitals und in den Händen von jeweils erfahrenen Fachmännern; dazu eine bestimmte Anzahl sogenannter „Pensionairs", die dort praktisch ausgebildet wurden — in Chirurgie und Medizin! Angesichts der geringen Zahl von Pensionairsstellen — zunächst nur acht — blieb diese Ausbildung überwiegend den Feldscheren der Garde vorbehalten.

Eröffnet wurde das Hospital am 1. Januar 1727, und wenig später erfolgte noch die eine oder andere bauliche Ergänzung. Der Name, den das Hospital bald erhielt, ist der gleiche geblieben bis zum heutigen Tag: Charité!

Es lohnt sich, diese erste Berliner Charité etwas genauer anzusehen. Sie umfaßte neben den eigentlichen Kranken- und Behandlungsräumen im ehemaligen „Pesthaus" einen Wirtschaftsbau, Stallungen, Wohnungen, einen Speisesaal und eine eigene Brauerei. Jeder Raum war numeriert und beschriftet. Die Krankenzimmer waren sauber, hell und wurden im Winter beheizt. In jedem der 12 bis 14 Betten eines Zimmers lag jeweils nur ein Patient (im traditionsreichen Hôtel Dieu in Paris mußten sich 4 oder mehr Kranke ein Bett teilen). Es gab eine Abteilung für Patienten mit inneren Leiden, eine chirurgische Abteilung mit einem Operationssaal und eine Abteilung für Haut- und Geschlechtskrankheiten. Darüber hinaus blieb noch Platz für Alte, Gebrechliche und Obdachlose. Etwas später wurde eine Gebärstation mit Schwangeren- und Kreißsaal eingerichtet; die Geburten leitete der Chirurg. Die Berliner Charité war in jenen Jahren eine moderne, beispielhafte Krankenanstalt, gleichzeitig eine Ausbildungsstätte von hohem Rang, nicht zuletzt dank der ausgezeichneten Lehrtätigkeit und Praxis, die die beiden ersten dirigierenden Ärzte dort ganz im Sinne der Intentionen Holtzendorffs leisteten — der Medicus Theodor Eller (1689–1760) und der Chirurg Gabriel Senff (gest. um 1738).

Beide pflegten ein gutes Verhältnis miteinander. Eller war bei fast allen größeren Operationen seines Kollegen Senff dabei; der entsprechenden Vorschrift, die die Position des Mediziners gegenüber dem Chirurgen alter Sitte gemäß hervorheben sollte, hätte es nicht bedurft, und sie wurde in der Sache bald gegenstandslos. Eller, der „Internist", besaß selbst eine gute chirurgische Ausbildung — er war unter anderem lange Assistent bei Rau in Leiden gewesen — und hat des öfteren auch als Feldchirurg gearbeitet.

Gabriel Senff war weit über Berlins Grenzen hinaus bekannt wegen seiner „accuraten Vollführung der allerschwersten und kühnlichsten Chirurgischen Operationen" (wie Eller sagte)[10]). Der große Lorenz Heister schickte seinen Sohn Elias Friedrich Heister (1715–1740) nach Berlin, damit er bei Senff lernte, und ließ sich von dem jungen Mann genaue Berichte schicken. Senff war wohl der erste, der in Berlin den Blasenstein durch den „hohen Schnitt" (sectio alta) entfernte — Holtzendorff kam eigens von Potsdam herüber, um diese Operation zu sehen. Beide — Eller und Senff — waren sowohl Praktiker an der Charité als auch Lehrer am Collegium medico-chirurgicum, Senff der erste öffentliche Lehrer für Chirurgie in Berlin.

Die Richtung, in der Männer wie Holtzendorff, Senff, Eller gingen, ist klar; ihr Ziel war, die Chirurgie in Praxis und Theorie wieder als wissenschaftlich-medizinische Disziplin zu etablieren. Sie selbst vereinten in sich bereits viele Eigenschaften dieser neuen Arztpersönlichkeit; da war der Internist, der sich der Theorie und der Praxis der Chirurgie gegenüber aufgeschlossen zeigte, und hier der Chirurg, der die Medizin als zum Wissen des Chirurgen gehörig ansah und sich entsprechend verhielt. Und diese Männer hatten mit der Charité und dem Collegium medico-chirurgicum ein gut funktionierendes System der vielseitigen Ausbildung guter Chirurgen geschaffen. Aus dieser Schule kamen in der Folge viele bedeutende preußische Chirurgen wie beispielsweise Johann Leberecht Schmucker (1712–1786) und nach seinem Eintritt in preußische Dienste Johann Ulrich von Bilguer (1720–1796). Sie und viele andere waren Kriegschirurgen, denn vornehmlich war das alles ja zu deren verbesserter Ausbildung geschaffen worden. Es ist bezeichnend, wie sowohl seinerzeit beim Aufstieg der von der wissenschaftlichen Medizin losgelösten praktischen Chirurgie in Frankreich (s. S. 108) — erinnern wir uns der Herausbildung des französischen Nationalstaates und der damit zusammenhängenden Vorgänge um König, Collège de St. Côme und Universität oder auch der Rolle des Ambroise Paré — als auch nunmehr im Rahmen des Wiederzusammenführens von Chirurgie und Medizin die Interessen von Staaten und Herrschern (und

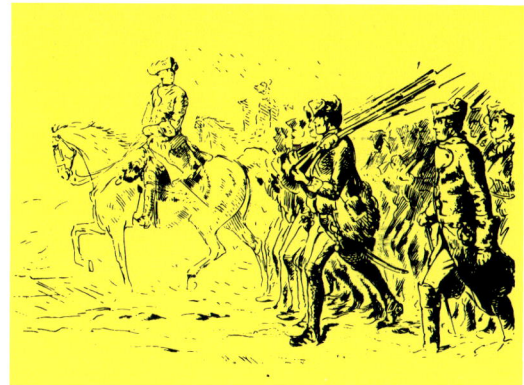

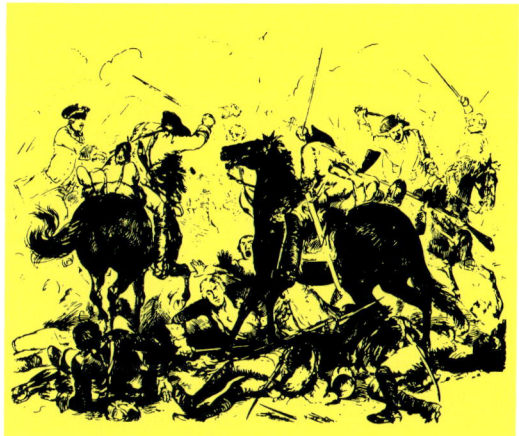

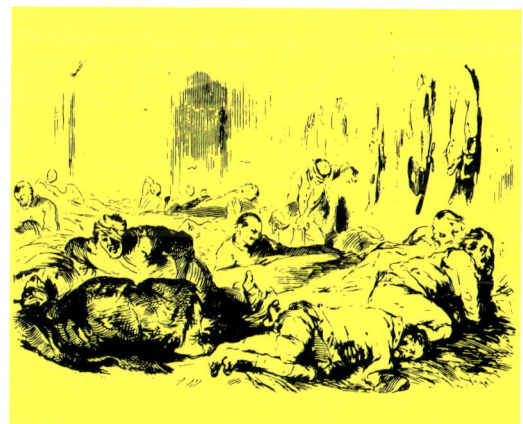

Soldatenschicksal im 7jährigen Krieg. Nach der Schlacht dauerte es oft mehrere Tage, bis die Verwundeten im Lazarett eintrafen, wenn sie es überhaupt schafften. (A. v. Menzel)

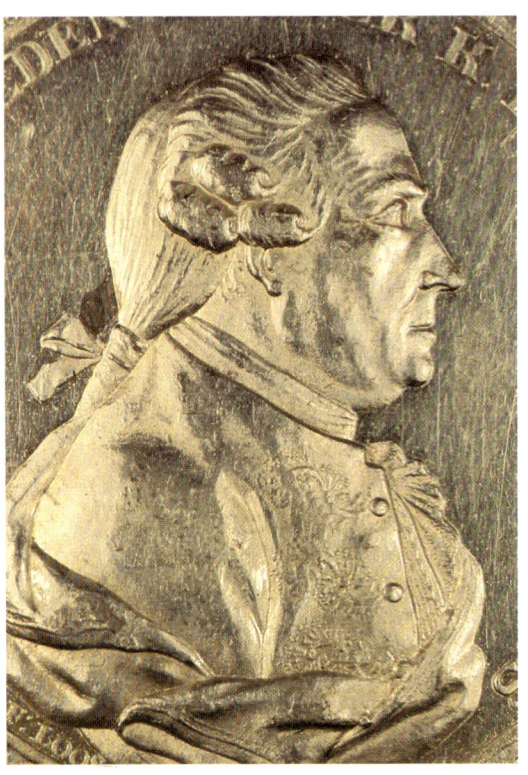

Johann Christoph Anton Theden. Von der Medaille aus Anlaß seines 50jährigen Dienstjubiläums 1787. (Dr. A. Hoop)

im Brennpunkt dieser die Armeen) jeweils eine ganz entscheidende Rolle gespielt haben — die Kriegschirurgie gewissermaßen als kräfteübertragender Hebel in den Mechanismen zwischen politischer und chirurgischer Entwicklung!

Ganz ähnliche Vorgänge wie in Preußen waren in anderen europäischen Staaten zu beobachten, insbesondere bei den Großmächten Österreich und Frankreich. Die Schwerpunkte der Entwicklung lagen dort aber zeitlich etwas später. In Frankreich wurde 1731 die Académie de chirurgie gegründet, 1794 — während der Revolution — kam es im Zusammenhang mit der Stiftung der Ecole de Santé zur endgültigen Aufnahme der Chirurgie in die medizinische Wissenschaft. In Österreich wurde unter Kaiser Joseph II., dem Sohn der Maria Theresia, 1781 eine medizinisch-chirurgische Schule geschaffen, aus der 1785 die Josephs-Akademie entstand; dieses Josephinum verlieh Doktoren- und Magistertitel, und nur seine Absolventen konnten Militärärzte werden. — Auch an anderen Orten, in Halle, Hannover, Göttingen zum Beispiel, zeigten sich mit Gründungen anatomischer Theater ähnliche Entwicklungstendenzen. Es scheint aber, als wäre man in Preußen zu jener Zeit, während der Regierung Friedrich Wilhelms I. also, am weitesten vorangekommen.

Österreich und Frankreich werden gleich zum Schauplatz unserer Erzählung — allerdings wird es da um anderes gehen. Kurz bleiben wir noch in Preußen, wo nach der an kriegerischen Auseinandersetzungen armen Regierungszeit des „Soldatenkönigs" im Jahre 1740 Friedrich II. zur Herrschaft gelangte, der nicht zögerte, den Staat und das Land, den Schatz und die Armee in Kriegen gegen fast ganz Europa auf das Spiel zu setzen.

Und jetzt zeigte sich, daß die feldchirurgische Betreuung des Heeres, das zeitweise 218 000 Mann stark war, nicht in ausreichendem Maße und schon gar nicht in guter Qualität gesichert werden konnte. Die Zahl

er, der zu untraditionellem, reformerischem Denken neigte, eines Tages in Nachfolge seiner Mutter die Herrschaft antreten würde.

Noch allerdings regierte Maria Theresia. Am 2. Januar 1776 ließ sie ihre Entscheidung verkünden. Und man muß ihr Weitsicht und Mut bescheinigen. Gegen die Meinung der Mehrzahl der deutschen Länderregierungen und gegen die Meinung der Obersten Justizstelle des Reiches hob die Kaiserin in ihrem Regierungsbereich die Tortur vollständig auf!

Leber und Sonnenfels und ihre Mitstreiter hatten ihr großes Ziel erreicht. Die Tatsache, daß Lebers Laufbahn ungebrochen weiterführte, unterstrich, zu welch großer persönlicher Autorität es dieser Mann gebracht hatte. Nur wenige Wochen nach der Abschaffung der Folter wurde Ferdinand Leber zum Kaiserlichen Leibwundarzt ernannt[13]), ein Jahr darauf erhielt er den erblichen Adelsstand, und die Wiener Universität verlieh ihm den Doktortitel ehrenhalber.

Wichtiger als diese Ehrungen waren für Leber aber nach wie vor seine Arbeiten. Er verbesserte eine Reihe von chirurgischen Instrumenten und Geräten oder entwickelte sie gar neu. Als Chirurg hatte er sich die grobe, harte Schale zugelegt, die man seinerzeit in diesem Beruf brauchte. Andererseits aber wies er einige Wiener Apotheken an, die Rezeptkosten bei unbemittelten Patienten ihm selbst in Rechnung zu stellen. Darin zeigte sich der Kern der Leber'schen Persönlichkeit ebenso wie in seinem jahrelangen Kampf um Linderung und Abschaffung der Folter. — Leber starb nach einem gleichermaßen schweren wie erfolgreichen Leben am 14. November 1808.

An den Kampf um die Beseitigung der Folter erinnert ein Denkmal für Sonnenfels vor dem Wiener Rathaus; Ferdinand Leber war lange Zeit fast vergessen.

Als Leber starb, hatten sich die politischen Verhältnisse in Europa gründlich geändert. Das deutsche Kaisertum im „Heiligen Rö-

mischen Reich Deutscher Nation", mit dem Leber in vielerlei Weise zu tun gehabt hatte, gab es da schon nicht mehr ...

Doch kehren wir noch einmal zur Familie der Maria Theresia zurück, unternehmen dabei aber einen Szenenwechsel! Eine ihrer Töchter, Marie Antoinette, heiratete im Jahre 1770 den Dauphin und späteren König von Frankreich Ludwig XVI.

Ludwig XVI. litt an einer Vorhautverengung (Phimose), was ihn hinderte, die Ehe zu „vollziehen". Erst sieben Jahre nach der Heirat und drei Jahre nach der Thronbesteigung ließ er — gedrängt wohl auch durch die Forderung nach einem Thronfolger — die relativ kleine Operation durchführen, mit Erfolg, im Jahr darauf wurde eine Tochter und später ein Sohn geboren. — Gewiß war das ein ergiebiges Thema für den Hofklatsch, der uns allerdings wenig interessiert. Erzählenswert ist es vielmehr deshalb, weil es uns das Ausmaß der Furcht Ludwigs, dem die besten Ärzte zur Verfügung standen, vor dem Operationsschmerz vor Augen führt. Ludwig war kein Held, aber auch kein Feigling, eben ein Durchschnittsmann, und seine Furcht vor dem Messer des Chirurgen war die vieler Menschen in der Ära der alten Chirurgie; daran sollte diese kleine Geschichte erinnern.

Im Frankreich des ausgehenden 18. Jahrhunderts bahnte sich eine der großen Erschütterungen der Geschichte an. Ludwig XVI. und Marie Antoinette ahnten nicht viel von der brodelnden Stimmung in ihrem Land, von den neuen Gedanken des „Dritten Standes", sie tanzten auf dem Vulkan. Als im Jahre 1789 die Französische Revolution ausbrach, stand das Königspaar diesem weltverändernden Ereignis mit einer Mischung von Überraschung und Hilflosigkeit gegenüber. „Großer Gott, das ist eine Revolte", soll der König zur Nachricht vom Sturm auf die Bastille gesagt haben. Der Herzog von Liancourt sah die Dinge etwas klarer: „Nein, Sire, das ist eine Revolution!"[14]) Ein bemerkenswerter Dialog.

Verwundete werden abtransportiert. (Huard)

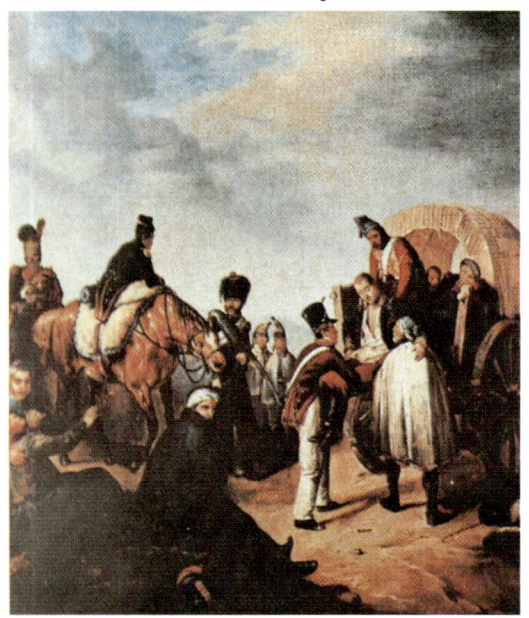

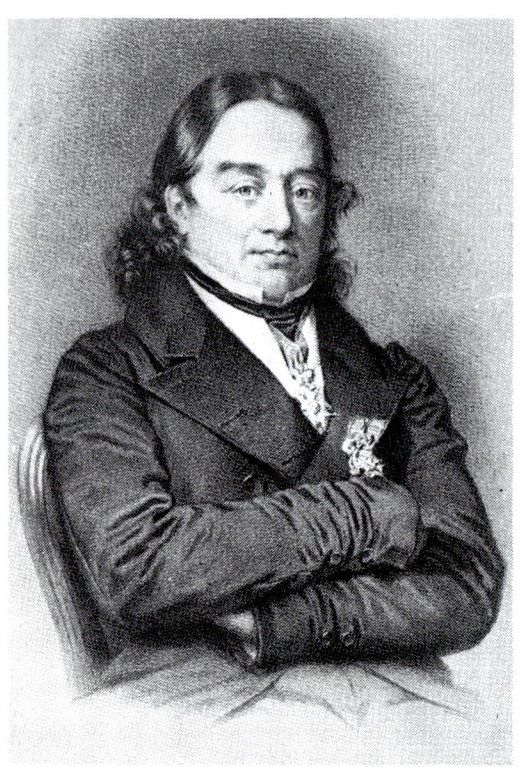

Jean Dominique Larrey

Ludwig und Marie Antoinette wurden hingerichtet. Und während der Revolution machte ein Mann Karriere, der Napoleon Bonaparte hieß. Den Höhepunkt seiner Laufbahn hatte er erreicht, als er bei Austerlitz die „Dreikaiserschlacht" gewann. Die drei Kaiser waren der russische Zar, der deutsche Kaiser und Napoleon. Der deutsche Kaiser Franz II., ein Nachkomme Maria Theresias, verlor in der Folge dieser Niederlage seine Kaiserkrone. Napoleons Versuch, auch Rußland zu zerschlagen, scheiterte. Allein während der verlustreichen Schlacht bei Borodino mußte Jean Dominique Larrey – Napoleons Erster Heereschirurg – mehr als 200 Amputationen in einer Nacht durchführen. Moskau brannte nieder, und die Grande armée ging unter im Chaos des Rückzuges.

Larrey (1766–1842) war eine der herausragenden Persönlichkeiten unter den Kriegschirurgen der alten Zeit. Napoleon nannte ihn den „tapfersten Mann, den er je kennengelernt" habe[15], – ohne Zweifel ein Urteil aus berufenem Mund, aber ein unvollständiges. Versuchen wir einige Ergänzungen.[16]

Larreys Leben fiel in eine Zeit fast pausenloser kriegerischer Verwicklungen, und der Chirurg aus den Pyrenäen ging keiner aus dem Weg. Nach der Lehre bei seinem Onkel Alexis Larrey, dem Oberwundarzt von Toulouse, wurde der junge Mann bald selbst Oberwundarzt, als er mit einem französischen Schiff Richtung Nordamerika segelte. Dort sah er die guten Heilungserfolge amerikanischer Chirurgen, die möglichst schnell nach der Verwundung amputierten. Larrey zog daraus den Schluß, wenn nötig, dann sofort, spätestens aber innerhalb von 24 Stunden zu amputieren. Ihm wurde klar, daß unter Gefechtsbedingungen das Abnehmen einer schwer verletzten Gliedmaße eben doch die größte Chance bot, das Wundfieber zu vermeiden und das Leben des Verwundeten zu erhalten, was in jener Zeit zutreffend gewesen sein mag.

Nach seiner Rückkehr arbeitete er am Hôtel des Invalides in Paris, während die

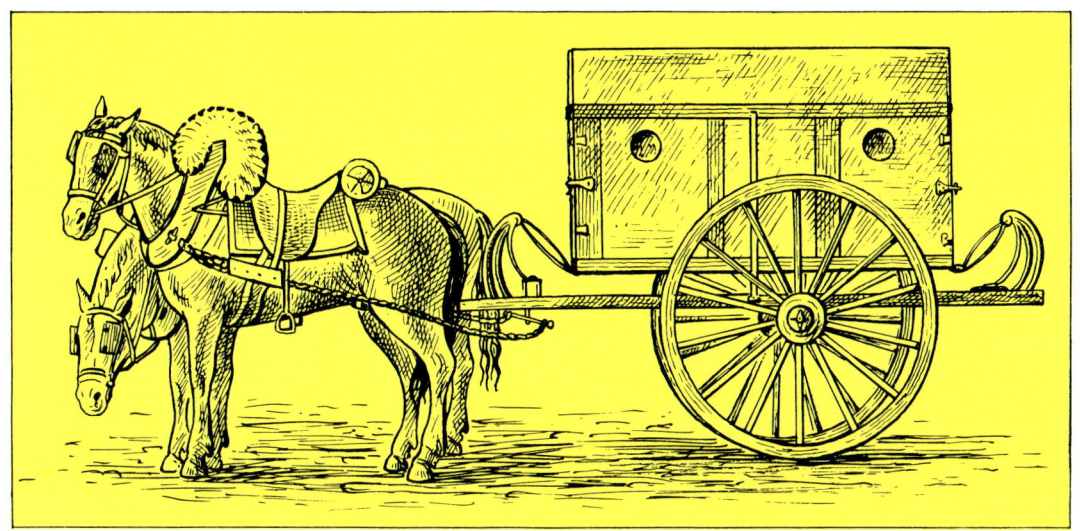

Larreys „fliegende Ambulanz".

Revolution die Stadt, dann das Land und schließlich Europa erschütterte. Larrey hielt es nicht lange im Hospital. Er ging zur Nordarmee der Revolution, die unter Führung Nikolaus Luckners in schwere Kämpfe verstrickt war. Dort führte er die „ambulances volantes" ein, schnell bewegliche Sanitätseinheiten, die die Verwundeten dort suchten und notfallmäßig behandelten, wo der Kampf am heißesten tobte, in vorderster Linie. Der unerschrockene Larrey war der „chirurgien principal" dieser fliegenden Ambulanzen.

Aus zwei Gründen kann diese Tat Larreys nicht hoch genug eingeschätzt werden. Die Verwundeten kamen dadurch sehr schnell in chirurgische Behandlung, ehe die Infektion die Überlebenschance gänzlich zunichte machte (erinnern wir uns der Erfahrungen des preußischen Feldchirurgen Schmucker!). Zum anderen fielen die Verletzten nicht dem Gegner in die Hände, der sie zumeist ihrem bejammernswerten Schicksal überließ, allenfalls den Gnadenschuß für sie übrig hatte; die Genfer Konvention wurde ja erst 1863 ab geschlossen, und selbst danach war die Ver sorgung gegnerischer Verwundeter nich immer gesichert. Larrey schrieb später: „Der bloße Anblick des fliegenden Lazareths, das immer der Avantgarde folgte, beruhigte den

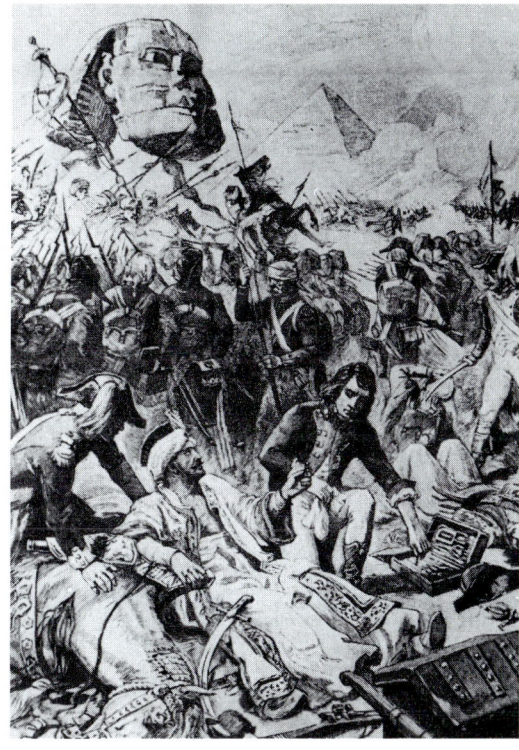

Larrey versorgt Verwundete während eines Gefechts in der Nähe der Pyramiden. (Huard)

203

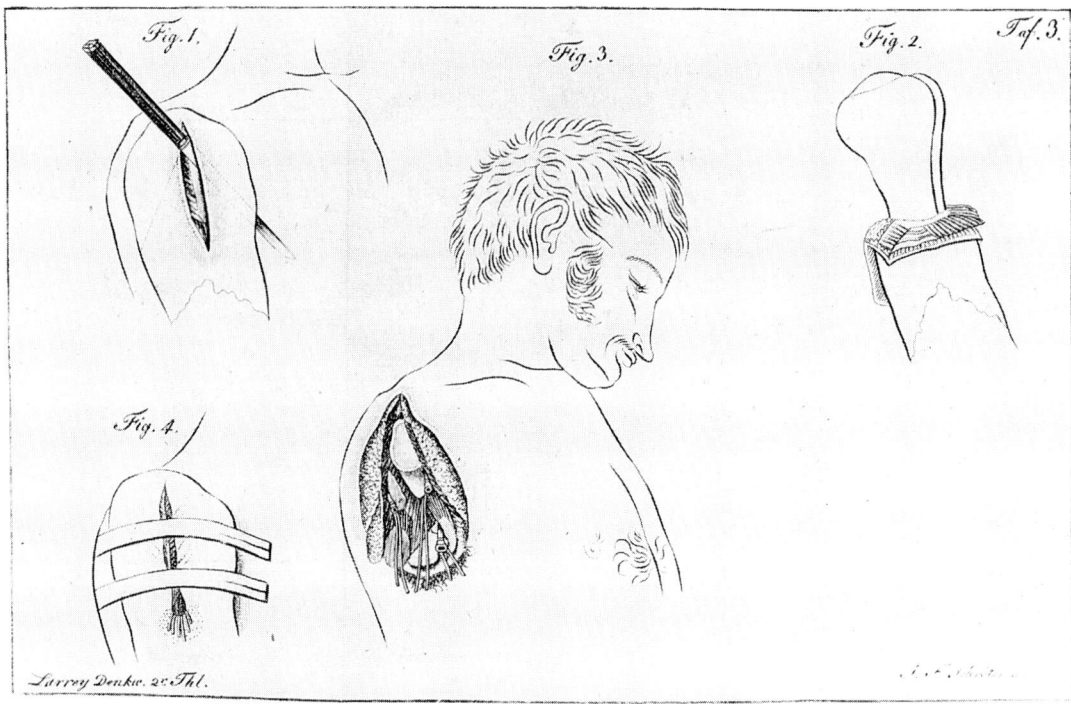

Soldaten und flößte ihm den größten Muth ein!"[17])

Die „ambulances volantes" standen im Zusammenhang mit einer anderen Großtat Larreys, der inzwischen unter Napoleon Generalinspekteur des französischen Militärmedizinwesens geworden war, nachdem er seine Fähigkeiten auf dem Ägyptenfeldzug erneut unter Beweis gestellt hatte. Larrey scheute sich nicht, frisch Operierte direkt vom Schlachtfeld ohne weiteren Verbandwechsel in tagelangem Treck bis in weit zurückliegende Lazarette zu transportieren, manchmal bis nach Frankreich. Damit tat er im medizinischen Sinne nichts weiter, als sich der alten, oft vergessenen Chirurgenregel zu erinnern, die Vielgeschäftigkeit an den Wunden verbot. Die Organisation dieser Transporte aber war eine gewaltige Arbeitsleistung, wenn man die vergleichsweise schlechten Verkehrsbedingungen und die großen Entfernungen bedenkt, denn Larrey hielt daran fest auch auf den Schlachtfeldern von Witebsk und Borodino.

Larrey: Illustration zur operativen Abnahme des Arms im Schultergelenk (Exartikulation).

Eine typische Szene: Larrey operiert auf dem Schlachtfeld. (Huard)

Dieses lückenlose System der Versorgung und des Abtransports Verwundeter und das ausgezeichnete chirurgische Können Larreys, das er als Lehrer immer wieder an andere weitergegeben hat, haben das Leben ungezählter Menschen gerettet.

Ungezählt – dieses Wort drängt unsere Erzählung, etwas von den Größenordnungen zu berichten und einige Zahlen (soweit sie bekannt sind) zu nennen; in den napoleonischen Kriegen erreichten die Armeen nie zuvor gekannte Dimensionen. In der Schlacht von Austerlitz führte Napoleon über 94 000 Mann ins Gefecht und verlor 12 000 Tote, bei Smolensk waren es über 180 000 Soldaten bei 20 000 Toten, und noch bei Waterloo brachte der Kaiser 72 000 Soldaten auf das Schlachtfeld, das fast die Hälfte von ihnen – 30 000 – nicht verließen. Insgesamt sind zwischen den Jahren 1792 und 1815 etwa 4,5 Millionen Soldaten unter französischen Fahnen gewesen, von denen 2,5 Millionen (!) den Tod fanden, aber „nur" 150 000 starben unmittelbar auf den Schlachtfeldern[18]). Die meisten Männer starben vor und nach den Schlachten auf den langen Märschen, die oft mit sträflich unzulänglicher

Ausrüstung und im Zustand völliger körperlicher Erschöpfung angetreten wurden. Seuchen wie Ruhr, Sumpffieber und Hautkrankheiten wüteten furchtbar in den Massenheeren, und von dem Schrecken der Wundinfektion war in Berichten jener Zeit immer wieder die Rede[19]). Seit Austerlitz wurde die Grande armée den Typhus nicht mehr los. Die Verwundeten, die gesund gewesen waren, bis die Kugel oder der Bajonettstich sie getroffen hatten, starben in den verseuchten Lazaretten. Die Schlachten mögen furchtbar gewesen sein – Leo Tolstoi und Stendhal haben sie uns beschrieben – gegen das grauenvolle Massensterben zwischen den Schlachten muten sie beinahe harmlos an – makaber dieses Wort, und man zögert, es niederzuschreiben, aber so war es. Und man darf nicht vergessen, daß die medizinische Betreuung in der Grande armée noch vergleichsweise gut organisiert war. In anderen Armeen dieser Zeit waren die Verluste gewiß noch höher.

Der medizinische Dienst (Ärzte und Chirurgen) jener Kriege besaß weder die Kenntnisse noch die Mittel, Seuchen und Wundinfektion unter Kontrolle zu bringen, ja, er

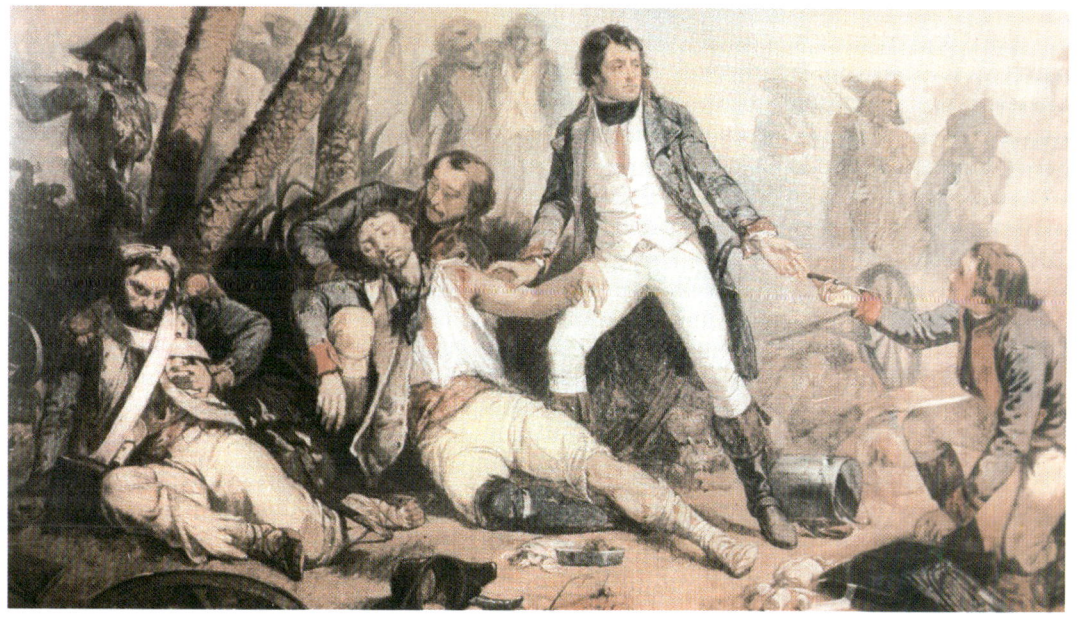

hatte nicht einmal die Möglichkeit, die ausreichende Unterbringung der Massen von Kranken und Verletzten zu sichern. Trotz ihres übermenschlichen Maßes an Arbeit standen Männer wie Larrey und seine Feldchirurgen auf verlorenem Posten. Selbst Napoleon soll nach der Schlacht von Preußisch-Eylau 1807 ausgerufen haben: „Welche Organisation! Welche Barbarei!"[20])

Larrey arbeitete im Inferno dieser Schlachten, ohne sich zu schonen, stand seinen Mann, wo der Kugelhagel am dichtesten war, wo die Verwundeten ihn am dringendsten brauchten. An der Beresina, als die Reste der Großen Armee verzweifelt über die zerbrechenden Brücken zu entkommen suchten und tausende Männer im eiskalten Wasser erstarrten und ertranken, drängte sich Larrey mehrmals von einem Ufer zum anderen, um zu helfen und um seine Instrumente zu bergen. Durchnäßt und erschöpft brach er schließlich zusammen, blieb am Wasser liegen. An ihm vorbei hasteten die Soldaten, das andere, das rettende Ufer zu erreichen. Einer erkannte den Chirurgen, murmelte seinen Namen, ein anderer blieb stehen, sie hoben den Bewußtlosen hoch, trugen ihn zur Brücke, wo es im Gedränge nicht mehr weiterging, übergaben ihn den Vordermännern – das ist Larrey! –, und die zu Tode Geängstigten, die selbst nicht vorwärtskamen, reichten ihn von Mann zu Mann, von Hand zu Hand über die Brücke, bis er sicher am rettenden Ufer war – das ist Larrey! Der Kaiser hatte sich – als er an den Fluß gekommen war – den Weg freischießen lassen müssen ...

Larrey war auch in Napoleons letzter Schlacht dabei, als in der Nähe von Waterloo die französische Armee beim stundenlangen Ansturm den regendurchweichten Hang hinauf und gegen die englischen Stellungen sich verblutete, um gegen Abend von den herbeigeeilten Preußen endgültig vernichtet zu werden. Larrey verließ das Schlachtfeld später, viel später als der Kaiser und geriet, leicht verwundet, in preußische Gefangenschaft. Kurz darauf war der Unermüdliche in den Lazaretten von Brüssel und Löwen und versorgte die Verwundeten von Waterloo. Als die alliierten Armeen vor Paris erschienen, schickte der preußische Marschall Blücher einen Parlamentär zu den französischen Vorposten und ließ Madame Larrey mitteilen, daß ihr Mann am Leben wäre und es ihm gut ginge.

Nach Kriegsende kehrte Larrey an das Hôtel des Invalides zurück, als Oberchirurg. Zwei Jahrzehnte später setzte er sich zur Ruhe, und er starb 1842, als die Chirurgie an der Schwelle zu einer neuen Epoche stand.

Entscheidendes war inzwischen in Bewegung geraten. In Berlin – beispielsweise – hatte die Spezialschule des 18. Jahrhunderts, das Collegium medico-chirurgicum, einer neuartigen, 1810 gegründeten Universität weichen müssen, die sich der Idee der freien Bildung des Individuums, der Persönlichkeit unter hohem wissenschaftlichen Anspruch verpflichtet hatte, einer wesentlich durch Wilhelm v. Humboldt (1767–1835) geprägten Idee.

Diese Universität erhielt im Rahmen ihrer medizinischen Fakultät einen eigenständigen chirurgischen Lehrstuhl mit dazugehöriger Klinik. In dem jungen Carl Ferdinand v. Graefe (1787–1840) übernahm ein Chirurg das Ordinariat, der am Collegium medico-chirurgicum in Dresden und darüber hinaus an den Universitäten von Halle und Leipzig Chirurgie und Medizin studiert hatte und der an der neuen chirurgischen Universitätsklinik in Berlin daran ging, die Chirurgie als ineinandergreifende Einheit von Wissenschaft, Praxis und Lehre zu betreiben, als wissenschaftlich-medizinisches Fachgebiet mit operativer Prägung![23]) Das war zweifellos ein entscheidender, befreiender Schritt in die neuzeitliche Chirurgie. Und bis zur Mitte des 19. Jahrhunderts gedieh die Entwicklung soweit, daß der alte Typus des Handwerkerchirurgen weitgehend vom Erscheinungsbild des neuen Chirurgen, des Arztchirurgen, abgelöst war. Die Chirurgie, so läßt sich rückblickend konstatieren, stand bereit für den Augenblick, da die jahrtausendealten einschneidenden Barrieren – Schmerz und Infektion – überwunden wurden.

Kapitel 10
Barrieren fallen –
das letzte Kapitel

„Die Chirurgie, fast zu allen Zeiten mit grö-
ßerem oder geringerem Fleiße gepflegt, hat in
unseren Tagen außerordentliche Fortschritte
gemacht und scheint beynahe den höchsten
Grad möglicher Vollkommenheit erreicht zu
haben. Fast alle mögliche chirurgische
Krankheiten sind heute vollkommen erkannt ... Das operative Vorgehen ist festgelegt und mit einer Genauigkeit beschrieben,
die fast nichts mehr zu wünschen übrig
läßt ..."[1])

Das schrieb zum Anfang des 19. Jahrhunderts der französische Baron Alexis Boyer,
„Mitglied der Ehrenlegion, Professor der
praktischen Chirurgie an der medicinischen
Facultät von Paris, mehrerer gelehrter, inn-
und ausländischer Gesellschaften Mitglied
etc. etc.", ein Mann also, dessen Meinung
seinerzeit Gewicht hatte.

Aus heutiger Sicht wird man sich kaum eine
krassere Fehleinschätzung vorstellen können, wird man den hochgemuten Worten nur
wenig Verständnis entgegenbringen können.
Dennoch müssen wir uns die Mühe machen
zu begreifen, wieso Boyer zu einer solchen
Einschätzung kommen konnte.

Sieht man von seiner spürbaren Zufriedenheit mit dem Erreichten ab – die die Gefahr
des Stillstandes, der Stagnation beinhaltete
und die daher in der Wissenschaft immer
fragwürdig ist –, so hat Boyer die Situation
der alten Chirurgie in der ersten Hälfte des
19. Jahrhunderts durchaus treffend geschildert. Die Chirurgie war endlich wieder Bestandteil der wissenschaftlichen Medizin, und
auf dieser Grundlage waren Ausbildung und
Praxis der Chirurgen auf dem zeitentspre-
chend besten Niveau gesichert. Das vorhandene anatomische und physiologische
Wissen hatte Eingang in die operative Praxis
gefunden – soweit es möglich war! Und
dieser letzte Satz dringt zum Entscheidenden
vor: Die Grenzen, die der alten Chirurgie auch
nach ihrer Vereinigung mit der Medizin gezogen waren, waren unverändert eng. Diese
Grenzen erschienen den Chirurgen unüber-
windlich für alle Zeiten, so daß man die
Meinung Boyers wohl verstehen kann, eine
jahrtausendelange Entwicklung hätte dazu
geführt, daß nun das höchstmögliche Niveau
nahezu erreicht war, daß allenfalls einige
aufgrund moderner Technik neu entwickelte
Instrumente ältere, weniger geeignete über-
flüssig machten.

Die Grenzen der alten Chirurgie – das
waren seit eh und je vor allem das Fehlen der
Narkose und der Antiseptik/Asepsis. Beides
sind Begriffe unserer Tage, und beides kann
auch nur rückblickend so formuliert werden.
Für Boyer und viele andere Chirurgen jener
Zeit waren weder die moderne Narkose, noch
die Antiseptik/Asepsis in praktikablen Formen vorstellbar. Für sie gab es nur eine
Chirurgie in (!) diesen Grenzen, und diese
Chirurgie mochte tatsächlich „beynahe den
höchsten Grad der Vollkommenheit" erreicht
haben; viel mehr war nicht möglich.

Dennoch gab es da eine Diskrepanz zwischen dem, was den alten Chirurgen möglich
war, und dem, was sie immerhin schon hätten
tun können (eben wenn sie eine brauchbare
Narkose gekannt hätten). Einige von ihnen

mögen sich dessen bewußt gewesen sein, und sie mögen insofern eine Zufriedenheit, wie sie Boyer zum Ausdruck brachte, nicht empfunden haben, denn immer wieder gab es Chirurgen – Ausnahmeerscheinungen! –, die an den Grenzpfählen der alten Chirurgie rüttelten.

Greifen wir als Beispiel dafür die frühe Magenchirurgie heraus! Wir wissen, daß die alten Chirurgen wegen eines Geschwürs oder einer Krebsgeschwulst am Magen nicht operierten, nicht operieren konnten. Wir wissen auch, daß sie Verletzungen des Magen-Darm-Traktes im allgemeinen für tödlich hielten. Deshalb behandelten viele von ihnen die entsprechenden Kapitel in ihren Büchern nur sehr kurz und oberflächlich, wenn sie es überhaupt taten.

Die Ausnahmen, die es dennoch gab und die die Regel bestätigten, wurden bekannt, gingen gewissermaßen als Sensationsmeldungen von Mund zu Mund, wurden zu Legenden.

Da hat beispielsweise im Jahre 1521 in Regensburg ein Gnadenbild der heiligen Jungfrau ein „Wunder" vollbracht. Ein gewisser Kuntz Seytz von Pfaffenreudt war „in unwillen von dreyen seiner widersacher beschedigt worden / nemlich bey der Brust mit aim spieß eingestochen / durch den machen (Magen, D. R.) auß / und ander wunten meer …" Kuntz opferte der Jungfrau ein drei Pfund schweres Wachsbild und rief nach dem Wundarzt. Der kam auch und hat „spotweis ym schlecht auß wendig die haut zu gehefft / und fur ain toden manschen ligen lassen". So hat Kuntz „todlich verwundt da gelegen bis ann den achten Tag". Dann haben „Gebet und Geld" den Chirurgen erneut herbeigeholt, und der tat, was „nie erhöret worden". Er schnitt in Form eines großen T die Haut auf, zog den Magen hervor, vernähte die Verletzung, brachte den Magen wieder an seinen Ort und verschloß den Hautschnitt. Nach vierzehn Tagen war Kuntz Seytz wieder gesund, zeigte sich beim Kirchgang und sagte „lob und danck got und der schönen Maria."[2]

Das war die erste operative Behandlung einer Magenverletzung, von der wir gesicherte Kunde haben. Der Name des Chirurgen ist nicht überliefert worden. Schade, denn er hat mit seiner Operation etwas vollbracht, was rückblickend vom heutigen Standpunkt tatsächlich fast wie ein Wunder anmutet. In dieser Form blieb der Eingriff ein Einzelfall; er wurde – soweit bekannt – bis in das 19. Jahrhundert hinein nicht wiederholt, zumindest nicht mit Erfolg.

Aber es sind noch einige andere Fälle von operativen Eingriffen am Magen in der alten Chirurgie bekanntgeworden. Auch sie waren ganz seltene Ausnahmen, die damals wie Kuriositäten betrachtet wurden, ähnlich wie das berühmte Kalb mit den zwei Köpfen.

Zu Ostern des Jahres 1602 produzierte sich ein 36jähriger Bauer aus Böhmen in Prag als Messerschlucker und … verschluckte tatsächlich ein Messer, „als er das messer im Maul verborgen und einen trunkh Pier darauf thuet, daß im das messer durch die Gurgel wischt und hinein in den Magen rumpelt".[3] Sieben Wochen lang „behandelten" daraufhin die Ärzte und Barbiere, indem sie „Magnetpflaster" auflegten. Der Wert dieser Behandlung bestand immerhin darin, daß Zeit verging, und das muß unter damaligen Bedingungen als günstig gewertet werden. In diesen sieben Wochen kam es durch das im Magen befindliche Messer zu Entzündungen innerhalb des Bauchraums (als Ausdruck einer „Abwehr- und Heilreaktion", wie sie jeder gesunde Organismus vollzieht). Der Magen „verklebte" mit der vorderen Bauchwand, und schließlich war das Messer in der rechten Seite des Bauches zu tasten – es war auf dem Wege, durch die entzündlichen Verklebungen hindurch nach außen abgestoßen zu werden. So jedenfalls müssen wir uns heute den Hergang erklären. Der Chirurg Florian Mathis aus Brandenburg, der sich zu der Kühnheit einer Operation entschloß, wußte davon nichts. Er machte einen Schnitt durch die Bauchdecke und daran klebende vordere Magenwand und zog das Messer – 9 und $^1\!/_2$ Zoll lang — heraus. Dann vernähte er schichtweise die relativ kleine Wunde. Der messerschluckende Bauer wurde gesund! Der Vorteil des siebenwöchigen Zuwartens und der währenddessen abgelaufenen verklebenden und vernarbenden Entzündung hatte sich ausgezahlt. Der kleine Schnitt des Florian Mathis war lediglich innerhalb der entzündlichen Verklebungen geführt worden, die anscheinend rundherum den Zugang zur übrigen Bauchhöhle versperrten und dadurch die Gefahr der tödlichen allgemeinen Bauchfellentzündung vermindert hatten.

Wie sensationell diese erfolgreiche Operation in jener Zeit gewirkt hat, kann man daran ermessen, daß sehr ausführlich darüber in den „Vertraulichen Mitteilungen der politischen Agenten am Hoflager in Prag an Erzherzog Max, den Hoch- und Deutschmeister" berichtet wurde.

Ein weiterer, ähnlicher, wenn nicht gar noch aufsehenerregenderer Eingriff wurde einige Jahrzehnte später in Königsberg bekannt; darüber sang man im Volk Bänkelgesänge: „... von eines Pauren Sohn / mit Nahmen Andreas Grienheit / auß dem Dorffe Grinwaldt ..."[4])

Die Geschichte begann mit einer gewaltigen Zecherei zu Pfingsten des Jahres 1635 im Dorfe Grünwalde. Als Folge davon spürte der 22jährige Andres Grünheide am 29. Mai früh gegen 5 Uhr eine „Schwachheit und Bangigkeit" im Magen. Um den Brechreiz zu fördern, steckte er sich den Griff seines Messers in den Rachen. Das Messer entglitt ihm und rutschte in die Speiseröhre und blieb dort stecken. Andres stellte sich auf den Kopf — vergebens. Darauf ergriff er „eine Kanne mit Landsbergs Bier", trank sie aus, und das Messer rutschte in den Magen. Die folgenden Tage verbrachte Andres in Angst und Sorge, hatte aber kaum Beschwerden. Schließlich — drei Wochen waren inzwischen vergangen — machte er sich mit Empfehlungen des Bürgermeisters und des Gutsherren auf den Weg nach Königsberg, teils zu Fuß, teils zu Pferde. Am 20. Juni kam er dort an, am 25. Juni trat

ein „Consilium medicum" zusammen, bei dem „ein jeder, wie es gebräuchlich ist, seine Meinung, was er davon hielt und was dabey zu thun sei frey herauss gesagt". Man entschloß sich, das „in dem Magen sich aufhaltende Messer durch den Schnitt" herauszuoperieren.

Am 9. Juli endlich, ein Viertel nach neun Uhr früh wurde mit dem denkwürdigen Eingriff begonnen. In einem Privathause war eine Kammer geheizt worden, und es hatten sich mehrere Ärzte und Chirurgen versammelt. „Der Herr Decan betete laut ... alle Anwesenden schickten Seufzer gen Himmel". Der Patient bekam eine warme Suppe zu essen und wurde dann aufrecht an ein Brett gebunden; man fürchtete, daß im Liegen der Magen zum Rücken hin absinken würde.

Der Chirurg, Stein- und Bruchschneider, der den Eingriff sich vorgenommen hatte, hieß Daniel Schwabe. Er wurde dreimal gefragt, ob er's tun wollte; er bejahte und begann.

Zunächst der Schnitt durch die Haut. Bei der Muskulatur darunter gab es die ersten Schwierigkeiten — der Patient stöhnte und wand sich vor Schmerzen. Als die Muskelschicht dann durchtrennt war, konnte Schwabe den Magen nicht auffinden. Der schweißüberströmte Patient fiel in Ohnmacht. Man begann, ihn loszubinden, und wollte ihn ins Bett legen. Dann aber entschloß man sich doch wieder anders und setzte die Operation fort. Schwabe stellte fest, daß das Bauchfell noch nicht aufgeschnitten war. Er holte das nach und konnte nun den Magen hervorziehen, aber nicht festhalten. Erst als er ihn auf Rat eines danebenstehenden Chirurgen mit einer gebogenen Nadel angestochen hatte, war es ihm möglich, die Magenwand aufzuschneiden. Er fand das Messer, mußte aber noch einen zweiten Schnitt machen, um es herauszuziehen. „Das ist mein Messer", soll der Patient „mit freudigem Mut" gesagt haben. Daniel Schwabe vernähte die Wunde; gegen 10 Uhr war die Operation beendet.

Andres Grünheide, der bedauerns- und bewundernswerte Bauernbursche, wurde gesund und ließ sich ein paar Jahre später stolz mit seiner Narbe in Kupfer stechen.

In diesem Fall waren – so muß man aus dem zeitgenössischen Bericht folgern – keine oder nur wenige Verklebungen vorhanden gewesen, so daß Daniel Schwabe mit der Durchtrennung des Bauchfells die Abdominalhöhle tatsächlich eröffnet hat, ohne daß es in der Folge zu der gefürchteten Bauchfellentzündung kam. Damit war Schwabe der einzige erfolgreiche Eingriff dieser Art gelungen, von dem in der Chronik der alten Chirurgie glaubwürdig berichtet wird. Bis 1848, also bis zur breiten Einführung der neuzeitlichen Narkose, wurden insgesamt 10 solcher operativer Fremdkörperentfernungen aus dem Magen bekannt (nicht alle erfolgreich).

Alles in allem: Operative Eingriffe am Magen gehörten nicht zum Repertoire der alten Chirurgie. Darüber dürfen die seltenen Ausnahmen nicht hinwegtäuschen.

Der Magen war tabu für das Messer der Chirurgen, aber nicht für ihre Gedanken. Es waren ja nicht so sehr die relativ seltenen Verletzungen oder verschluckte Fremdkörper, die den Wunsch weckten, am Magen operieren zu können, sondern die ungleich häufigeren Erkrankungen – die Geschwüre, die Krebsgeschwülste. Aber selbst wenn man es verstanden hätte, unter Operationsbedingungen den Zugang zum Magen zu finden: Was wußte man von diesem Organ? Seine Anatomie war in ihren Grundzügen bekannt; man wußte, wie der Magen aussah, seine verschiedenen Abschnitte, die Blutgefäße, die Nerven. Und Wissenschaftler wie René Antoine de Réaumur (1683–1757) und der große Lazzaro Spallanzani (1719–1799) hatten nachgewiesen, daß die Säfte des Magens und des Dünndarms die Verdauung durch chemische Umsetzungen bewerkstelligten.

Wie aber funktionierte der Magen nun tatsächlich, seine Muskulatur, seine Drüsen? Wie war es um die Regulation durch das Nervensystem bestellt? Was würde es für die Funktion des Magens bedeuten, wenn man ein erkranktes Stück von ihm wegschnitte. Und: Würden die Verdauungssäfte nicht an den Operationswunden zu einer „Selbstverdauung" führen? Fragen ohne Antworten. – Man tat die ersten Schritte, Antworten zu finden. So legte im Jahre 1810 Daniel Carl Theodor Merrem in Gießen seine Dissertation vor und berichtete unter anderem über drei Hunde, denen er den Magenpförtner herausoperiert hatte. Ein Hund war am Folgetage gestorben, der nächste am 22. Tage, der dritte schließlich war ihm vier Wochen später in gesundem Zustand gestohlen worden. In diesem Zusammenhang schrieb Merrem, daß bereits vor ihm ein Arzt in Philadelphia (USA) ähnliche Versuche an Hunden und Kaninchen vorgenommen hätte, wobei die Tiere sämtlich gestorben wären. Man nimmt an, daß dieser Arzt der Chirurg John Jones (1729–1791) war, der somit wohl als erster die Resektion am Magen erwogen hätte.[5])

Wir müssen hier einfügen, daß der Magenpförtner (Pylorus) ein Ort des Magens ist, an dem es relativ häufig zu Geschwürs- und Krebserkrankungen kommt, so daß also diese Untersuchungen gezielte Forschungen vor dem Hintergrund der ärztlichen Praxis darstellten.

Ein Zufall war es, der einige Jahre später dem amerikanischen Militärarzt William Beaumont (1785–1853) eine weitere Gelegenheit bot, Untersuchungen über die Rolle des Magens bei der Verdauung anzustellen. Im Jahre 1822, als in Nordamerika Indianerscharmützel, Siedlertrecks und Faustrecht noch ganz und gar unromantische Gegenwart waren, ereignete sich bei einem Fort zwischen Michigan- und Huronsee ein Unfall. Aus einem Gewehr löste sich eine Schrotladung und zerriß dem Fellhändler Alexis St. Martin die Brust- und Bauchwand und den Magen. Das bedeutete unter den damaligen Umständen, daß er den fast sicheren Tod vor Augen hatte. Aber die bärenstarke Natur St. Martins und die hartnäckige Mühe seines Arztes William Beaumont sorgten

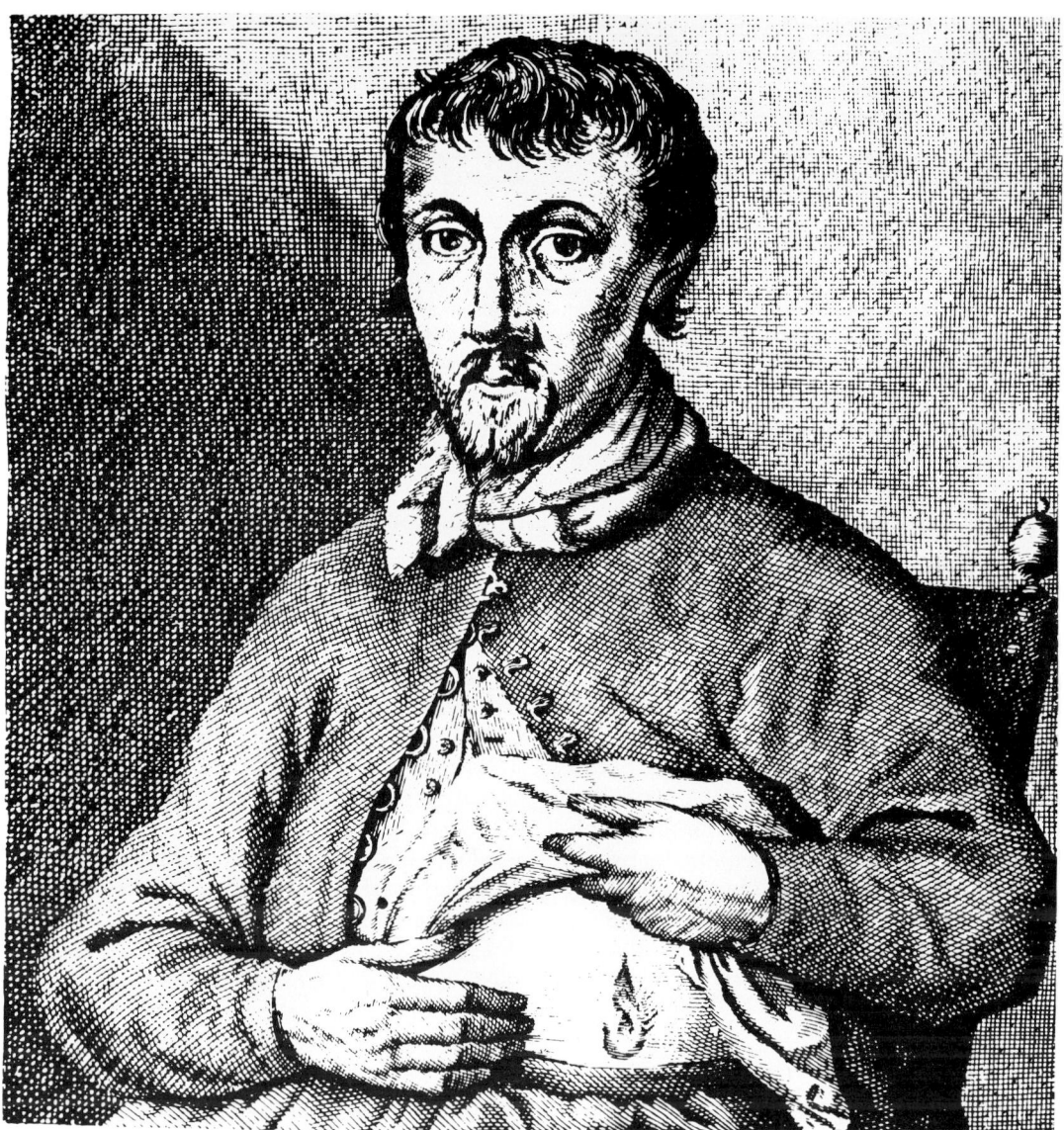

Andres Grünheide, dem im Jahre 1635 ein verschlucktes Messer aus dem Magen herausoperiert wurde.

dafür, daß es wider Erwarten zur Heilung kam. Allerdings behielt St. Martin eine Magenfistel zurück; das heißt, es blieb eine Verbindung vom Magen zur Bauchhaut nach außen, durch die sich Magensaft und hin und wieder auch Nahrungsbestandteile entleerten.

Bald erkannte Beaumont die einzigartige Möglichkeit, die sich ihm da bot. Er nahm St. Martin in seinem Hause auf und begann, den

Magensaft zu untersuchen und Experimente zur Absonderung der Verdauungsflüssigkeit zu machen. Beaumont erkannte die freie Salzsäure als Bestandteil des Magensaftes und stellte zusätzlich fest, daß dieser Saft die Eigenschaft habe, Eiweiß zur Gerinnung zu bringen. Beaumont bemerkte auch, daß nicht nur die Nahrungsaufnahme, sondern auch seelische Vorgänge die Absonderung der Verdauungsflüssigkeit im Magen beeinflußten. Seine erste Arbeit darüber erschien 1825 in einer nordamerikanischen Fachzeitschrift (Americ. Medic. Recorder, VIII, 1825).

Merrem, Beaumont und vor ihnen Mathis und Schwabe und dann einige andere noch waren Außenseiter in ihrer Zeit, die mit ihren Arbeiten an den Grenzpfählen der alten Chirurgie rüttelten, ohne sie überwinden zu können. Ihr Thema war der Magen; wir haben es als Beispiel herausgegriffen, um die Situation der alten Chirurgie innerhalb der Enge ihrer Möglichkeiten zu kennzeichnen. Für andere Organe und Organsysteme ließe sich ähnliches schildern.

Außenseiter – und dennoch charakteristisch, weil sie den Widerspruch zwischen dem Wollen der Chirurgen und ihren tatsächlichen Möglichkeiten illustrieren; historisch aber auch wichtig, weil sich hier die Anfänge von Entwicklungsrichtungen zeigten, die nur wenige Jahrzehnte später zu bestimmenden Leitlinien in der Chirurgie werden sollten. Tun wir also in unserer Erzählung das, was die alten Chirurgen nicht konnten: Überwinden wir die Grenzen und werfen einen orientierenden Blick in die Zukunft – in die Zukunft der Magenchirurgie vom Standort der alten Chirurgie her!

Merrem hatte 1810 nach seinen Tierexperimenten über die operative Entfernung des Magenpförtners vorausgesagt, daß dieser Eingriff eines Tages auch beim Menschen durchgeführt werden könnte. Er wurde dafür verspottet. Noch 1861 – also schon nach der Entdeckung der Narkose – war in der „Lehre von den blutigen Operationen am menschlichen Körper" zu lesen: „Den Vorschlag, welchen Daniel Carl Theodor Merrem machte, ... erwähnen wir nur als Kuriosum".[6])

Es folgten weitere Untersuchungen und Experimente. Die moderne Narkose wurde entdeckt, das antiseptische Verhalten setzte sich durch. Und 1879 schließlich führte der französische Chirurg Jules Péan (1839–1898) die operative Entfernung des Magenpförtners – die sogenannte Pylorektomie – zum ersten Mal beim Menschen durch. Der Patient war schwer krank; eine Krebsgeschwulst hatte den ganzen Magenpförtner ergriffen und völlig verschlossen und war darüber hinaus bereits in Nachbarorgane hineingewachsen. Das stellte Péan während der Operation fest, denn eine exakte Untersuchung – beispielsweise durch Röntgenstrahlen oder Magenspiegelung, wie sie heute vor dem Eingriff zu fordern sind – war ja noch nicht möglich. Péan schnitt den krebskranken Abschnitt des Magens heraus und vernähte die beiden Enden des Verdauungskanals wieder miteinander. In den darauffolgenden Tagen traten keinerlei Zeichen einer Bauchfellentzündung auf, so daß man annehmen mußte, daß es im Operationsbereich zu keinen wesentlichen Störungen gekommen ist. Aber der vom Krebs ausgemergelte Organismus des todkranken Patienten war auf die Dauer der Belastung nicht gewachsen. Der Mann starb am 5. Tage nach der Operation.

Im Jahr darauf führte der junge Chirurg Ludwig von Rydygier (1850–1920) den gewagten Eingriff ein zweites Mal durch. Zu diesem Zeitpunkt arbeitete Rydygier, der in Greifswald, Berlin und Straßburg studiert hatte, an einer Privatklinik in Culm an der Weichsel. Später sollte er als Professor für Chirurgie in Krakau und Lemberg wirksam werden.

Was konnte einen 30jährigen Chirurgen, der dabei war, sich eine Karriere aufzubauen, dazu bewegen, eine Operation vorzunehmen, deren unglücklicher Ausgang – damals! – von vornherein so gut wie sicher war? Was konnte ihn dazu bringen, seinen Ruf dadurch auf's

Spiel zu setzen? Die Antwort charakterisiert ihn – ebenso wie viele andere bedeutende Gestalten der alten Chirurgie: Es war das qualvolle Leiden und das Sterben der Kranken, in diesem Falle der Krebskranken, die in den Chirurgen die schweren Entschlüsse zu verzweifelten Eingriffen reifen ließen. – Rydygier stand einem magenkrebskranken Patienten gegenüber; alles deutete daraufhin, daß die Geschwulst sich im Bereich des Pylorus ausgebreitet hatte. Rydygier wußte von der Möglichkeit der operativen Entfernung des erkrankten Magenpförtners; er wußte auch um die verschwindend geringe Chance, die diese Operation seinerzeit bot. Mit seiner Kenntnis vom schicksalsmäßigen Verlauf der Krankheit und mit seiner Kenntnis von der – geringen – Möglichkeit zu helfen sah sich Rydygier in die Pflicht genommen, und er beugte sich dieser Pflicht. Rydygier operierte. Der Patient verstarb 12 Stunden nach dem Eingriff. Damit aber war für Rydygier dieser Fall nicht abgetan. Konsequent und ehrlich berichtete er darüber in einer Fachzeitschrift in der Hoffnung, daß seine Erfahrungen und die anderer Chirurgen eines Tages doch den Erfolg dieser Operation bringen würden.

Waren die Pylorektomien Péans und Rydygiers noch als kühne Versuche von Außenseitern betrachtet worden, so kam der Durchbruch, als nur wenige Monate nach Rydygier die dritte Pylorektomie in Wien von Theodor Billroth (1829–1894) ausgeführt wurde; intensive Untersuchungen und Experimente waren diesem Eingriff vorangegangen[7]). Billroths Patientin überlebte 4 Monate. Nach den nächsten Operationen hielt der Erfolg länger an, in einigen Fällen bereits mehrere Jahre. Diese Erfolge und der ausgezeichnete Ruf, den Billroths chirurgische Schule in der Welt besaß, hatten zur Folge, daß die operative Entfernung eines Magenabschnitts mit dem Pylorus – vor allem bei Geschwüren – sich mehr und mehr durchsetzte. Die Operation, die heute unter dem Namen „Billroth I" bekannt ist, wurde eingeordnet in das System der Magenchirurgie

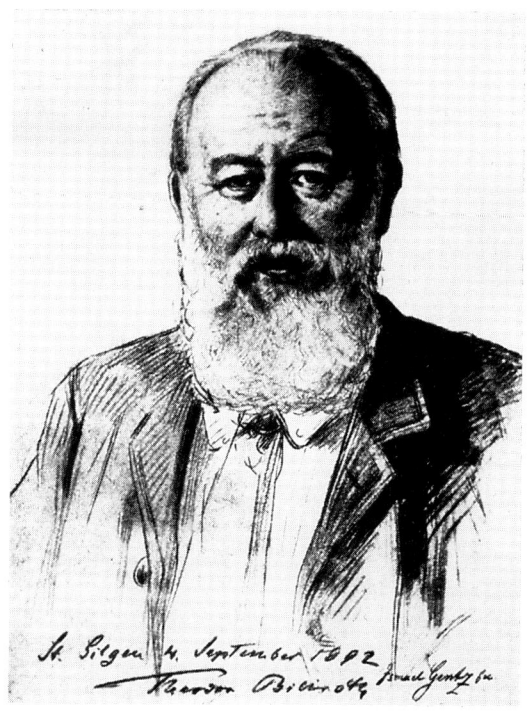

Theodor Billroth

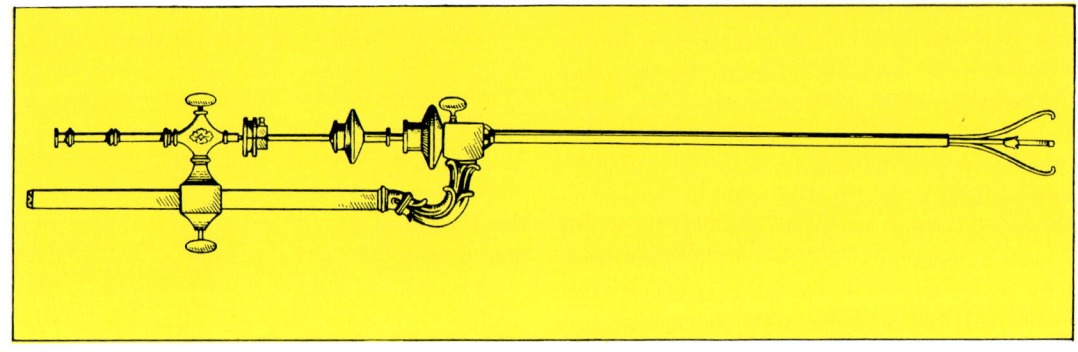

Der Blasensteinzertrümmerer — Trilabe genannt — des Jean Civiale.

Jean Civiale

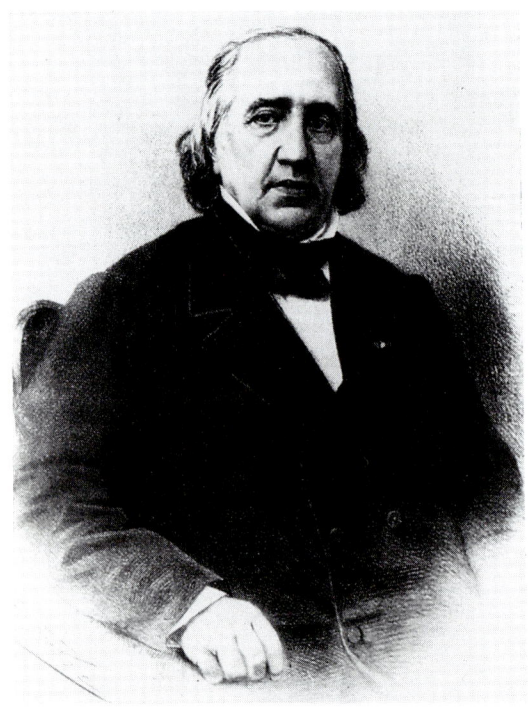

und gehört auch in unserer Zeit noch zum Können eines jeden Chirurgen ...

Brechen wir hier diesen schnellen und zugegebenermaßen flüchtigen Blick in die „Zukunft" ab; bleiben wir bei der alten Chirurgie, also in jener Zeit ohne Narkose und ohne Antiseptik, in der einige Chirurgen im Vertrauen auf die Zukunft daran gingen, die Verwirklichung des unmöglich Scheinenden vorzubereiten. Das Fazit aber war nach wie vor: Die alte Chirurgie stand ohnmächtig an ihren Grenzen, und das zunehmende Wissen um den menschlichen Körper — um seinen Aufbau, seine Funktionen, seine Krankheiten — ließ diese Grenzen allmählich deutlicher spürbar werden.

Trotzdem — es ist bemerkenswert, wie oft diese Haltung „Trotzdem" in der Chirurgiegeschichte zu beobachten ist — trotzdem also: Es wurde ein Weg ins Körperinnere gefunden, ohne Skalpell, in die Harnblase. Ein Franzose machte dem Schrecken des „mordenden Steins" ein Ende. Im Jahre 1824, immerhin noch etwa zwei Jahrzehnte vor der Einführung der Narkose, gelang es Jean Civiale, einen am Blasenstein leidenden Patienten zu heilen, ohne dafür ein Messer benützen zu müssen ...

Viele Jahrtausende waren Blasensteinkranke verurteilt gewesen zu peinigenden Schmerzanfällen und quälendem Siechtum oder zur Folter des Steinschnitts. Der Gedanke, von dem Civiale ausging, als er sich dieser Problematik annahm, war nicht neu: nämlich, auf natürlichem Wege, also durch die Harnröhre, in die Harnblase zu gelangen. Mit einem gebogenen Metallkatheter haben bereits Ärzte der Antike und des Mittelalters diesen Weg genommen, um Harnabflußstörungen zu behandeln. Und auch die Rillensonde beim Steinschnitt mit der „großen Gerätschaft" war ein Instrument, das durch die Harnröhre in die Blase geführt wurde. Im 16. Jahrhundert fertigte man mit Wachs oder Lack überzogene Leinwandröhrchen an, um sie als biegsame Katheter zu verwenden. Zur Zeit Civiales wurden in Paris bereits Gummikatheter benutzt, ähnlich denen, die auch heute noch in Gebrauch sind.

Die Idee, mit einem Instrument durch die Harnröhre vorzudringen, um Steine zu zerstören, hat als einer der ersten der arabische Arzt Abulkasim zu verwirklichen versucht. Er konstruierte einen schlanken Bohrer, um Steine in der Harnröhre zu „zerbohren". Bis in die Harnblase gelangte er nicht.

Im 17. und 18. Jahrhundert wurden immer wieder einmal Versuche gemacht, dem Blasenstein auf dem Wege durch die Harnröhre beizukommen, ohne daß sie zum Erfolg führten. Es fehlte an zwei Voraussetzungen, an einem entsprechend leistungsstarken feinmechanischen Handwerk und an ausdauerndem Willen der damit Befaßten, ihr Ziel zu erreichen. So veröffentlichte zum Beispiel Franz von Paula Gruithuisen noch 1813 in Salzburg Zeichnung und Beschreibung eines Gerätes zur unblutigen Blasensteinzertrümmerung. Gruithuisens (1774–1852) kuriosverworrener Lebensweg begann auf einem österreichischen Schloß, führte ihn zur Feldchirurgie in der österreichischen Armee und dann zum Studium von Philosophie und Medizin. Später war Gruithuisen Lehrer für Physik und Naturkunde an verschiedenen Orten Süddeutschlands, ab 1826 Professor für Astronomie in München. An seiner Idee vom Blasensteinzertrümmerer verlor er das Interesse, noch ehe es zur praktischen Anwendung gekommen war. Aufsehen erregte er aber mit einer Arbeit über die „Entdeckung vieler deutlicher Spuren der Mondbewohner, be-

sonders eines kolossalen Kunstgebäudes derselben". Und er schlug vor, um Kontakt mit den Lebewesen auf dem Mond zu bekommen, den Lehrsatz des Pythagoras in seiner geometrischen Form durch große Runkelrübenfelder darzustellen. Gruithuisen war ein phantasievoller Kopf; für die Lösung des Problems der Blasensteinzertrümmerung war er nicht der richtige Mann.

Ganz anders Jean Civiale (1792–1867), der nach seinem Medizinstudium im altehrwürdigen Hôtel Dieu in Paris arbeitete. Bereits als Student hatte ihn das Problem gepackt, und als Arzt ließ es ihn nicht mehr los. Ein Pariser Mechaniker war ihm ein fähiger und ausdauernder Partner. Civiale begann mit anatomischen Studien, entwarf Geräte, ließ sie bauen, probierte sie aus und warf sie weg. Neue Studien, neue Geräte, neue Fehlschläge – fünf Jahre lang. Dann aber hatte er ihn gefunden, den „Trilabe", ein schlankes Gerät, das er wie einen Katheter in die Blase einführte und mit dem er den Stein ergriff, festhielt und mehrmals durchbohrte, bis der Stein zerbröckelte.

Das ganze mußte gewissermaßen „im Dunkeln" stattfinden. Das war – nachdem das Gerät konstruiert war – das zweite große Problem. Civiale bediente seinen „Trilabe" von außen und konnte keinen einzigen Blick auf das werfen, was er tat. Es gab zu jener Zeit ja keinerlei Möglichkeit, das Innere der Blase am lebenden Patienten sichtbar zu machen. Civiale arbeitete also „blind" und war ausschließlich auf die Feinfühligkeit und Geschicklichkeit seiner Hände angewiesen, mit denen er unter Zwischenschaltung des Instruments in die Blase griff. Nun, Civiale war nicht der Mann, vor dieser Schwierigkeit zurückzuschrecken. Und Anfang des Jahres 1824 war er soweit.

Am 13. Januar lud Civiale Mitglieder der Akademie in seine Privatwohnung in der Rue de Godot de Mauroy Nr. 2. Der Patient war auf einem Tisch gelagert. Civiale führte vorsichtig das stabförmige Instrument ein und bat dann um völlige Stille. Ebenso vorsichtig

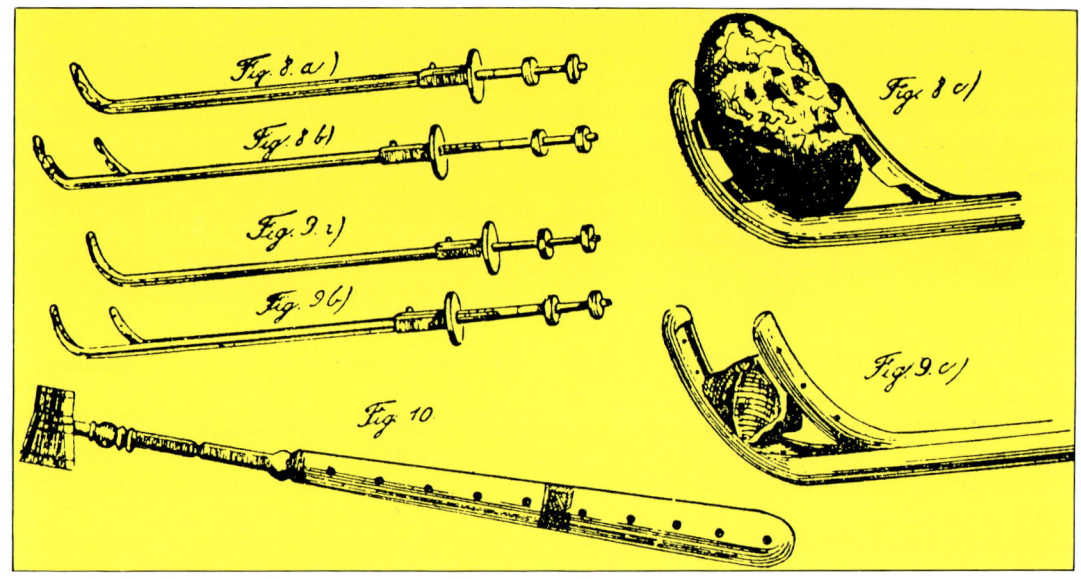

*Das Instrumentarium zur Harnbla-
sensteinzertrümmerung des Baron Heurte-
loupe, das dem des Leroy d'Etiolles ähnelte.*

tastete er nach dem Stein, an dem einen Ende des Gerätes seine Hand, am anderen – in der Blase – der Stein. Civiale spürte das Reiben des Steins, vielleicht war es für das ahnende Ohr auch zu hören. Civiale spürte den Stein mit allen Sinnen, er „sah" ihn, ergriff ihn mit den drei elastischen Armen des Geräts. Und dann setzte er – langsam zunächst – den Bohrer in Bewegung, der im Innern des rohrförmigen Trilabes gelagert war. Gentil, der 32jährige Patient, gab keinerlei Schmerzäußerung von sich. – Nachdem ein beträchtliches Stück des Steins „zerbohrt" war, unterbrach Civiale den Eingriff. Am 24. Februar und am 3. März setzte er sein Werk fort, zerstörte den Stein vollständig und brachte die Steinreste zum Abgang mit dem Urinfluß.

Der Patient war geheilt – kein Schnitt, kein Blut, kein bewußtseinsraubender Schmerz. Das war nicht nur eine Tagessensation, sondern tatsächlich eine Wende in der Chirurgiegeschichte. Der „mordende Stein" hatte seinen Schrecken verloren! Die französische Akademie kam zu dem Urteil, „daß die neue, von Herrn Doktor Civiale vorgeschlagene Methode ruhmvoll für die französische Chirurgie, ehrenhaft für ihren Urheber und tröst-

Publikation darüber erschien allerdings erst im Jahre 1561, nach Cordus' frühem Tod. Unklar, ob Cordus und Paracelsus sich über das „Vitriol" austauschten.

Es ist vorstellbar, daß mit dem Wissen des Paracelsus schon damals eine zwar einfache, aber brauchbare chirurgische Narkose erreichbar gewesen wäre. Nun, die Verhältnisse standen dem entgegen. Möglich immerhin, daß der selbstbewußte Mann sein Wissen um das „Vitriol" auch in der Praxis angewendet hat; sehr wahrscheinlich sogar. Aber niemand tat es ihm gleich oder ging gar weiter auf diesem Weg.

Die einzige medizinische Anwendung fand der Äther wesentlich später in den Tropfen, die der Halle'sche Arzt Friedrich Hoffmann (1660–1742) als „liquor anodyns" zur Behandlung von Eingeweidebeschwerden verordnete. Sie bestanden aus drei Teilen Weingeist und einem Teil Äther. Die „Hoffmann's Tropfen" erfreuten sich einer lang anhaltenden Beliebtheit, vielleicht lag's an der Zusammensetzung.

Dabei blieb es zunächst, was den Äther anbetraf.

Ein anderer Stoff, der in der modernen Anaesthesie eine wichtige Rolle spielt, ist das Stickoxydul, das „Lachgas". Joseph Priestley (1733–1804) – Lehrer und Pfarrer in der englischen Stadt Leeds – hat es im Jahre 1772 entdeckt. Nebenberuflich, aber ernsthaft engagiert, befaßte er sich mit der Erforschung der Eigenschaften und Wirkungen von Gasen. Er hatte bereits die Kohlensäure und 1771, etwa gleichzeitig mit dem Schweden Karl Wilhelm Scheele, den Sauerstoff entdeckt. Seine Begeisterung für die französische Revolution brachte es ihm ein, daß er Haus und Anstellung verlor. 1794 wanderte er nach Amerika aus und starb dort, in Pennsylvania, zehn Jahre später.

Priestleys grundlegende Erkenntnisse über die Gase blieben nicht ohne Auswirkungen auf die Medizin bis zum heutigen Tage. In unmittelbarer Folge entstand damals die sogenannte „Pneumatische Medizin". Von

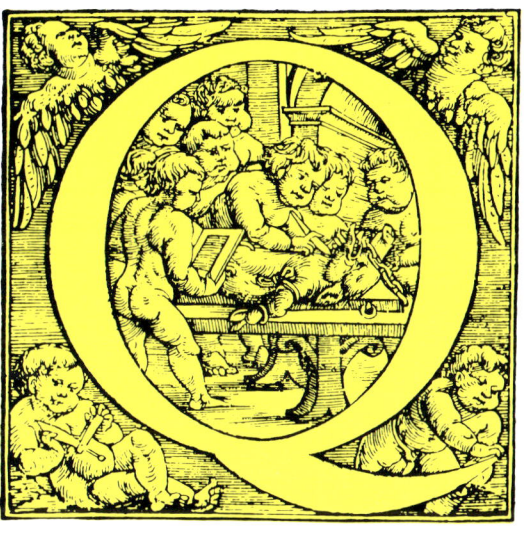

Das Q-Initial aus Vesals „De humani corporis fabrica" (1543). Dargestellt ist die Eröffnung der Luftröhre (Tracheotomie) bei einem Schwein, um danach ein geeignetes Schilfrohr einzulegen und eine künstliche Beatmung durchzuführen – ein früher Versuch zur Intubation.

Priestley stammte die Beobachtung, daß sich das Einatmen von Sauerstoff günstig bei Entzündungen und anderen Erkrankungen der Lunge auswirkte; er nannte den Sauerstoff „dephlogisticated air", was etwa „entzündungshemmende Luft" heißt. Sehr schnell wurde die Anwendung des Sauerstoffs und anderer Gase zu einer grassierenden Modeerscheinung. In „pneumatischen Instituten" behandelte man mit der Inhalation von Gasen und Dämpfen Krankheiten wie Bronchialasthma, Lungenentzündung, Bronchitis, später auch Skorbut, Hysterie und Krebs ... Das von Priestley entdeckte Stickoxydul wurde dabei zunächst außer Acht gelassen. Man hatte im Tierversuch seine einschläfernde Wirkung bemerkt und daraus fälschlicherweise auf Schädlichkeit für den Menschen gefolgert.

Um das Jahr 1795 arbeitete in einem „pneumatischen Institut" bei Bristol ein junger Mann namens Humphrey Davy, der zuvor bei einem Chirurgen in die Lehre gegangen war. Beschäftigt mit den dort verwendeten Gasen, griff er schließlich auch nach dem Stickoxydul, wagte die Erprobung im Selbstversuch. Davy war begeistert von den Anwendungsmöglichkeiten, die ihm vorschwebten, und schrieb im Jahre 1800 in einer umfangreichen Publikation: „Da Lachgas in seiner umfassenden Wirkung in der Lage zu sein scheint, körperliche Schmerzen aufzuheben, kann es wahrscheinlich vorteilhaft bei ... chirurgischen Eingriffen verwendet werden."[12] Ein wichtiger Hinweis, der ohne jedes Echo blieb.

Knapp drei Jahrzehnte später ging es einem anderen Engländer ähnlich, dem in Shropshire praktizierenden Arzt und Chirurgen Henry Hill Hickman (1800–1830). Ihm war es im Tierexperiment gelungen, schmerzfrei zu operieren, nachdem er den Tieren unter anderem Lachgas (Stickoxydul) verabreicht hatte. Hickman, der schon mit 20 Jahren Mitglied im Royal College of Surgeons in London geworden war, veröffentlichte die Ergebnisse seiner Arbeit 1824 und versuchte gleichzeitig, die Aufmerksamkeit der Royal Society darauf zu lenken;[13] vergeblich, was um so unverständlicher ist, als der inzwischen geadelte Humphrey Davy Präsident der Königlichen Gesellschaft geworden war und sein Schüler Michael Faraday die einschläfernde Wirkung des Äthers entdeckt, wiederentdeckt hatte. Hickman reiste nach Paris, 1828, und wandte sich an König Karl X. mit der Bitte um Prüfung seiner Feststellungen durch die höchste wissenschaftliche Autorität jener Zeit, die Académie Française. Auch das blieb ohne greifbares Ergebnis; ein einziger setzte sich dafür ein, der große Larrey. Enttäuscht und deprimiert kehrte Hickman nach England zurück. Für einen neuen Anlauf blieb ihm keine Zeit. Er starb 1830, kaum 30 Jahre alt.

Einiges war das von dem, was vor der Entdeckung der Narkose geschah. Auch von den Umwegen und Sackgassen, in denen sich die Medizingeschichte im Zusammenhang mit der Narkose bewegte, kann nur in Stichworten berichtet werden. Getan werden aber soll es, denn in jener Zeit war noch keineswegs erkennbar, ob ein Weg zum Ziel führen würde und welcher das sein könnte.

Da gab es einen alten Gedanken des Ambroise Paré, durch Druck auf Nervenstränge Schmerzunempfindlichkeit herbeizuführen, den man immer wieder einmal aufgriff und praktizieren wollte. Nach wie vor wurde der Alkohol angewendet, neuerdings auch zur Linderung der Geburtsschmerzen, obwohl man inzwischen hatte feststellen müssen, daß Alkohol erst nach derart hohen Dosen narkotisch zu wirken begann, daß bereits Vergiftungserscheinungen auftraten.

Auch die psychische Einflußnahme bis hin zur Narkose geriet wieder ins Blickfeld. Dafür sorgte schon das Auftreten eines Mannes, dessen Leben sich irgendwo zwischen Scharlatanerie, Geschäftemacherei und Wissenschaft abspielte: Anton Mesmer (1734–1815). Von dem kleinen Örtchen Weiler bei Stein am Rhein führte sein Weg fast geradewegs in die Metropole Paris, wo er mit Erfolg daran ging, die „vitalen Kräfte des Kosmos"[14]) zur Heilung von Krankheiten zu verwenden; mittels eines Magneten machte er das „heilende Fluidum" wirksam. Mit Erfolg, das hieß, es klingelte in seiner Kasse, hieß auch, daß die Kranken Linderung verspürten, als der „magnetische Stab" ihnen die Schmerzen aus dem Körper zog. Als Mesmer des Zustroms an Patienten nicht mehr Herr wurde, bereitete er einen hölzernen Stab mit seiner „magnetischen Kraft" vor und behandelte damit bis zu hundert Menschen auf einmal. Schließlich ging er dazu über, „mesmerisierte" Spiegel und Apparate zu verkaufen, auf daß die Patienten sich in ihren eigenen vier Wänden selbst heilen konnten. Das Geschäft blühte, Mesmer war eine Attraktion. Man bot ihm eine hohe Bezahlung und die Möglichkeit an, in einem eigenen Institut den „Mesmerismus" auszuüben und zu lehren, was seinen Eindruck auf Mesmer sicher nicht verfehlte. Er forderte nun, daß die Akademie seine Methode als wissenschaftlich sanktionierte.

Der Kommission, die daraufhin zusammentrat, gehörten Männer an wie Benjamin Franklin, der mit allen Wassern gewaschene Abgesandte der nordamerikanischen Staaten (und Erfinder eines Blitzableiters), und Dr. Joseph Ignace Guillotin, der humorlose Inaugurator der nach ihm benannten Hinrichtungsapparatur. Diese Kommission lehnte es kurzweg ab, die Methode des Anton Mesmer als wissenschaftlich zu bezeichnen. – Wenig später brach der Sturm der französischen Revolution los. Mesmer flüchtete aus Paris, aus Frankreich und starb vergessen und verarmt 1815 in Meersburg am Bodensee.

Verschüttet hinter Verantwortungslosigkeit und Geschäftemacherei der wissenschaftliche Kern des „Mesmerismus". In England widmeten sich einige Ärzte nüchtern und sachlich der Hypnose als Mittel zur schmerzfreien Operation, und es gab vereinzelt Erfolge. Das war in den vierziger Jahren. Dann aber geschah an anderem Ort anderes, Aufsehenerregendes. Das Thema Anaesthesie durch Hypnose verlor seine Bedeutung.

Bis dahin aber war noch Zeit, und bis dahin suchte man den Erfolg weiter auch auf Abwegen. Immer wieder tauchten noch die alten Vorschläge auf, durch Druck auf die Halsschlagadern oder durch ausgiebigen Aderlaß, durch „dosierte Ausblutung", den Kreislaufzusammenbruch und die Bewußtlosigkeit hervorzurufen, um in diesem Zustand zu operieren.

Nun, rückwertend sind wir heute klüger: All diese Methoden führten nicht nur nicht zum Ziel, sie brachten auch Schaden für die Patienten. Damals aber stellte sich das Bild anders dar. So eindeutig, wie es sich für uns heute zusammenfügt, sah es für den Chirurgen im 18./19. Jahrhundert nicht aus. Es war wie ein Puzzle, nur daß niemand wußte, welche Teile zusammengehörten, denn auf dem „Tisch der Geschichte" lagen unzählige Bruchstücke für viele verschiedene Bilder, und nur eines sollte die Narkose darstellen. Die Kontur dieses Bildes „Narkose" war gänzlich unklar. Wer also wollte die Einzelteile Äther und Lachgas als brauchbar erkennen, die „Schlafschwämme" und den Aderlaß beispielsweise als untauglich aussondern? Es fehlte die systematische wissenschaftliche Forschungsarbeit, um das Ziel zu erkennen und anzusteuern. Das Zusammentreffen von Zufällen sollte schließlich einige tatkräftige Männer zum Erfolg verhelfen.

Vorerst fanden Äther und Lachgas eine weite Verbreitung recht zweifelhafter Art. Die berauschende Wirkung beider machten sich Schausteller zunutze, um auf Jahrmärkten und im Zirkus zugkräftige Nummern im Programm zu haben. Man ließ einige Leute aus dem Publikum Ätherdämpfe oder Lachgas einatmen, um mit ihnen im Zustand der Trunkenheit ein paar — meist recht derbe — Späße vorzuführen. Vortragsreisende gaben sich seriöser und referierten auf „wissenschaftlicher Basis" über Äther oder Lachgas und boten als Höhepunkt ihrer Veranstaltungen praktische Vorführungen. Einer von ihnen war ein junger Mann namens Samuel Colt, der später den legendären Trommelrevolver des „Wilden Westens" erfand; ein anderer hieß Gardner Q. Colton, von dem noch zu berichten sein wird. – Bald wurde es auch modern, auf Gesellschaften das Alkoholtrinken durch das Inhalieren berauschender Gase und Dämpfe zu ergänzen. „Ether frolics" und „Lachgasparties" waren der letzte Schrei in Europa und auch Nordamerika. In den Südstaaten der USA schreckte man auf Festen nicht vor der Geschmacklosigkeit zurück, Negerknaben unter den Einfluß von Äther, Lachgas oder ähnlichem zu setzen und sich an ihrer torkelnden Trunkenheit zu ergötzen.

Alles in allem, in Richtung chirurgische Anaesthesie bewegten sich die Dinge nicht. Im Jahre 1831 schrieb ein bedeutender Chirurg, der Pariser A.-L.-M. Velpeau (1795 bis 1867) dazu: „Den Schmerz bei Inzisionen zu vermeiden, ist eine Chimäre, der niemand mehr nachjagt. Chirurgisches Skalpell und Schmerz sind in der operativen Medizin zwei Begriffe, die dem Kranken niemals getrennt voneinander begegnen, mit deren Zusammengehörigkeit man sich für alle Zeit abfinden muß."[15])

Dennoch, der Umweg über Jahrmärkte und Partyvergnügen führte nahe an das Ziel.

Zunächst war da ein junger Landarzt im US-Staat Georgia: Crawford Williamson Long (1815–1878). Er kam 1841 in den kleinen Ort Jefferson (nahe der Stadt Athens) und ging daran, eine Praxis aufzubauen. Für kleinere operative Eingriffe verwendete er des öfteren den Alkohol zur Schmerzlinderung, wie seit alters her üblich. Es war kein großer Gedankensprung, statt des Whiskys den Äther dafür zu benützen; auch Long kannte die „Ether frolics", und er hatte beobachtet, daß im Alkohol- und im Ätherrausch gleichermaßen die Schmerzempfindlichkeit herabgemindert war. Kein großer Gedankensprung, aber ein entscheidender, und Crawford Williamson Long tat ihn am

30. März 1842. Mag sein, daß ihm an diesem Tag der Branntwein ausgegangen war, mag auch sein, er hatte das Vorhaben schon länger im Auge – jedenfalls ließ er seinen Freund oder Bekannten James M. Venable nach einiger Überredung durch ein äthergetränktes Tuch atmen und operierte ihm dann schmerzlos einen von zwei Nackentumoren. Das Honorar betrug 2 Dollar. Und das Ganze war nicht mehr und nicht weniger als die erste bekanntgewordene chirurgische Äthernarkose!

Long war sich der Bedeutung seiner Tat wohl kaum bewußt. Seine weiteren Erfahrungen waren auch kaum geeignet, ihn in seinem Tun zu bestärken. Er wandte die Äthernarkose noch mehrfach an, durchaus mit gutem Erfolg. Aber die Einwohner des kleinen Ortes begegneten ihm mehr und mehr mit Mißtrauen. Den Leuten wurde ihr Doktor unheimlich, der ihnen das Bewußtsein nahm, um sie zu behandeln. Und wer wußte schon, was er wirklich mit einem machte!

Crawford Long sah seine Existenz gefährdet und gab die Äthernarkose auf. Jahre später – inzwischen war viel geschehen – berichtete er in einer Fachzeitschrift, im Southern Medical and Surgical Journal, darüber. Das aber nahm kaum noch jemand recht zur Kenntnis; um die Narkose war ein aufregender Wirbel entstanden, im Mittelpunkt standen ganz andere Männer.

Es begann damit, daß im Dezember 1844 ein Zahnarzt aus Hartford im US-Staat Connecticut zu den Besuchern einer Lachgasvorführung zählte, mit der Dr. Gardner Q. Colton seine Zuhörer begeisterte. Eine der freiwilligen Versuchspersonen war der Drogist des Ortes, der, unter Lachgaswirkung stehend, von der Bühne sprang und blindlings einen der Zuschauer verfolgte. Horace Wells (1815–1848), so hieß jener Zahnarzt, bemerkte erstaunt, wie sich der Drogist bei seinen Sprüngen eine große Wunde am Unterschenkel, in der Schienbeingegend, zuzog, ohne den geringsten Schmerzlaut von sich zu geben. Nachdenklich blieb Wells im Saal, als die Veranstaltung zu Ende war, und verwickelte Gardner Colton in ein Gespräch.

Am nächsten Morgen, es war der 11. Dezember 1844, kam Colton mit einem Gasbehälter in Wells' Praxis. Wells selbst atmete das Lachgas ein, bis er einschlief. Darauf zog einer der anwesenden Freunde Wells einen Backenzahn und stand dann sprachlos – Wells rührte sich nicht, gab keinen Laut von sich, geschweige denn das sonst „normale" Gebrüll. Als Wells wieder aufgewacht war, sich vergewissert hatte, daß die Zahnextraktion tatsächlich erfolgt war, sagte er tief beeindruckt: „Dies ist die größte Entdeckung, die je gemacht wurde. Ich fühlte nicht einmal einen Nadelstich!"[16])

Wells wandte das Lachgas (Stickoxydul) noch mehrmals erfolgreich in seiner Praxis an und suchte dann nach Gelegenheit, mit dieser Methode an die Öffentlichkeit zu treten. Er wendete sich zu diesem Zeitpunkt – also im Winter 1844/45 – an einen Zahnarztkollegen, mit dem er einige Zeit zusammengearbeitet hatte: William Thomas Green Morton (1819–1868). Der wiederum zog Charles T. Jackson zu Rate, einen Harvard-Professor mit ausgezeichneter Ausbildung und Verdiensten besonders als Chemiker und Geologe. Und Jackson meinte, zur Lösung eines uralten Menschheitsproblems käme ein kleiner Zahnarzt aus Hartford wohl nicht in Betracht. Dieser Kontakt der drei Männer – auch Morton und Jackson werden noch eine Rolle spielen in unserer Erzählung – ist später vielfach verschieden interpretiert worden, auch erbittert umstritten, als es um die Ehre und … den materiellen Erfolg ging, „Erfinder der Narkose" zu sein.

Enttäuscht, keineswegs entmutigt fuhr Wells nach Boston zu John Collins Warren (1778–1856), dem Chefchirurgen am General Hospital of Massachusetts. Warren war mit der Chirurgie, der alten Chirurgie, großgeworden; sein Vater hatte bereits diesen Beruf mit Fleiß und Hingabe ausgeübt. Seinen ausgezeichneten Ruf erwarb sich Warren mit fachlichem Können – er hatte als erster

einen Herzbeutelschnitt vorgenommen und in Amerika zuerst einen eingeklemmten Bruch operiert – und durch die Virtuosität, mit der er das Skalpell führte, sicher und schnell, vor allem schnell. Jahrzehnte chirurgischer Arbeit, des Schneidens in lebendes, fühlendes Fleisch, blieben nicht ohne Wirkung, auf Warren nicht, auch auf andere Chirurgen nicht. Die unabänderliche Notwendigkeit hatte sie alle gelehrt, Schmerzen zufügen zu müssen, um Not zu wenden, Hilfe zu bringen. Und wie andere, so mußte auch Warren sich härten und schützen, um handeln zu können; kühl war er, distanziert, manchmal nur grob.

Mit diesem Mann vereinbarte Wells die Vorführung seiner Narkose. An einem Tag zu Beginn des Jahres 1845 verkündete Warren, seine Skepsis nicht ganz verbergend, den im Hörsaal anwesenden Ärzten und Studenten, ein gewisser Dr. Wells hätte ein Verfahren zum schmerzfreien Operieren entdeckt und wolle es demonstrieren. Allerdings hätte sein – Warrens – Patient es abgelehnt, dafür zur Verfügung zu stehen. Daher erfolge die Vorführung anhand einer Zahnextraktion.

Wells ließ den Patienten – offensichtlich ein Trinker, noch dazu von erheblichem Übergewicht – das Lachgas einatmen. Und als er dann den Zahn zog, schlug der Mann um sich und brüllte vor Schmerz. Die Zuschauer lachten und pfiffen. Wells war zutiefst betroffen, wollte etwas sagen, ließ es dann …

Warren verzog kaum eine Miene, machte dem Gejohle ein Ende. Vielleicht war ein wenig Enttäuschung, ein wenig mehr Resignation in seinen ruhigen Augen, als er ging.

Horace Wells sollte diese Erschütterung nicht überwinden. Er konnte nicht wissen, was wir heute wissen: Daß alkoholgewöhnte, fettleibige Patienten nicht ohne Schwierigkeiten zu narkotisieren sind und überdies allein mit Lachgas normalerweise nur eine geringe Narkosetiefe zu erreichen ist. Wells verzweifelte, im entscheidenden Augenblick aus ihm unerklärlichen Gründen gescheitert zu sein. Unter den Zuschauern der mißglückten Vorführung saß auch Gardner Colton und beobachtete sehr genau, was Wells dort tat, verglich mit eigenen Erfahrungen, zog Schlüsse. Wenig später sollte er seinen Nutzen daraus haben.

Es vergingen nicht ganz zwei Jahre, da bot sich am 16. Oktober 1846 am gleichen Ort fast das gleiche Bild. Wieder kündigte Warren den Versuch einer schmerzlosen Operation an. Der Narkotiseur sollte jener W. T. G. Morton sein, bei dem der glücklose Wells seinerzeit Rat gesucht hatte. Aber Morton war nicht da, als Warren beginnen wollte. Konsterniert wartete der Chirurg ...

Morton war, wie Wells, Zahnarzt. Er hatte das Verfahren zur Herstellung künstlicher Zähne verbessert; zuvor war dabei das schmerzhafte Ziehen der Zahnwurzeln nötig, die üblichen Schmerzlinderungsmittel vom Branntwein bis zum Mesmerismus blieben wirkungslos. Von seinem Universitätslehrer Charles T. Jackson hatte Morton den Hinweis, daß Äther kurzfristig schmerzdämpfend wirkte, wenn man ihn auf die Haut oder die Schleimhaut auftupfte. Er tat den nächsten Schritt und versuchte das Inhalieren der Ätherdämpfe. Möglich, daß er dazu von Jackson angeregt wurde, vielleicht auch durch die Versuche seines Kollegen Wells mit Lachgas. Wer will's entscheiden? Ja, ein paar Jahre später äußerte Crawford W. Long den Verdacht, beide — Wells und Morton — könnten die Methode des Inhalierens bei ihm in Jefferson beobachtet und später selbst verwendet haben. — Mortons erstes Versuchsobjekt soll der Goldfisch seiner Frau gewesen sein. Nach weiteren Versuchen zog Morton am 30. September 1846 zum ersten Mal in Äthernarkose schmerzfrei einen Zahn.

... Warren also wartete, ein paar Minuten nur, wollte dann beginnen, dem für die Demonstration vorgesehenen Patienten — er hieß Gilbert Abbott — in althergebrachter Manier eine Geschwulst am Kiefer zu entfernen, da stürzte Morton in den Hörsaal. Er hatte im letzten Augenblick sein Inhalationsgerät noch einmal geändert und verbessert. Morton sprach kurz mit dem Patienten, ließ ihn dann etwa drei Minuten Ätherdampf einatmen, bis er einschlief.

Warren setzte das Messer an, begann blitzschnell die Geschwulst herauszuschneiden. Der Patient rührte sich nicht. Vorstellbar das, was man berichtet, daß Warren kurz innehielt voll von tiefem Erstaunen, ehe er sicher und zügig zu Ende operierte. Der Patient wurde unruhig, lallte Unverständliches. Aber als er wieder erwacht war, bestätigte er, keinerlei Schmerz gespürt zu haben.

Im Saal herrschte Schweigen. Warren stand und rührte sich nicht, sah auf den Patienten, dann hoch ins Auditorium. „Meine Herren, das ist kein Humbug", sagte er schließlich und verließ den Saal. Hinter ihm brach der Jubel los ...[17])

Die Nachricht von der Äthernarkose ging in Windeseile um die Welt. Und schon im Dezember 1846 wendete sie der Londoner Chirurg Robert Liston zum ersten Male in Europa für einen chirurgischen Eingriff an. In Deutschland war es im Januar 1847 der Erlanger J. F. Heyfelder. Bald war die Äthernarkose Allgemeingut der Chirurgen in aller Welt und sollte viele Jahrzehnte die sicherste und komplikationsärmste Narkoseform bleiben. Andere Narkosemittel kamen hinzu, das Chloroform, das Chloräthyl. Auch das Stickoxydul, das Lachgas, fand weitverbreitete Anwendung, als man verstand, es mit Sauerstoff und — später — mit anderen Narkosemitteln zu kombinieren. Sehr früh wandte es beispielsweise Kjilkowitsch im damaligen St. Petersburg bei geburtshilflichen Eingriffen an.

Drei Männer aber richteten sich zugrunde: Wells, Morton und Jackson. Zwischen ihnen entbrannte ein erbitterter Streit um den Ruhm, Entdecker der Narkose zu sein, und um den davon erhofften Erfolg. Morton und Jackson wendeten sich an die Académie Française, die ihrem Urteil Ausdruck verlieh, als sie beiden zu gleichen Teilen den

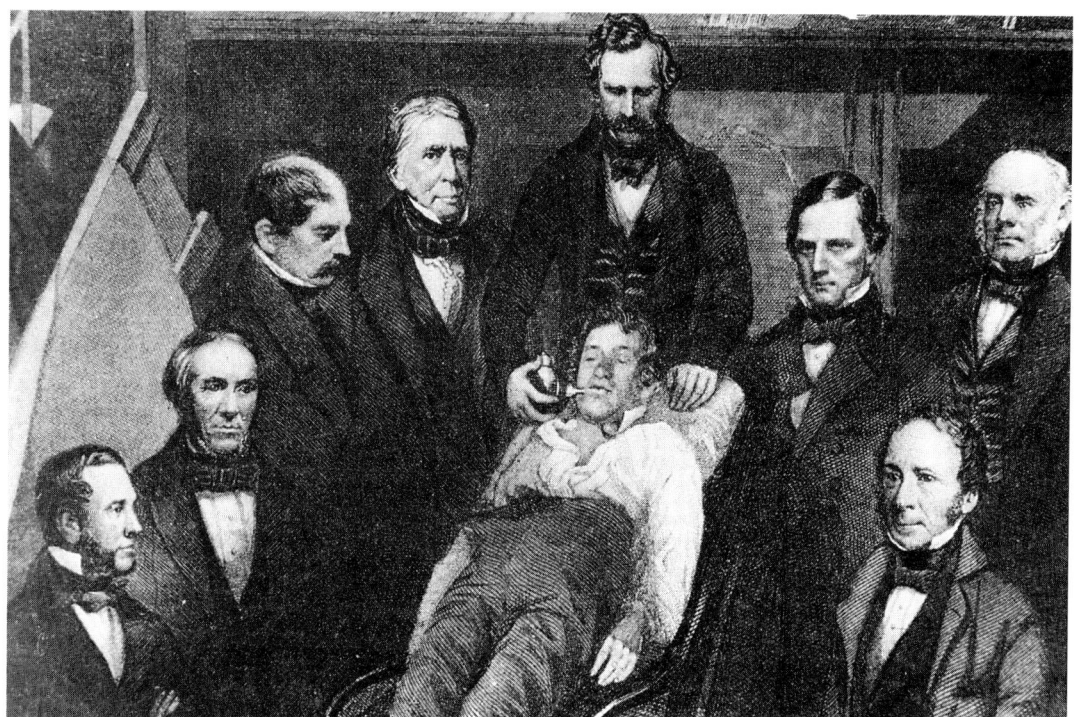

Monthyonpreis zuerkannte, dem einen für die Entdeckung, dem anderen für die praktische Anwendung des Äthers als Narkosemittel. Ruhe gab's dennoch nicht. Horace Wells kam nach New York, seine Ansprüche durchzusetzen. Gutachter wurden angerufen, Kommissionen traten zusammen, Anwälte führten Prozesse über Jahre hinweg. Der Streit dauerte, auch als die Narkose längst ihren Siegeszug um die Welt angetreten hatte und sich niemand mehr um irgendwelche Prioritätsansprüche kümmerte. Morton verarmte völlig und kam um im Elend der New Yorker Slums. Jackson wurde wahnsinnig und fristete den Rest seines Lebens in einer Irrenanstalt. Auch Wells verfiel einer Geisteskrankheit, irrte als „Säurespritzer" Frauen belästigend umher, wurde festgenommen, entfloh der Haft, öffnete sich schließlich die Pulsadern und atmete Chloroform ein, um sich das Sterben zu erleichtern – bittere Ironie des Schicksals. Das ganze ein deprimierendes Intermezzo der Medizinge-

Die berühmt gewordene Äthernarkose am 16. Oktober 1846 im Massachusetts General Hospital in Boston. Am Kopfende des Patienten W. T. G. Morton, links neben ihm J. C. Warren. (Rice)

schichte: Drei Pioniere der Anaesthesie, intelligente, tatkräftige Männer, hetzten sich auf der Jagd nach Ruhm und Geld bis zum Ende in Elend und Wahnsinn.

Einer allerdings hatte Erfolg in diesem erbarmungslosen Spiel: Gardner Colton. Er gründete die „Colton Dental Association" in New York. Innerhalb von 20 Jahren führten die angeschlossenen Zahnärzte 20 000 schmerzlose Zahnextraktionen durch, was Colton zu beträchtlichem Erfolg verhalf.

Nun, die Zeitläufe gingen darüber hinweg. Die Geschichtsschreibung hat die Frage nach dem Entdecker der neuzeitlichen Narkose entschieden. In der National Statuary Hall in Washington steht das Monument des Mannes; die Inschrift lautet: „Crawford W. Long. Entdecker der Verwendung des schweflichen Äthers als Narkotikum in der Chirurgie, am 30. März 1842, in Jefferson, Jackson County, Georgia!" Ehre, die ihm gebührt. Nur, Long war einer, wohl der erste mit Erfolg, unter vielen anderen, bekannten und unbekannten. Im jahrhundertelangen Strom der Entwicklung war vieles zusammengeflossen, die unzähligen Einzelheiten, die Voraussetzungen waren, wohl auch der Ansporn der drängenden Chirurgie.

Die Narkose war da! Und die Chirurgen zögerten nicht, die Schwelle zu überschreiten. Die besten waren längst gerüstet dafür. Velpeau, der ehedem so pessimistische Pariser Chirurg, setzte sich bald mit ganzer Kraft für die Durchsetzung der Narkoseanwendung in Frankreich ein. Die Zahl der Namen, die weiter genannt werden müßten, ist groß. Wir müssen — wie bisher — auswählen. Das fällt leicht, denn in Berlin war zu der Zeit, die unsere Erzählung jetzt erreicht hat, einer der letzten Großen der alten Chirurgie auf dem Höhepunkt seiner Laufbahn angelangt: Johann Friedrich Dieffenbach (1792—1847).

Davon, daß Dieffenbach Arzt, gar Chirurg werden würde, war zunächst keine Rede. Er studierte in Rostock Theologie, und er war — passend oder nicht zu dieser Fakultät — unübertroffen an Einfallsreichtum beim Aus-

hecken von Streichen und an Wildheit bei ihrer Ausführung. Während der Befreiungskriege schloß er sich den Freiwilligen Mecklenburgischen Jägern zu Pferde an und machte die Kampfhandlungen mit bis kurz vor Paris. Zurück in Rostock glänzte er zum Termin seiner ersten Predigt durch Abwesenheit, stürzte sich stattdessen in alle Abenteuer und Affären, die nur irgend denkbar waren.

Dann, zwei Jahre später, ging er nach Königsberg und begann, Medizin zu studieren. Das erste Mal hatte er dort Schwierigkeiten, als er 1817 der Burschenschaft beitrat und damit die mißbilligende Aufmerksamkeit des preußischen Kultusministeriums auf sich zog. Das zweite Mal bekam er Ärger, als er sich unsterblich in Johanna Charlotte Thielheim verliebte. Das Problem dabei war, daß Johanna mit dem englischen Arzt William Motherby verheiratet war. Der Skandal wurde von den Behörden mit dem Entzug von Stipendium und Aufenthaltserlaubnis beendet.

Dieffenbach setzte seine Studien in Bonn fort, bekam dort auch den ersten engeren Kontakt zur Chirurgie, die ihn faszinierte — bis an sein Lebensende. Er schloß eine kurze Freundschaft mit Heinrich Heine. Als dann die inzwischen geschiedene Johanna Charlotte aus Königsberg eintraf, gingen sie zunächst nach Würzburg, wo Dieffenbach zum Doktor promovierte, und dann nach Berlin, wo er die preußische Approbation als Arzt und Chirurg erwarb.

Dieffenbach blieb in Berlin, begann als Vorstadt- und Paukarzt. Er behandelte also auch Verletzungen, die sich Studenten während der scharfen Mensuren zuzogen, und machte so die ersten praktischen Erfahrungen mit der plastischen Chirurgie, die ihn schon als Student brennend interessiert hatte.

Nach seiner Heirat mit Johanna Charlotte 1824 verlegte er seine Praxis in eine vornehmere Gegend, in die Friedrichstadt. Die ersten bedeutsamen Erfolge stellten sich ein. 1827 gelang ihm der operative Ersatz einer zerstörten Nase, etwa zur gleichen Zeit entwickelte er eine neue Methode, den sogenannten „Wolfsrachen" (eine Mißbildung im Gaumenbereich) chirurgisch zu behandeln. Nach und nach wurde Dieffenbach zu einem ernsthaften Konkurrenten des großen Carl Ferdinand v. Graefe, dem Chef der Chirurgischen Universitätsklinik in der Berliner Ziegelstraße.

Das Jahr 1829 brachte für Dieffenbach die Anstellung an der Chirurgischen Klinik der Charité. Wenig später, 1831, erfaßte eine Choleraepidemie Berlin und unterbrach Dieffenbachs Arbeit; jede Hand wurde zur Eindämmung der Seuche gebraucht. Dennoch starben fast 1 500 Berliner, unter ihnen Berlins bedeutender Philosoph Georg Wilhelm Friedrich Hegel. – Nach vier Monaten war das Grauen überwunden. Dieffenbach ging wieder an sein chirurgisches Werk, und das Übermaß an Arbeit brachte neue Höhepunkte.

Auf den Bällen der Saison 1831/32 machte ein junges Mädchen von sich reden, das — jung, schlank, elegant, fabelhaft tanzend — stets eine goldene Maske trug. Das Mädchen hieß Elvira Tondeau; kaum jemand kannte ihr Geheimnis: Ein Geschwür hatte ihre Nase zerfressen und das Gesicht gräßlich entstellt. Dieffenbach gelang es, in mehreren Etappen operierend, die Nase wiederherzustellen. Ein Jahr später verlobte sich Elvira Tondeau.

Ein großer Erfolg kam einige Jahre später. Nach gründlichen Vorstudien führte Dieffenbach am 26. Oktober 1839 in der Berliner Charité die erste gelungene Schieloperation der Welt durch. Im Jahr darauf wurde er zum Professor berufen und übernahm, nach v. Graefes Tod, die Klinik in der Ziegelstraße.

Johann Friedrich Dieffenbach hatte den Gipfel seiner Laufbahn erreicht, der auch der Höhepunkt der Chirurgie seiner Zeit war, der alten Chirurgie. Und diesen Platz teilte er mit wenigen anderen, mit Guillaume Dupuytren in Frankreich beispielsweise oder Ashley Cooper in England, mit Nikolai Pirogow in

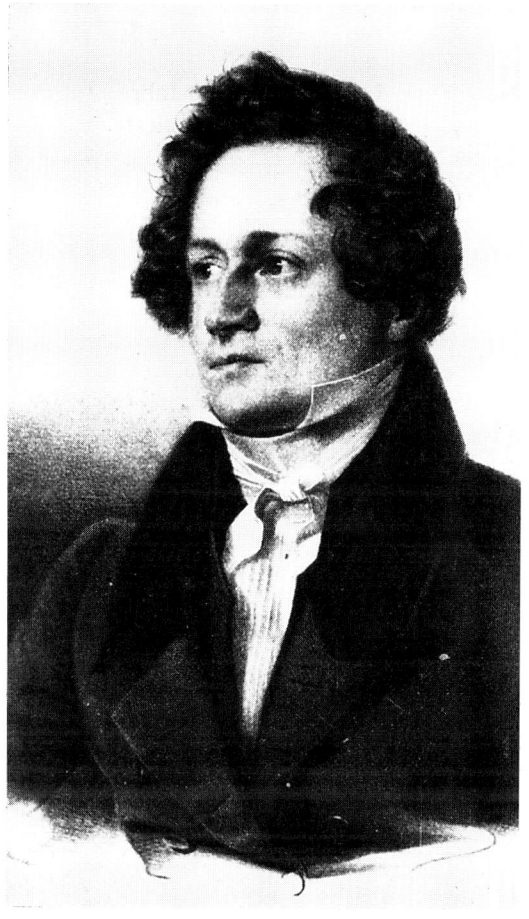

Johann Friedrich Dieffenbach

Rußland auch, um hier doch einige der glänzenden Namen jener Zeit zu nennen.

Dieffenbach war in ungestümem Anlauf zu den Grenzen der alten Chirurgie vorgedrungen, hatte diese Grenzen noch geweitet, stand nun aber – wie seine großen Kollegen in aller Welt – machtlos vor dem unerbittlichen Halt, das ihnen allen den Weg versperrte.

Da kam das Jahr 1846 und mit ihm die Narkose! Dieffenbach fand die Worte, die stellvertretend für viele andere die tiefe Bewegung wiedergaben, mit der die Chirurgen in aller Welt daran gingen, die ungeahnten neuen Möglichkeiten abzustecken. Er schrieb 1847: „Der schöne Traum, daß der Schmerz von uns genommen, ist Wirklichkeit geworden. Der Schmerz, dies höchste Bewußtwerden unserer irdischen Existenz, diese deutlichste Empfindung der Unvollkommenheit unseres Körpers, hat sich beugen müssen vor der Macht des menschlichen Geistes, vor der Macht des Aetherdunstes".[18])

Für Dieffenbach sollte es ein Traum bleiben ...

Am Morgen des 12. November 1847 betrat er frisch und energiegeladen den Operationsraum und arbeitete ein Programm von drei ausgedehnten Eingriffen ab. Nachmittags gegen 14 Uhr eilte der 55jährige ohne irgendwelche Ermüdungszeichen in den Hörsaal, in seiner Begleitung ein französischer Gast, Dr. Contour. Dieffenbach stellte einen Patienten vor, der zwei Tage zuvor operiert worden war, referierte kurz, setzte sich dann neben seinen Gast. Ein neuer Patient wurde hereingebracht, und man wartete. Aber Dieffenbach stand nicht auf. Er sank seitlich gegen Contours Schulter ...

Johann Friedrich Dieffenbach war gestorben voller freudiger Zukunftshoffnung. Aber die Hochstimmung der Chirurgen wich sehr schnell der Ernüchterung. Der Schmerz war überwunden, umso empfindlicher schnitten die Fesseln Wundeiterung und Wundfieber. Wer in den ersten Dezenien des 19. Jahrhunderts wegen einer Wunde oder zum Zwecke einer Operation in das Krankenhaus kam, hatte mehr Gründe zum Sterben als zum Leben. Zeitgenossen berichteten davon, ohnmächtig und erschüttert, „wie gesunde junge Leute mit groschengroßen, frisch aussehenden Wunden ins Spital kamen, schwer krank wurden und nach Schüttelfrösten starben"[19]). Der Ausweg wurde in der schnellen Amputation oder – immer noch – im Glüheisen gesucht, wonach es manchmal zur Heilung mit großem „Substanzverlust" kam, falls nicht eine zweite oder dritte Infektion mit Spitalbrand eintrat. „Der Mann, der in einem unserer chirurgischen Krankenhäuser auf dem Operationstisch liegt", schrieb ein schottischer Arzt, „läuft mehr Gefahr zu sterben, als der englische Soldat auf dem Schlachtfeld von Waterloo"[20]).

Ernstlich erwog man, die alten verseuchten Hospitäler niederzubrennen und neu zu errichten, und schreckte davor wohl nur zurück, weil mehr über kurz als über lang in den neuen Häusern die alten Zustände aufgetreten wären. In der Kriegschirurgie versuchte man, dieses Prinzip zu verwirklichen, indem man die Feldlazaretts von Zeit zu Zeit evakuierte und neue bezog. In den Kriegen 1866 und 1870/71 benützte man dazu auf preußischer Seite „zweckmäßige Bahnwägen" und empfand das Ganze als den „zweifellos größten Fortschritt in der Kriegs-Chirurgie"[21]). Dennoch starben sechzig bis neunzig von Hundert der Verwundeten, die das Lazarett erreichten.

Niemand hatte ein wirksames Mittel gegen den Wundbrand. Seit Antony van Leeuwenhoeck (1632–1723) seine sehr einfachen Mikroskope gebaut und benützt hatte, war immer wieder einmal der Verdacht geäußert worden, Kleinstlebewesen wären die Ursache der Wundinfektion. Aber Männer, die das sagten, wurden verlacht. Und in den Hospitälern herrschten die unhygienischsten Zustände, die – wir wissen es heute – den Infektionserregern die prächtigsten Lebensbedingungen boten.

In der zweiten Hälfte des letzten Jahrhunderts aber war die Wissenschaft soweit,

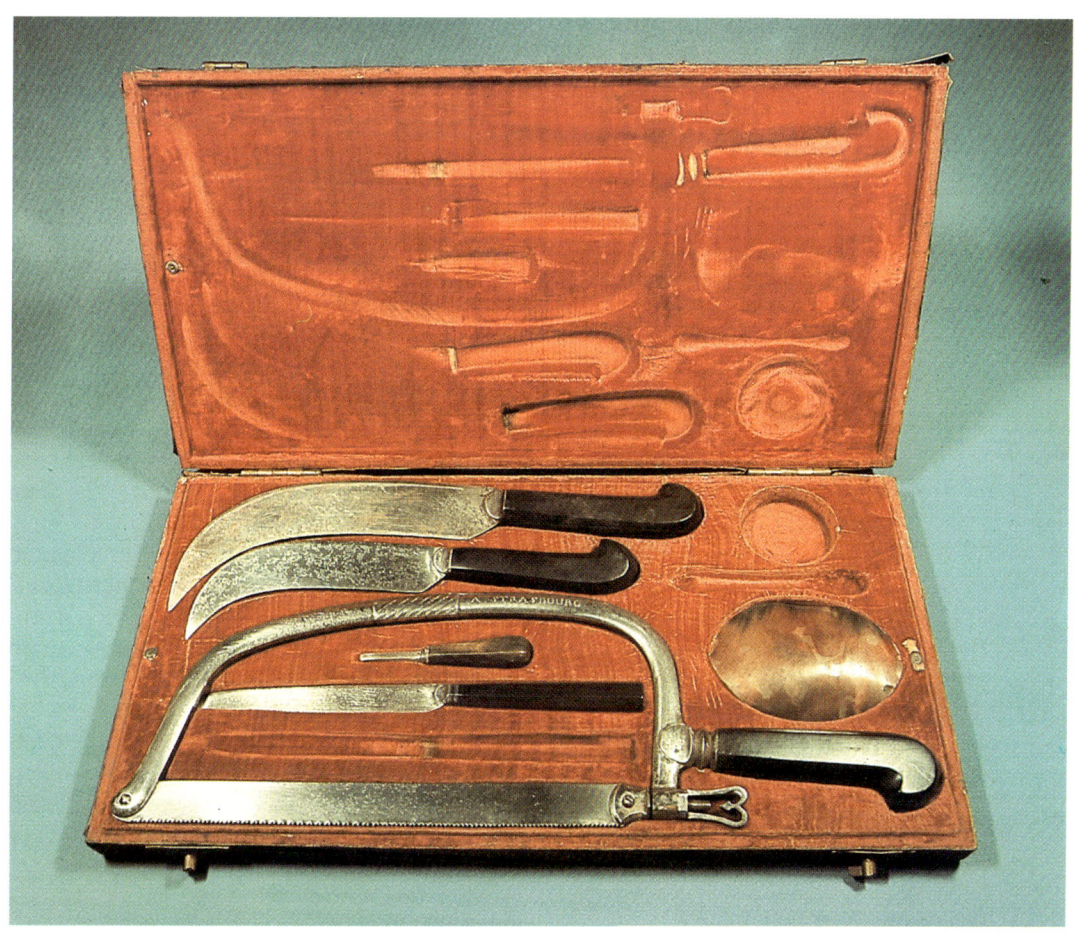

die Wissenschaft, die wir Mikrobiologie nennen, die für die Medizin unschätzbare Dienste tun sollte und die für die Chirurgie die grundlegende Erkenntnis brachte, daß es eben doch die kürzlich entdeckten „kleinen Tierchen" – die Bakterien – waren, die die Wundinfektion verursachten. Im Mittelpunkt stand da die Schrift „Untersuchungen über die Aetiologie der Wundinfectionserkrankungen" (1878), die der Kreisphysikus von Wollstein vorgelegt hatte: Dr. Robert Koch ...

Noch längst ehe diese Erkenntnis gesichert war und – gegen erheblichen Widerstand – sich durchzusetzen begann, war in Wien wichtiges geschehen und kaum bemerkt worden. Ignaz Philipp Semmelweis (1818–1865), um die Mitte des Jahrhunderts

Ein Amputationsbesteck aus der Mitte des 19. Jahrhunderts. (Karl-Sudhoff-Institut, Leipzig; Foto Engel)

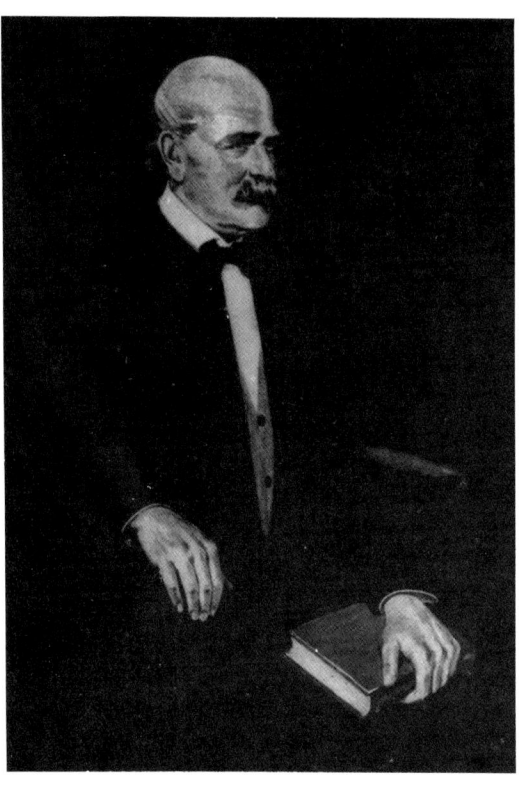

Ignaz Philipp Semmelweis

Assistenzarzt in der Donaumetropole, beobachtete, daß in einer geburtshilflichen Abteilung, in der Studenten von der Leichensektion ohne weitere Umstände in den Kreißsaal gingen, das Kindbettfieber ungleich häufiger auftrat als in einer anderen Abteilung, in der ausschließlich Hebammen tätig waren, die mit Sektionen nichts zu tun hatten. Das war das eine; das andere: Der mit Semmelweis befreundete Professor Kolletschka zog sich beim Sezieren von Leichen an Kindbettfieber verstorbener Frauen eine Bagatellwunde zu, die sich entzündete; Kolletschka erkrankte schwer und starb unter den Zeichen des Wundfiebers. Der erschütterte Semmelweis stellte an der Leiche des Freundes den gleichen Befund fest, den er so oft bei dem Kindbettfieber erlegenen Frauen erheben mußte. Wie eine Erleuchtung durchfuhr ihn der Gedanke, daß es ein und derselbe „Stoff" war, der, durch Hände oder Instrumente übertragen, die Wundeiterung und das tödliche Fieber hervorrief.

Semmelweis handelte. Er führte in seiner Abteilung die gründliche Reinigung der Hände mit Seifenwasser und Chlorkalklösung ein, wenig später unterzog er Instrumente und Verbandsmaterial der gleichen Behandlung. Außerdem sorgte er dafür, daß Schmutz und Eiter von den Patientinnen ferngehalten wurden. Der Erfolg ließ nicht auf sich warten: Die Zahl der Kindbettfieberfälle sank auf fast ein Zehntel der zuvor „normalen" Quote.

Semmelweis war der „Retter der Mütter", und mehr, viel mehr: Semmelweis war der Begründer des modernen antiseptischen Verhaltens! Später — in Budapest — hat er unter strenger Einhaltung seiner Gesetze erfolgreich gynäkologische Operationen durchgeführt. Semmelweis hielt für die operative Medizin eine Methode bereit, mit dem Grauen des Wundfiebers Schluß zu machen. Noch in Wien hatte er, vermittelt durch Freunde, in der „Zeitschrift der K.u.K. Gesellschaft der Ärzte in Wien" darüber berichtet; 1861 erschien dann sein Werk „Die

Ausklang

Im Sommer des Jahres 1890 unterzog sich ein älterer Herr der Beschwerlichkeit einer Reise von England nach Deutschland: Lord Joseph Lister. In Berlin nahm er am „Zehnten internationalen medicinischen Congress" vom 4. bis 10. August teil und neben ihm viele der Großen der Medizin aus aller Welt. Die „allgemeinen Sitzungen" fanden im Gebäude des Zirkus Renz statt. Am Eröffnungstage hielt Lister dort einen Vortrag über die gegenwärtige Position der antiseptischen Chirurgie. Und am Nachmittag des gleichen Tages erlebte er zusammen mit anderen eingeladenen Chirurgen in der Klinik Ernst v. Bergmanns das aseptische Verfahren bei Operationen: der Patient abgedeckt mit sterilen Tüchern, die Haut des Operationsfeldes und die Hände der Operateure gesäubert und desinfiziert, die Instrumente, Verbandstoffe und die „Leinwandröcke" der Chirurgen sterilisiert. Eine Patientin war soeben am Brustkrebs operiert worden, v. Bergmann tat selbst noch die letzten Handgriffe. Dann wurden weitere Patienten demonstriert, und schließlich führte v. Bergmann seine Gäste – ihnen voran Joseph Lister – durch die Räume mit den Sterilisatoren und durch die Krankensäle.[1])

Seither sind Antiseptik und Asepsis Kernstücke eines jeden chirurgischen Arbeitstages. Wissen, Können und eiserne Disziplin jedes einzelnen Mitarbeiters sind erforderlich, diese chirurgischen Gesetze einzuhalten; kein einziger Handgriff darf unüberlegt sein. Das gefährliche Phänomen, daß die vielfältigen Infektionserreger sich keineswegs als wehrlos erwiesen haben, sondern mit Aus-

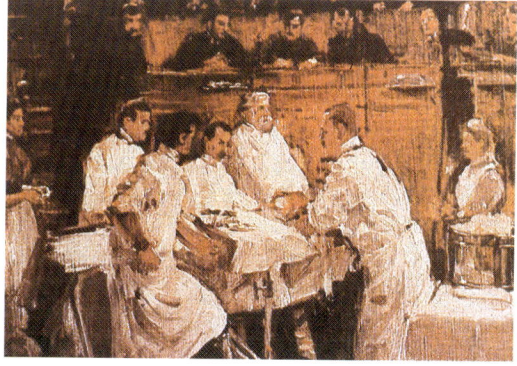

Ernst v. Bergmann operiert in der Berliner chirurgischen Universitätsklinik. Ölgemälde von F. Skarbina (1906), vermutlich im Zweiten Weltkrieg zerstört. (Carstensen, Schadewaldt, Vogt)

bildung widerstandsfähiger Arten und angepaßter Lebensweisen sich in unseren Krankenhäusern behaupten und dort existieren können, dieses Phänomen also erfordert neue und immer neue Anstrengungen, will man das Erreichte in der Chirurgie sichern und weiterbringen. Das ist gewiß eine der großen Problematiken der modernen Chirurgie. Und es gibt weitere.

Da ist beispielsweise der unlösbare Zusammenhang der Chirurgie mit vielen anderen Bereichen von Wissenschaft und Technik, ja, ihre Abhängigkeit davon. Oder die großen Fragen, die Transplantation und künstlicher Organersatz aufwerfen. Oder die Grenze, die die Krebskrankheit noch immer der Medizin, also auch der Chirurgie setzt. Da ist auch die Frage Chirurgie – wohin –? angesichts des Auseinanderfließens in viele spezialisierte und hochspezialisierte Einzelgebiete, daraus sich ergebend die Frage der Zuführung erprobten Wissens und Könnens aus spezialisierten Bereichen in die allgemeinchirurgische Praxis. Und da ist auch – nicht zuletzt und mit allem zusammenhängend – die in der täglichen Praxis immer wieder zu bewältigende Aufgabe der Rolle des Arztes in unserer modernen Gesellschaft, durchaus nicht nur den Mediziner angehend.

Lassen wir es in unserem Rahmen bei diesen Stichworten; die Aufzählung war gewiß unvollständig, die Reihenfolge Zufall. Unser Rahmen – das war die alte Chirurgie, denn darauf lautete die begrenzende Übereinkunft von Anfang an. Am Ende unserer Erzählung aber muß dieser Begriff in das richtige Verhältnis gestellt werden.

Die operative Medizin begann in ferner Vorzeit auf der Grundlage einfachster Erfahrung, eingebunden in eine magisch-religiöse Weltschau. Auf diesem Stand blieb sie lange Zeit. Die Erfahrungsbasis bekam eine entscheidend neue Qualität, als in der griechischen Antike Dämonen- und Götterglaube

durch ein wissenschaftliches Weltbild als Hintergrund auch für ärztliche Tätigkeit abgelöst wurden. Schon in dieser frühen Zeit gab die Wissenschaft den Chirurgen manch wichtige Anregung, vor anderem war dies die Anatomie als Richtschnur und Zielstellung. Ein wirksamer Impuls, was das betraf, kam erneut in der Renaissance, in der auch die ersten Regungen im Hinblick auf die dritte Komponente operativer Medizin geweckt wurden, freilich, um erst später volle Bedeutung zu gewinnen. Dies war das Erkennen des menschlichen Organismus als ein biologisches Gebilde – der funktionelle Gesichtspunkt. Noch die ersten Jahrzehnte nach Narkose und Antiseptik/Asepsis waren überwiegend geprägt vom Verständnis des Menschen als eine Art Mechanismus, den es zu reparieren und instandzuhalten galt. Das Ergänzen dieser anatomisch-bildhaften Vorstellung um das „biologische Prinzip“[2] im weiten Sinne war unerläßlich für eine Chirurgie, die sich als Disziplin der modernen Medizin versteht. Wichtige Pionierarbeit leistete dazu Theodor Billroth; vielleicht wird das eines Tages als eine seiner größten Taten gewertet werden.

Drei Leitlinien aus der Vergangenheit heraus vereinen sich in der Chirurgie unserer Zeit – ein einziger, komplexer Entwicklungsprozeß. Ein Begriff wie „alte Chirurgie“ hat in einer solchen Betrachtungsweise keinen Platz. „Alte Chirurgie“ war gedacht, die zeitliche und thematische Beschränkung dieses Buches mit einem Wort mitzuteilen. Für den medizingeschichtlichen Rückblick könnte der Begriff in diesem katalogisierenden Sinne sogar stehen bleiben; mehr aber sollte nicht sein.

Kein Ende also in der zweiten Hälfte des vergangenen Jahrhunderts, sondern ein großer Aufbruch – aber der Ausklang unserer Erzählung.

Anhang

Literatur-
und Quellenverzeichnis

Abulcasis (Abulkasim): On Surgery and Instruments. Herausgegeben, englisch übersetzt und kommentiert von M. S. Spink u. G. L. Lewis. London, 1973.

Ackerknecht, E. H.: Paleopathology. In: Anthropology Today S. 120–126. Herausgegeben von A. L. Kroeber. — Chicago, 1953.

Ackerknecht, E. H.: Geschichte der Medizin. — Stuttgart, 1977. (3. Aufl.)

Ammon, F. A.: Kurze Geschichte der Augenheilkunde: Sachsen.-Leipzig, 1824.

Antall, J., u. G. Szebellédy: Aus den Jahrhunderten der Heilkunde. — Semmelweis-Museum für Medizingeschichte Budapest. — Budapest, 1973.

Apollonius von Kitium: Illustrierter Kommentar zu der hippokratischen Schrift Peri arthrôn. Herausgegeben von H. Schöne. — Leipzig, 1896.

Arendt, E.: Griechische Tempel. — Leipzig, 1970.

Ars medica, Katalog 1955 (C. Zigrosser). — The Philadelphia Museum of Art.

Aschoff, L., u. P. Diepgen: Kurze Übersichtstabelle zur Geschichte der Medizin. — Berlin, 1945 (6. Aufl.).

Barolitanus, M. S.: Libellus aureus de lapide a vesica per incisionem extrahendo. In: Chirurgia, de chirurgia scriptores optimi ... S. 184–195. — Herausgegeben von C. Oeser, Zürich, 1555.

Bartisch, G.: Kunstbuch, darinnen ist der gantze gründliche ... Bericht und ... Lehr des ... schmerzhafftigen, peinlichen Blasenn Steines. — Handschrift, Msc. Dresd. C 291., 1575, Sächsische Landesbibliothek Dresden.

Bartisch, G.: Ophthalmoduleia (Facsimilé des Erstdrucks Dresden 1583) — London, 1966.

Bary, S. v.: Zur Geschichte der Pylorusresektion. — Chirurg 44 (1973) 460–462.

Batkin, L. M.: Die historische Gesamtheit der Renaissance. — Dresden, 1979.

Baur, M. L.: Recherches sur l'histoire de l'anesthésie avant 1846. — Janus 31 (1927) 24–39, 63–90, 124–137, 170–182, 213–225, 264–270.

Becker, D.: Historische Beschreibung des preußischen Messerschluckers. — Königsberg, 1643.

Bergmann, E. v.: Die Entwicklung des chirurgischen Unterrichts in Preussen. — Berlin, 1893.

Beyer, G., K. Beyer u. H. Flesche: Tilman Riemenschneider. — Hanau, 1962.

Billroth, Th.: Briefe. Herausgegeben v. G. Fischer. — Hannover und Leipzig, 1896 (3. Aufl.).

Boas, M.: Die Renaissance der Naturwissenschaften 1450–1630. — Gütersloh, 1965.

Bowra, C. M.: Griechenland, von Homer bis zum Hellenismus. — Reinbek b. Hamburg, 1972.

Boyer, A.: Traité des maladies et des opérations qui leur conviennent. — Paris, 1814–1826 (2 Bände).

Boyer, A.: Abhandlung über die chirurgischen Krankheiten und über die dabey angezeigten Operationen, 1. Bd. Übersetzt v. K. Textor. — Würzburg, 1818.

Braunsdorf, M., u. J. Konradt: Geschichte und technische Entwicklung der Hüftgelenksersatzoperationen. — Zbl. Chirurgie 102 (1977) 385–393.

Brunn, W. v.: Kurze Geschichte der Chirurgie. Reprint der Erstauflage Berlin 1928. — Berlin–Heidelberg–New York, 1973.

Buchholtz, A.: Ernst von Bergmann. — Leipzig, 1925 (4. Aufl.).

Bureš, R., V. Kruta u. M. Teich: Johann Evangelista Purkyně. — Prag, 1962.

Carstensen, G., H. Schadewaldt u. P. Vogt: Die Chirurgie in der Kunst. — Düsseldorf und Wien, 1983.

Celsus, A. C.: De medicina libri octo. Übersetzt und Celsus, A. C.: De medicina libri octo. Übersetzt und erklärt von E. Scheller. — Braunschweig, 1906.

Chauliac, G. de: La Grande Chirurgie de Guy de Chauliac (1363). Hrsg. E. Nicaise. — Paris, 1890.

Chirurgische Handschrift ohne sichere Autoren- oder Quellenangabe: Epitome oder Summarischer begrief des grunds der Chirurgien oder wundarztneyen, 16. Jh., Msc. Dresd. C 285, Sächsische Landesbibliothek Dresden — Handschriftensammlung.

Choulant, L.: Georg Bartisch in Königsbrück, Bürger, Oculist, Schnitt- und Wundarzt in Dresden. — Sammler im Elbtal 1837, Teil 1, 54–57.

Civiale, J.: Über die Lithotritie oder die Zerstücklung der Harnsteine in der Blase selbst. — Berlin, 1827.

Civiale, J.: Dr. Civiale's nachträgliche Bemerkungen zu der Lithotritie. — Berlin, 1828.

Clark, K.: Leonardo da Vinci. – Reinbek bei Hamburg, 1969.

Contenau, G.: La Médecine en Assyrie et en Babylonie. – Paris, 1938.

Curtis, R. H.: Triumph over pain. – New York, 1972.

Davy, H.: Researches, chemical and philosophical; chiefly concerning nitrous oxide, dephlogisticated air, and its respiration. – London, 1800.

Dieffenbach, J. F.: Der Aether gegen den Schmerz. – Berlin, 1847.

Diepgen, P., u. E. Heischkel: Die Medizin an der Berliner Charité bis zur Gründung der Universität. – Berlin, 1935.

Diepgen, P.: Geschichte der Medizin. – W. de Gruyter & Co. Berlin, 1. Bd. 1949, 2. Bd. 1. Hälfte 1951.

Ebers, G.: Papyros Ebers. Das Hermetische Buch über die Arzeneimittel der alten Ägypter. – Leipzig, 1875.

Ehrhardt, C.: Ein fliegendes Blatt über die erste operative Eröffnung des Magens. – Janus 7 (1902) 101–107.

Eisenbart (Stichwort): Die Beziehungen Dr. Eisenbarts zu Magdeburg. Thesenblatt ohne Autoren- und Jahresangabe. – Kulturhistorisches Museum Magdeburg.

Elmer, B.: Leonardo the anatomist. – University of Kansas Press, Kansas, 1955.

Eriksson, R.: Andreas' Vesalius first public anatomy at Bologna 1540. Inauguraldissertation Uppsala. – Uppsala und Stockholm, 1959.

Esche, S.: Leonardo da Vinci – das anatomische Werk. – Basel, 1954.

Fabry, W. (Guilhelmus Fabricius Hildanus): Wund-Artzney. – Frankfurt/M., 1652.

Ficker, F.: Kritische Bemerkungen zur Frage der Paracelsus-Bildnisse. – Münch. med. Wschr. 13 (1971) 124–128.

Freydank, H.: Chirurgie im alten Mesopotamien? – Das Altertum 18 (1972) Heft 3, 133–137.

Freydank, H., W. F. Reineke, M. Schetelich u. Th. Thilo: Der Alte Orient in Stichworten. – Leipzig, 1978.

Gabrieli, F.: Die Kreuzzüge aus arabischer Sicht. – Zürich u. München, 1973.

Gadient, A.: Die Anfänge der Urologie als Spezialfach in Paris (1800–1850). – Zürich, 1963.

Galen: Die Werke des Galenos. Übersetzt und erläutert von E. Beintker u. W. Kahlenberg. – Stuttgart, 1939–1954 (5 Bände).

Galen: De placitis Hippocratis et Platonis, CMG V, 4, 1, 2 (On the Doctrines of Hippocrates and Plato). Herausgegeben, übersetzt und kommentiert von P. de Lacy. – Berlin, 1978.

Gersdorf, H. v.: Feldbuch der Wundarznei. Vorwort zum Neudruck von J. Steudel. – Darmstadt, 1967 (Nachdruck der Erstausgabe Straßburg 1517).

Godlee, R. J.: Lord Lister. Nach der 3., durchgesehenen Aufl. übersetzt von E. Weisschedel. – Leipzig, 1925.

Grabmann, M.: Die Geschichte der scholastischen Methode. 2 Bände. – Berlin, 1956 (Nachdruck der Ausgabe Freiburg i. Br. 1909 u. 1911).

Graefe, C. F. v., u. Ph. v. Walther: Ueber den gegenwärtigen Zustand der Chirurgie in Deutschland. – Journal der Chirurgie und Augen-Heilkunde 1 (1820) III–XII.

Grapow, H., H. v. Deines u. W. Westendorf: Grundriß der Medizin der alten Ägypter. – Berlin, 1955–1958 (Bd. II, Bd. III, Bd. IV/1).

Griffith, F. Ll.: A Collection of Hieroglyphs. – London, 1898.

Grimm, H.: Unfall und Aggression als Bedrohung des Lebens im Kindes- und Jugendalter nach Aussagen der urgeschichtlichen und historischen Skelettreste. – Acta F. R. N. Univ. Comen.-Anthropologia (Bratislava) 23 (1976) 101–105.

Grimm, H.: Paläopathologische Befunde an Menschenresten aus dem Neolithikum in der DDR als Hinweise auf Lebensablauf und Bevölkerungsgeschichte. – Ausgrabungen u. Funde 21 (1976) 267–277.

Grimm, H.: Paläopathologische Befunde an Menschenresten aus der Bronzezeit in der DDR als Hinweise auf Lebensablauf und Bevölkerungsgeschichte. – Ausgrabungen u. Funde 23 (1978) 1–10.

Grimm, H.: Paläopathologische Befunde an Menschenresten der vorrömischen Eisenzeit in der DDR. – Ausgrabungen u. Funde 23 (1978) 261–266.

Grimm, H.: Paläopathologische Befunde an Menschenresten der römischen Kaiserzeit und Völkerwanderungszeit in der DDR als Hinweise auf Lebensablauf und Bevölkerungsgeschichte. – Ausgrabungen u. Funde 24 (1979) 267–274.

Grimm, H.: Frakturen und Frakturheilungen in der Ur- und Frühgeschichte. – Festvortrag zum 13. Symposium der Gesellsch. f. Osteologie der DDR am 8./9. Okt. 1980, Karl-Marx-Stadt.

Günther, B. G., u. B. Schmidt: Lehre von den blutigen Operationen am Bauche des menschlichen Körpers. – Leipzig–Heidelberg, 1861.

Gurlt, E.: Geschichte der Chirurgie und ihrer Ausübung. Volkschirurgie – Altertum – Mittelalter – Renaissance. – Berlin, 1898 (3 Bände).

Gurney, O. R.: Die Hethiter. – Dresden, 1969.

Gussenbauer, C., u. A. v. Winiwarter: Die partielle Magenresektion. Eine experimentelle, operative Studie, nebst einer Zusammenstellung der im pathologisch-anatomischen Institute zu Wien in dem Zeitraume von 1817–1875 beobachteten Magencarcinome. – Arch. klin. Chir. 19 (1876) 347–380.

Hanke, M.: Volkskundliche Elemente in Georg Bartisch's „Augendienst". – Med. Diss., Heidelberg, 1960.

Harig, Georg: Zum Problem „Krankenhaus" in der Antike. – Klio 53 (1971) 179–195 (Wiederabgedruckt in Tutzke 1981).

Harig, Georg, u. J. Kollesch: Galen und Hippokrates. — La Collection Hippocratique et son Rôle dans l'Histoire de la Medecine. Leiden, 1975, 257—274.

Harig, Georg, u. J. Kollesch: Der hippokratische Eid. — Philologus 122 (1978) 157—176.

Harig, Georg: Mittelalterliche und antike Traditionen in der ärztlichen Ausbildung der Renaissance. — Klio 61 (1979) 525—532.

Harig, Georg: Zum wissenschaftlichen Selbstverständnis der deutschen Chirurgie im 19. und 20. Jahrhundert. — Zent. bl. Chir. 111 (1986) 689—696.

Harig, Gerhard: Über die Entstehung der klassischen Naturwissenschaften in Europa. — Dtsch. Zschr. f. Philosophie 6 (1958) 419—450.

Heinrich von Pfalzspeint, Heynrich von Spospunt (Stichwort): Handschrift des 16. Jh. im Msc. Dresd. C 328, Sächsische Landesbibliothek Dresden — Handschriftensammlung.

Heister, L.: Chirurgie . . . — Nürnberg, 1719.

Heister, L.: Dissertatio chirurgico-medica de alto adparatu hoc cst de methodo calculum vesicae super osse pubis extrahendi. — Helmstad, 1728.

Heister, L.: Institutiones chirurgicae. — Amsterdam, 1739.

Heister, L.: Medicinische Chirurgische und Anatomische Wahrnehmungen. — Rostock, 1735.

Heister, L. (Stichwort): Consultationes Medicae . . . aus den Jahren 1705 und 1701 im Msc. Dresd. C 466, Sächsische Landesbibliothek Dresden — Handschriftensammlung.

Helmer, F.: Der Einfluß Theodor Billroths auf die heutige Abdominalchirurgie. — Zbl. Chirurgie 107 (1982) 1469—1480.

Herodot: Das Geschichtswerk des Herodotos von Halikarnassos. Übersetzt von Th. Braun. — Leipzig, 1964.

Herrlich, S.: Antike Wunderkuren — Beiträge zu ihrer Beurteilung. — Berlin, 1911.

Herrlinger, R.: Geschichte der medizinischen Abbildung I. — München, 1967.

Herrlinger, R., u. F. Kudlien: Frühe Anatomie von Mondino bis Malpighi. — Stuttgart, 1967.

Herrmann, J.: Spuren des Prometheus. — Leipzig—Jena—Berlin, 1977 (2. Aufl.).

Herzog, R.: Die Wunderheilungen von Epidauros. Ein Beitrag zur Geschichte der Medizin und der Religion. — Philologus Suppl.-Bd. XXII, Heft III. Leipzig, 1931.

Herzog, R. (Herausgeb.): Kos — Baubeschreibung und Baugeschichte, 1. Bd. — Berlin, 1932.

Hippokrates: Sämmtliche Werke. Übersetzt und commentiert von R. Fuchs. — München, 1895—1900 (3 Bände).

Hippokrates: Fünf auserlesene Schriften. Eingeleitet und übersetzt von W. Capelle. — Zürich, 1955.

Hirsch, A. (Herausgeb.): Biographisches Lexikon der hervorragenden Ärzte aller Zeiten und Völker. — München—Berlin, 1962.

Hoffmann-Axthelm, W.: Die Geschichte der Zahnheilkunde. — Berlin, 1973.

Holländer, E.: Die Medizin in der klassischen Malerei. — Stuttgart, 1903.

Homer: Ilias. — Berlin, 1923.

Horndasch, M.: Der Chirurg Napoleons. Das Leben des Jean-Dominique Larrey. — Bonn, 1948.

Huard, P.: Sciences, Médecine, Pharmacie de la Révolution à l'Empire (1789—1815). — Paris, 1970.

Humboldt, W. v.: Über die innere und äussere Organisation der höheren wissenschaftlichen Anstalten in Berlin. — In: Wilhelm von Humboldts Gesammelte Schriften. Herausgegeben von der Königlich Preussischen Akademie der Wissenschaften. Bd. X/2 (politische Denkschriften I), Berlin, 1903, (= Nachdruck Berlin, 1968) 250—260.

Ilberg, J.: Aus Galens Praxis — Ein Kulturbild aus der römischen Kaiserzeit. — Leipzig, 1905.

Jaggi, O. P.: Indian System of Medicine. History of Science and Technology in India, Volume four. — Dehli — Jaipur—Chandigarh—Lucknow, 1973.

Kaiser, W., u. B. K. Rippa: Der Beitrag der Academia Istropolitana und der Universität Halle-Wittenberg im Ringen um die Anerkennung des kopernikanischen Weltsystems. — Z. ärztl. Fortbild. 68 (1974) 517—521.

Kéki, B.: 5 000 Jahre Schrift. — Leipzig—Jena—Berlin, 1976.

Keller, J.: Die Dresdener Handschrift über den Steinschnitt des Georg Bartisch (1575). — Sonderband Zschr. Urol. 1957. 425—434. — Leipzig.

Keller, J.: Die Steinschneider des 16. Jahrhunderts und ihre Beziehungen zur Chirurgie. — Zschr. Urol. 58 (1965) 803—811.

Kerner, D.: Paracelsus — Bildnis im Wort. — Münch. med. Wschr. 113 (1971) 129—134.

Kerner, D.: Paracelsus und die „magnetische Kraft". — Münch. med. Wschr. 115 (1973) 466—470.

Keys, Th. E.: Die Geschichte der chirurgischen Anaesthesie. — Berlin—Heidelberg—New York, 1968.

Kirfel, W.: Gehen die medizinischen Systeme Altindiens und des Mittelmeerraumes auf einen gemeinsamen Ursprung zurück? — Grenzgeb. d. Med. 1 (1948) 7—10.

Kleine-Natrop, H. E.: Das heilkundige Dresden. — Dresden u. Leipzig, 1964.

Klengel, H.: Hammurapi von Babylon und seine Zeit. — Berlin, 1977. (2. Aufl.)

Koch, T.: Die Lehrer Vesals. — Wiss. Z. Humboldt-Univ. Berlin, Math.-Nat. R. 16 (1967) 729—736.

Koch, T.: Die Schüler Vesals. — Anat. Anz. 131 (1972) 65—80.

Koch, T.: Ferdinand Leber (1727—1808), der letzte Folterarzt. — Gegenbaurs Morph. Jahrb. 117 (1972) 441—452.

Koehler, A.: Die Kriegschirurgen und Feldärzte Preussens und anderer deutscher Staaten in Zeit- und Lebensbildern. I. Theil: Kriegschirurgen und Feldärzte des 17. und 18. Jahrhunderts. — Berlin, 1899.

Kollesch, J.: Zur Säftelehre in der Medizin des 4. Jahrhunderts v. u. Z. — Acta congressus internationalis XXIV historiae artis medicinae, Budapest 1974 (publ. 1976) 1339–1342.

Kollesch, J., u. D. Nickel (Herausgeb.): Antike Heilkunst. — Leipzig, 1979.

Kopp, A.: Eisenbart im Leben und im Liede. — Berlin, 1900.

Kosambi, D. D.: Das alte Indien. Seine Geschichte und seine Kunst. — Berlin, 1969.

Kugler, F., u. A. v. Menzel: Geschichte Friedrichs des Grossen. — Köln, o. J.

Lain Entralgo, P.: Historia Universal de la Medicina. — Barcelona, 1972–1973 (5 Bände).

Larrey, J. D.: Medicinisch-chirurgische Denkwürdigkeiten aus seinen Feldzügen. — Leipzig, 1813 u. 1819 (2 Bände).

Larrey, J. D.: Medizinisch-chirurgische Abhandlungen, zugleich als Nachtrag zu dessen medizinisch-chirurgischen Denkwürdigkeiten. — Leipzig, 1824.

Laughlin, W. S.: Acquisition of Anatomical Knowlegde by Ancient Man. In: Sh. L. Washburn (ed.) Social Life of Early Man. — Chicago, 1961.

Leca, A.-P.: La Médecine égyptienne au Temps des Pharaons. — Paris, 1971.

Lechner-Knecht, S.: Ayurveda, jahrtausendealte Heil- und Lebenskunde in Nepal und Indien. — Med. Klin. 73 (1978) 168–174, 205–215.

Leclère, F.: Note sur la technique des trépanations empiriques anciennes. — Papers on Paleopathology (Third European Members Meeting of the Paleopathology Association), Caen, 1980, C 11.

Lehmann, E., u. P. Petersen (Red.): Illustrierte Weltgeschichte, Band 5. — Berlin—Kopenhagen—Malmö—Amsterdam, o. J.

Leonardo da Vinci: Tagebücher und Aufzeichnungen. Übersetzt und herausgegeben von Th. Lücke. — Leipzig, 1952 (2. Aufl.)

Leonardo da Vinci: Anatomische Zeichnungen aus der königlichen Bibliothek auf Schloß Windsor. — Katalog 1979. Hamburger Kunsthalle.

Lersch, M., u. W. Eder: Auf den Pisten Afrikas. Leipzig, 1961.

Lesky, E.: Die Wiener medizinische Schule im 19. Jahrhundert. — Graz—Köln, 1965.

Lesky, E., u. A. Wandruszka (Herausgeb.): Gerard van Swieten und seine Zeit. Studien zur Geschichte der Universität Wien, Bd. VIII. — Wien—Köln—Graz, 1973.

Lichtenthaeler, Ch.: Geschichte der Medizin. Die Reihenfolge ihrer Epochen-Bilder und die treibenden Kräfte ihrer Entwicklung. 2 Bände. — Köln-Lövenich, 1977 (2. Aufl.).

Lippmann, E. O. v.: Zeittafeln zur Geschichte der organischen Chemie. — Ein Versuch. — Berlin, 1921.

Lister, J.: Erste Veröffentlichungen über antiseptische Wundbehandlung (1867–1869). — Leipzig, 1912.

Mankiewicz, O.: Kunstbuch . . . (Steinschnitthandschrift des Georg Bartisch). — Berlin, 1904.

Marx, K., u. Fr. Engels: Die deutsche Ideologie. — In: Marx, K., u. Fr. Engels: Werke, Bd. 3, Berlin, 1958.

Meissner, B.: Die babylonisch-assyrische Literatur. — Wildpark-Potsdam, 1930.

Meyer-Steineg, Th., u. K. Sudhoff: Illustrierte Geschichte der Medizin. Herausgegeben von R. Herrlinger u. F. Kudlien. — Stuttgart, 1965 (5. Aufl.).

Michler, M.: Die alexandrinischen Chirurgen — eine Sammlung und Auswertung ihrer Fragmente. — Wiesbaden, 1968.

Michler, M.: Das Spezialisierungsproblem und die antike Chirurgie. — Bern—Stuttgart—Wien, 1969.

Mittenzwei, I.: Friedrich II. und seine Zeit. — Miniaturen zur Geschichte, Kultur und Denkmalpflege Berlins Nr. 4. — Berlin, 1980.

Moehsen, J. C. W.: Verzeichnis einer Sammlung von Bildnissen größtentheils berühmter Aerzte. — Berlin, 1771.

Moeller, E.: Abozzi e testi sconosciuti del Vinci sull' anatomia. — Milano, 1930.

Müller, I., u. E. Püschel: Die „Sanitätskiste", Cista militaris oder „Feldkast" des Wilhelm Fabry aus Hilden (1560–1643). — Deutsche Apotheker-Zeitung 113 (1973) 147–149, 171–176, 339–342.

Müller, R., u. Autorenkollektiv: Kulturgeschichte der Antike. 1. Griechenland. — Berlin, 1977.

Müller, R. F. G.: Grundlagen altindischer Medizin. — Nova Acta Leopoldina (N. F.) 11 (1942), Nr. 74.

Müller, R. F. G.: Zum Blasensteinschnitt beim Weibe in der altindischen Medizin. — Zbl. Gynäkologie 72 (1950) 1 441–1 443.

Müller, R. F. G.: Manas und der Geist altindischer Medizin. — Nova Acta Leopoldina (N. F.) 15 (1952), Nr. 108.

Müller, R. F. G.: Eigenwertungen in altindischer Medizin. — Nova Acta Leopoldina (N. F.) 20 (1958), Nr. 138.

Münchow, W.: Geschichte der Augenheilkunde. — In: K. Velhaben (Herausgeb.): Der Augenarzt, Bd. IX. Leipzig, 1983 (2., ergänzte u. überarbeitete Aufl.)

Murken, A. H.: Die Entwicklung und Bedeutung der Anti- und Asepsis für das deutsche Krankenhauswesen von 1867 bis zum Ersten Weltkrieg. — Öff. Gesundh.-Wesen 38 (1967) 681–696.

Murken, A. H.: Die Einführung anti- und aseptischer Operationsverfahren im Spiegel der bildenden Kunst von 1875 bis 1912. — Medizinische Monatsschrift 31 (1977) 219–225.

Neuburger, M., u. J. Pagel (Herausgeb.): Handbuch der Geschichte der Medizin, Bd. 1. — Jena, 1902.

Neumann, A.: Die Einführung der Antiseptik in die europäische Chirurgie unter besonderer Beachtung des Magdeburger Chirurgen Werner Hagedorn (1831 bis 1894). – Med. Diss., Magdeburg, 1981.

Nussbaum, J. N. v.: Lister's Grosse Erfindung. – München, 1875.

Paracelsus: Dn. Aureoli Philippi Theophrasti Bombast, ab Hohenheim, dicti Paracelsi Operum Medico-Chimicorum sive Paradoxorum. – A Collegio Musarum Pathenianarum, in Nobili Francofurto, 1603.

Paracelsus: Theophrast von Hohenheim gen. Paracelsus: Sämtliche Werke (14 Bände). Herausgegeben von K. Sudhoff. – München u. Berlin, 1929–1933.

Paracelsus (Stichwort): Archidoxorum, De tinctura physicorum, Tesaurus Tesaurorum Alchimistarum im Msc. Dresd. N 107, Sächsische Landesbibliothek Dresden – Handschriftensammlung.

Paré, A.: Die Behandlung der Schußwunden (1545). Eingeleitet, übersetzt und herausgegeben von H. E. Sigerist. – Leipzig, 1923 (Unveränderter Nachdruck Zentralantiquariat der DDR, Leipzig, 1968).

Paré, A.: Ten Books of Surgery, with The Magazine of the Instruments Necessary for It. Translated by R. White and N. Womack. – Athens, 1969.

Pasteau, O.: La Chirurgie Urinaire en France. – Paris, 1908.

Paul, U.: Johann Friedrich Dieffenbach. – Zbl. Chirurgie 104 (1979) 131–133.

Pausanias: Pausaniae Graeciae Descriptio. Herausgegeben von H. Hitzig. – Leipzig, 1896–1907. (3 Bände)

Peters, H.: Der Arzt und die Heilkunst in der deutschen Vergangenheit. – Leipzig, 1900.

Peters: Synchronoptische Weltgeschichte. – München–Hamburg, o. J. (Copyright 1952).

Porträt 2 – Der Arzt. Katalog 1978 (P. Berghaus, H.-D. Frhr. v. Diepenbroick-Grüter, A. H. Murken). – Lengerich.

Presser, J.: Napoleon – Entschlüsselung einer Legende. – Reinbek bei Hamburg, 1979.

Purkyně, J. E.: Opera omnia, Bd. 1. – Prag, 1823.

Puschmann, Th.: Geschichte des medicinischen Unterrichts von den ältesten Zeiten bis zur Gegenwart. – Leipzig, 1889.

Putscher, M.: Geschichte der medizinischen Abbildung. II. Von 1600 bis zur Gegenwart. – München, 1972.

Ráth, G.: Andreas Vesal im Lichte neuer Forschungen. – Wiesbaden, 1963.

Rice, N. P.: Trials of a public benefactor, as illustrated in the discovery of etherization. – New York, 1858.

Rüster, D.: Beiträge zur Geschichte der Urologie. In: Allgemeine und spezielle Urologie (Herausgeb. G. W. Heise, E. Hienzsch, W. Krebs, M. Mebel), Bd. 1, 23–42. Leipzig, 1977.

Rüster, D.: Das Berliner Collegium medico-chirurgicum – eine Aus- und Weiterbildungsstätte des 18. Jahrhunderts. – Z. ärztl. Fortbild. 81 (1987) 5–11.

Ruff, W.: William Beaumont (1875–1853) und die Verdauungsphysiologie. – Z. ärztl. Fortbild. 79 (1985) 1059–1060).

Rydigier, L. v.: Die erste Magenresektion bei Magengeschwür. – Zbl. Chirurgie 9 (1882) 190.

Ryff, G. H.: Die groß Chirurgei oder volkommene Wundtartzenei. – Frankfurt, 1556.

Sachs, H.: Das Narrenschneiden. In: Werke in zwei Bänden, Bd. 2, 363–378. – Berlin u. Weimar, 1972.

Sailer, F. X., u. F. W. Gierhake (Herausgeb.): Chirurgie historisch gesehen. – München-Deisenhofen, 1973.

Sandblom, Ph.: 100 Jahre Chirurgie – Entwicklung und Ausblick der klinischen Forschung. – Chirurg 43 (1972) 206–216.

Sauerbruch, F.: Das war mein Leben. – München, 1960.

Schadewaldt, H.: Schädeltrepanationen in Afrika. – Med. hist. J. 5 (1970) 289–297.

Schadewaldt, H.: Padua und die Medizin. – Ärztliche Praxis 23 (1971) 1 673–1 675, 1 733–1 737, 1 791–1 793.

Scheele, K.: Vom Steinschnitt und von der Sectio alta. – Z. Urol. 22 (1928) 763–772.

Schilfert, G.: Deutschland 1648–1789. Lehrbuch der deutschen Geschichte (Beiträge) Bd. 4. – Berlin, 1980.

Schimmelbusch, C.: Anleitung zur aseptischen Wundbehandlung. Vorwort von E. v. Bergmann. – Berlin, 1892.

Schimmelbusch, C.: Manuel d'Asepsie. Introduction par v. Bergmann. – Paris, 1893.

Schipperges, H.: Die Benediktiner in der Medizin des frühen Mittelalters. – Leipzig, 1964.

Schlagintweit, F.: Krankheit und Tod des Kaisers Napoleon III. – Z. Urol. 22 (1928) 772–794.

Schmauss, A. K.: Die Geschichte der Kolostomie von Ehud bis heute. – Zbl. Chirurgie 104 (1979) 833–840.

Schmitt, W.: Paul Leopold Friedrich und die Wundinfektion. – Zbl. Chirurgie 103 (1978) 65–69.

Schmitt, W.: Vor 100 Jahren: Robert Koch klärt die Ätiologie der Wundkrankheiten auf. – Zbl. Chirurgie 103 (1978) 1 289–1 291.

Schmöger, E.: Die Geschichte des Doktorgrades, insbesondere des Doktors der Medizin. – Zschr. ärztl. Fortbild. 65 (1971) 1 262–1 266.

Schmutzer, E., u. W. Schütz: Galileo Galilei. – Leipzig, 1976 (2. Aufl.).

Schnorr v. Carolsfeld, F.: Katalog der Handschriften der königlichen öffentlichen Bibliothek zu Dresden (4 Bände). – Leipzig, 1882 ff.

Schober, K. L.: Theodor Billroth, Persönlichkeit an der Wende zur modernen Chirurgie. – Festvortrag, 20. Tagung der Österreichischen Gesellschaft f. Chirurgie, Salzburg 1979. – Kongreßbericht S. XII–XVI.

Schober, K. L.: Vor etwa hundert Jahren 5 (Beobachtungsstudien über Wundfieber und accidentelle Wundkrankheiten, von Dr. Th. Billroth). – Zbl. Chirurgie 104 (1979) 252–255.

Schober, K. L.: Vor etwa hundert Jahren 25 (Johann v. Nußbaum). – Zbl. Chirurgie 106 (1981) 45–48.

Schober, K. L.: Vor etwa hundert Jahren 29 (Die partielle Magenresektion, C. Gussenbauer u. A. v. Winiwarter). – Zbl. Chirurgie 106 (1981) 568–572.

Schönbauer, L.: Das medizinische Wien. – Wien, 1947.

Schumacher, J.: Die Anfänge abendländischer Medizin in der griechischen Antike. – Stuttgart, 1965.

Seemann, B.: Über den Schmerz. – Heidelberg, 1965.

Seidel, H.: Von Thales bis Platon. Vorlesungen zur Geschichte der Philosophie. – Berlin, 1980.

Seidler, E.: Die Heilkunde des ausgehenden Mittelalters in Paris. Studien zur Struktur der spätscholastischen Medizin. – Wiesbaden, 1967.

Seifert, Ph.: Ueber die neue französische Methode, Blasensteine ohne Steinschnitt zu entfernen. – Greifswald, 1826.

Semmelweis, I. Ph.: Ätiologie, Begriff und Prophylaxis des Kindbettfiebers (1861). Eingeleitet von P. Zweifel. – Leipzig, 1912 (Unveränderter Nachdruck, Zentralantiquariat der DDR, Leipzig, 1968).

Sigerist, H. E.: Antike Heilkunde. – München, 1927.

Sigerist, H. E.: Große Ärzte. Eine Geschichte der Heilkunde in Lebensbildern. – München, 1932.

Sigerist, H. E.: A History of Medicine. Volume I: Primitive and archaic Medicine. – New York, 1951.

Sigerist, H. E.: Anfänge der Medizin. Von der primitiven und archaischen Medizin bis zum Goldenen Zeitalter in Griechenland. – Zürich, 1963.

Smith, W. D. A.: A history of nitrous oxide and oxygen anaesthesia. – Brit. J. Anaesth. 38 (1966) 551–568, 831–837, 950–963; 42 (1970) 347–353, 445–458; 50 (1978) 519–530, 623–627, 853–861.

Sournia, J.-Ch., J. Poulet u. M. Martiny (Herausgeb.): Illustrierte Geschichte der Medizin. 9 Bände. – Salzburg, 1980–1984.

Staehler, W.: Die Urologie. – Die Medizinische Welt (N. F.) 22 (1971) 67–78.

Steckerl, F.: The Fragments of Praxagoras of Cos and his School. – Philosophia Antiqua 8, Leiden, 1958.

Stein, W.: Der grosse ·Kulturfahrplan. – München, 1978 (470. Tausend).

Strohmaier, G.: Zur Herkunft des Äskulapstabes. – XXII Congrès international d'Histoire de la médecine, Bucarest–Constanza, 1970, S. 503.

Strohmaier, G.: Zur Parasitologie in der antiken Medizin. – Acta congressus internationalis XXIV historiae artis medicinae, Budapest, 1974. Tom. II (publ. 1976) 1 253–1 255.

Strohmaier, G.: Denker im Reich der Kalifen. – Leipzig–Jena–Berlin, 1979.

Sudhoff, K.: Ärztliches aus griechischen Papyrus-Urkunden. Leipzig, 1909.

Sudhoff, K.: Zur operativen Ileusbehandlung des Praxagoras. – Quellen u. Studien z. Gesch. d. Naturwiss. u. d. Med. 3, (1933) Heft 4, 151–154.

Swieten, G. v.: Erläuterungen der Boerhaavischen Lehrsäze von Erkenntniß und Heilung der Krankheiten. – Wien, Frankfurt a. M. u. Leipzig, 1755–1775 (5 Teile).

Swieten, G. v.: Rede über die Erhaltung der Gesundheit der Greise (Wien 1778). Übersetzt u. eingeleitet v. H. Glaser. – Leipzig, 1964.

Temkin, O.: Beiträge zur archaischen Medizin. – Kyklos 3 (1930) 90–135.

Temkin, O.: The Double Face of Janus and Other Essays in the History of Medicine. – Baltimore and London, 1977.

Thorwald, J.: Das Jahrhundert der Chirurgen. – o. O., 1956.

Thorwald, J.: Das Weltreich der Chirurgen. – Stuttgart, 1957.

Thorwald, J.: Macht und Geheimnis der frühen Ärzte. – München u. Zürich, 1962.

Thurner, J.: Chirurgie und therapeutische Pathomorphose. – Zbl. Chirurgie 102 (1977) 193–198.

Tutzke, D. (Herausgeb.): Geschichte der Medizin. – Berlin, 1980.

Ullrich, H.: Skelette und trepanierte Schädel der Kugelamphorenleute aus Ketzin, Kr. Nauen. – Veröffentl. d. Museums f. Ur- und Frühgeschichte Potsdam, Band 6 (1971) 37–55.

Vesal, A.: De Humani corporis fabrica, Libri septem. – Ex officina Ioannis Oporini, Basileae, 1543.

Vesal, A.: Opera omnia anatomica & chirurgica. Herausgegeben von H. Boerhaave u. B. S. Albin. 2 Bände. – Leiden, 1725.

Vesal, A.: Andreas Vesalius Bruxellensis, De Humani Corporis Fabrica (Auszüge). Einleitung u. anat. Erläuterungen v. J. Szentágothai. – Budapest, 1968.

Wangensteen, O. H., u. S. D. Wangensteen: The Rise of Surgery. – Folkstone, 1978.

Welcker, F. G.: Kleine Schriften zu den Alterthümern der Heilkunde bei den Griechen. Griechische Inschriften. Zur alten Kunstgeschichte. – Bonn, 1850.

Wilhelm von Saliceto, Wilhelm de Placencia (Stichwort): Handschrift des 14. Jh., Msc. Dresd. C 309, Sächsische Landesbibliothek Dresden – Handschriftensammlung.

Winckler, J.: Doctor Eisenbart. – Stuttgart, 1928.

Zehnter internationaler medicinischer Congreß (Kongreßbericht). – Deutsche Medizinische Wochenschrift 16 (1890) 647, 734–739, 755–757, 775–777, 795–797, 813–816, 830–833, 855–857.

Anmerkungen

Kapitel 2

1. Datierungen nach Stein.

2. Zu Knochenbruchheilungen an Wildtieren s. z. B. bei Ackerknecht 1953. – Im Zusammenhang mit unsachgemäßen Bergungen ur- und frühgeschichtlichen Skelettmaterials berichtet Grimm das Beispiel der Hallstatt-Funde. Während die Sammlung von Scherben, Waffen usw. recht exakt erfolgte, wurden die meisten „normalen" Knochen verworfen; übrig blieb eine Auslese, die einer statistischen Auswertung kaum mehr unterzogen werden kann.

3. Über Knochenbrüche in der Ur- und Frühgeschichte berichten u. a. Grimm sowie Sournia, Poulet u. Martiny (s. aber auch bei v. Brunn).

4. Squier's Buch heißt „Incidents of travel and exploration in the land of the Incas", London 1877 (Angabe nach Thorwald 1962).

5. Zitiert aus v. Brunn.

6. S. hierzu und zur ur- und frühgeschichtlichen Trepanation überhaupt bei Ullrich.

7. S. hierzu Marx u. Engels „Die deutsche Ideologie", wo u. a. formuliert wird, daß „auch die Nebelbildungen im Gehirn des Menschen" notwendig aus den wirklichen Lebensumständen erwachsen, daß also „Moral, Religion, Metaphysik und sonstige Ideologie" somit nicht „den Schein der Selbständigkeit" behalten.

8. Heilung oder Besserung, vielleicht jedoch nur vorübergehend, durch die ur- und frühgeschichtliche Trepanation sind bei krankhaften Zuständen, die mit einer sog. Hirndruckerhöhung einhergehen, zumindest vorstellbar und könnten auch in manchen anderen Fällen auf dem Wege der Suggestion erreicht worden sein. Aussagen über die Heilungsquote lassen sich nicht machen.

9. Erzählt nach Ullrich.

10. Zur primitiven Trepanation in jüngster Vergangenheit s. bei Schadewaldt 1970 sowie bei Lersch u. Eder. Den Ausdruck „primitive Trepanation" behalte ich der Trepanation nach einer der ur- und frühgeschichtlichen Technik ähnlichen Methode in neuer Zeit vor.

Kapitel 3

1. S. Kéki.

2. Vgl. in diesem Zusammenhang beispielsweise Klengel 29 ff.

3. Zu dem „Briefwechsel" s. bei Sigerist 1951. Dort auch weiteres über Mesopotamien und seine Medizin, ebenso bei Meissner, Gurlt, Contenau und Ackerknecht 1979.

4. Im gleichen Sinne schreibt Sigerist 1963: „Eine ... Trennung von der Religion fand bei der Medizin niemals statt, und die verschiedenen Kategorien von Heilkundigen bestanden immer aus Mitgliedern der Priesterschaft." S. dagegen bei Seemann: „... es traten Ärzte auf, die weder Priester noch Zauberer, sondern einfach Berufsärzte waren."

5. Beide Zitate nach Meissner.

6. Diese Definition eines muschkenum nach Contenau. S. dazu aber auch Klengel.

7. Nach Meissner.

8. Meissner weist darauf hin, daß bereits das altsumerische Gesetz (2400–2200 v. u. Z.) versucht hatte, die Verschuldensfrage zu berücksichtigen.

9. Nach Contenau (aus dem Franz.).

10. Verschiedene Autoren geben von dieser Textstelle unterschiedliche Übersetzungen bzw. Interpretationen, z. B.: „Hornhaut ... geöffnet" (Contenau), „Wenn der Arzt einen Herren behandelt und einen Abszeß mit dem Messer öffnet und das Auge des Patienten erhält ..." (Ackerknecht 1979), „... wenn er die Wolke (vor dem Auge) eines Mannes mit einer Bronzelanzette öffnet ..." (Sournia et al. Bd. 1).

11. Sigerist 1963 spricht in allgemein-chirurgischem Zusammenhang von der „Anwendung von Alraun, Opium, Hanf und Bilsenkraut ... hochtoxische Drogen".

12. S. hierzu bei Freydank, der in diesem Zusammenhang die Staroperation als eindeutig ausgeschlossen bezeichnet. Bei Freydank auch weiterführende Literaturhinweise.

13. Nach Contenau.

14. Nach Contenau.

15. Formulierung in Anlehnung an Sigerist 1951.

16. Über die Hethiter s. bei Gurney.

17. Schreibweise und Pluralbildung „Papyrus – Papyri" nach dem Großen Duden (Leipzig 1981). Grapow et al. allerdings bilden den Plural „Papyrus".

18. Breasted hatte bereits 1922 eine Vorinformation publiziert. – Der Begriff „das älteste Chirurgiebuch der

Welt" geht auf M. Meyerhof zurück (Dtsch. Zeitschr. f. Chir. 1931, 645 ff, nicht im Lit.-Verz.).

19. Zitate aus Papyri sämtlich nach Grapow et al., wo sich eine umfassende Darstellung altägyptischer Medizin findet.

20. S. hierzu bei Grapow et al. beispielsweise Bd. III, 137 ff. oder Bd. IV/1, 60 ff. — Einen Versuch, „die Phänomene des Lebens nicht mythologisch, sondern in einer rationalen Weise zu erklären", kann man allerdings in der metu-Lehre erkennen (Sigerist 1963).

21. Auch diese Zitate nach Grapow et al.

22. Schilderung des Einbalsamierens und Zitat aus Herodot.

23. Einen ähnlichen Gedanken äußert Grapow (Bd. II, 11).

24. Über Altindien, auch über seine Verbindungen nach Mesopotamien s. bei Kosambi.

25. Als Veden (der Veda, die Veden) werden Sammlungen vorbuddhistischer religiöser Lehrstücke bezeichnet. Einige der Veden habe ich erwähnt; hinzu würden u. a. noch sog. Erläuterungsschriften (Brahmanas, Aranyakas, Upanischaden) kommen, auf die ich nicht besonders eingehe.

26. R. F. G. Müller 1958.

27. S. z. B. Freydank, Reineke et al., Jaggi, v. Brunn, Kirfel sowie R. F. G. Müller 1952 u. 1958.

28. Diese Datierung nach Freydank, Reineke et al.; zur Chirurgie, insbesondere zu Suśruta s. R. F. G. Müller 1942 u. 1958, Jaggi und auch Diepgen 1949 und Ackerknecht 1979.

29. Beide Zitate nach Lechner-Knecht.

30. S. R. F. G. Müller 1942, 1952, 1958 sowie Jaggi.

31. Zitiert aus R. F. G. Müller 1958, der darüber hinaus schreibt: „Aus der Blickrichtung einer Bewegungsmöglichkeit wurden daher die Gelenke besonders beachtet. Die Glieder des Opfertieres wurden in den Gelenken zerlegt ..., so daß die Sprachwendung ‚Gelenk für Gelenk' gegenüber jener ‚Glied für Glied' mit einem gewissen Vorzug beibehalten wurde ..."

Kapitel 4

1. Asklepios-Sage erzählt nach Sigerist 1932.

2. Mit „griechisch" werden in diesem Kapitel alle im antiken Griechenland ansässigen Völker bezeichnet, unabhängig von geographischen, volkskundlichen und zeitlichen Unterschieden, was eine in unserem Zusammenhang wohl zulässige Vereinfachung ist. — Zu den Enkeln des Asklepios s. Welcker oder auch Meyers Konversationslexikon 1894–1898, Stichwort „Asklepios".

3. S. hierzu bei Strohmaier 1970, über andere Heilkulte bei Sudhoff 1909.

4. S. bei Herzog, Herrlich, Seemann und v. Brunn. Über die Medizin der Asklepiostempel s. bei Herzog, Herrlich und Sigerist 1932.

5. Über die Tafeln s. bei Herzog.

6. S. Georg Harig 1971, aber auch bei Herzog. — Ein berühmter Patient des Asklepiostempels in Pergamon war übrigens Galen (s. Ilberg).

7. Zur Datierung des Asklepiostempels in Kos s. Herzog und Arendt. — Die Asklepiaden waren ein altes Geschlecht, sie führten ihre Abstammung auf Asklepios zurück (ähnlich beispielsweise die Herakliden, die Herakles als ihren Stammvater ansahen). Viele der Asklepiaden — aber längst nicht alle — waren Ärzte.

8. Über das antike Griechenland s. R. Müller, dort auch weiterführende Literaturhinweise.

9. Zumindest berichtet das Bowra.

10. Diese Zahlen und weiteres über Anatomie und Chirurgie bei Homer finden sich bei Sigerist 1963.

11. S. bei Sigerist 1963 und bei v. Brunn.

12. R. Müller, dort auch weiteres in diesem Zusammenhang.

13. S. bei Sigerist 1927 und 1932.

14. Seemann. S. auch bei Sigerist 1963, der übrigens u. a. darauf hinweist, daß die Medizinschulen des 6. Jh. v. u. Z. — Kroton, Kyrene, Sizilien, Rhodos, Knidos, Kos — in der Peripherie der griechischen Welt entstanden.

15. S. hierzu bei R. Müller und bei Tutzke 1980; in letzterem schreibt Georg Harig: „Die Geschichte der Medizin zeigt, daß der Umstand, daß die antiken medizinischen Theorien im Laufe der Zeit durch neue ersetzt wurden, nicht wichtig ist, entscheidend wurde vielmehr die Methodik der medizinisch-wissenschaftlichen Denkweise der Antike, die die Medizin der späteren Zeit lehrte, auf welche Weise neue und immer richtigere Erkenntnisse erworben werden konnten."

16. Demokedes erzählt nach Herodot.

17. Zitate im Demokedes-Bericht aus Herodot.

18. Möglich, daß es sich bei der Verletzung des Dareios nicht um eine reine Verrenkung, sondern um einen Verrenkungsbruch im Bereich des oberen Sprunggelenks gehandelt hat. In diesem Falle könnten die vergeblichen Repositionsversuche der ägyptischen Ärzte mit unmittelbar danach wieder eingetretener Verschiebung (i. S. der Reluxation) eine Erklärung finden, während es Demokedes gelungen sein könnte, durch „gelinde Mittel" (wie abschwellende Umschläge und länger andauernde Ruhigstellung) das Repositionsergebnis bis zur endgültigen Heilung zu sichern.

19. Zu Hippokrates s. z. B. bei Sigerist 1927, 1932 u. 1963, auch bei Tutzke 1980, R. Müller und in den verschiedenen Hippokrates-Ausgaben.

20. Platon, zit. nach Sigerist 1963, wo die beiden Stellen, an denen Platon den Hippokrates erwähnt, zitiert und erläutert sind.

21. Sigerist 1932.

22. Kollesch u. Nickel. S. dort auch die hippokratische Schrift „Über die Natur des Menschen".

23. S. Sigerist 1927.

24. Hippokrates „Über das Einrenken der Gelenke", zit. nach Kollesch u. Nickel. Bei Kollesch u. Nickel in der Einleitung auch der Hinweis auf das anatomische Wissen über Knochen und Gelenke.

25. S. hierzu bei Michler, zur hippokratischen Anatomie überhaupt auch bei Sigerist 1963.

26. Über die Behandlung der Blutung mit dem Aderlaß u. a. s. bei Michler.

27. Sog. „Eid des Hippokrates", zit. nach Kollesch u. Nickel, s. aber auch die verschiedenen Übersetzungen bei Capelle, v. Brunn und in der Hippokrates-Ausgabe von Fuchs.

28. S. Fuchs in Neuburger u. Pagel.

29. Hippokrates „Vorschriften" Kap. VII, zit. nach der Hippokrates-Ausgabe von Fuchs.

30. Hippokrates Aphorismus Nr. 1, zit. nach Kollesch u. Nickel.

31. Aristoteles, zit. nach dem Vorwort der Galen-Ausgabe von Beintker u. Kahlenberg.

32. Praxagoras, Frgm. 109, s. Steckerl (Cael. Aur., De morb. acut. III 165). Vergl. dazu Sudhoff 1933 und Wangensteen.

33. v. Brunn.

34. S. Celsus Vorwort zum Buch 1 des medizinischen Werkes, z. B. bei Kollesch u. Nickel oder in der Celsus-Ausgabe Schellers.

35. Zum Begriff „Pneuma" schreiben Kollesch u. Nickel in ihren Anmerkungen: „Vom Pneuma, einer luftartigen, sehr feinteilig gedachten Substanz, die zum Teil dem Körper von vornherein innewohnt und zum Teil mit der Atemluft aufgenommen oder aus ihr gebildet wird, werden mehrere Arten unterschieden, zum Beispiel das Lebenspneuma und das Seelenpneuma (Sitz im Gehirn). Das Pneuma wird als Träger aller physische und psychischen Vorgänge angesehen."

36. S. Cael. Aur., De morb. chron. III 65 (bei Michler).

37. Michler.

38. . . . wie es Michler tut.

39. S. hierzu bei Michler. Es läßt sich eine Entwicklungslinie erkennen, die von Knidos über Erasistratos zu den chirurgischen Spezialisten Alexandreias führt, wenngleich dies durchaus nicht die einzige ist. — Auch zur Frage, inwieweit z. B. die Gynäkologie und Geburtshilfe oder auch die Augenheilkunde in das Fachgebiet alexandrinischer Chirurgen Eingang fand, nimmt Michler Stellung.

40. Redressement (frz.): Wiedereinrichtung von Knochenbrüchen und Verrenkungen; konservative (unblutige) Therapie bei Deformitäten (X-Bein, Hackenfuß, Hohlfuß, Klumpfuß . . .) durch manuelle oder apparative Korrektur mit anschließender Fixation durch Verbände (nach W. Pschyrembel: Klinisches Wörterbuch, Berlin 1959.

41. Zur „Narkose" s. bei Baur, Sigerist 1927, Michler, Keys. Zwischenfälle infolge von Überdosierung erwähnt bei Michler.

42. Beschreibung des Messers bei Celsus VII, 26, in den Erläuterungen der Ausgabe von Scheller finden sich einige Rekonstruktionsversuche.

43. Galen erzählt nach Sigerist 1932, Einzelheiten auch bei Ilberg.

44. S. Hoffmann-Axthelm und bei Strohmaier 1976.

45. S. Galen, De placitis Hippocratis et Platonis, CMG V, 4, 1, 2.

46. Immerhin schreibt Michler (1969), Galen hätte „der Chirurgie ein schmales Arbeitsgebiet am Rand der Schulmedizin abgesteckt, und es mag interessant sein, daß dessen Grenzen weitgehend mit jener starren Schranke übereinstimmen, die spätere Zeiten zwischen wissenschaftlicher Medizin und niederer Handwerkschirurgie errichteten".

47. Dieses und das nächste Zitat aus den Schriften des Antyllos. Der Text über die Aneurysmaoperation ist bei Oreibasios überliefert; zit. n. Kollesch u. Nickel.

Kapitel 5

1. Zur Wissenschaft der Araber s. z. B. bei Brentjes u. Brentjes, bei Strohmaier 1979 sowie im Überblick bei Georg Harig in Tutzke 1980.

2. Holländer.

3. Meyer-Steineg u. Sudhoff.

4. Zu Avicenna, auch zu seinen Wirkungen in Europa s. bei Brentjes u. Brentjes.

5. Fuchs in Neuburger u. Pagel.

6. S. hierzu bei Sigerist 1932.

7. Georg Harig in Tutzke 1980.

8. S. hierzu z. B. bei Schipperges.

9. V. Brunn gibt das Jahr 1014 an, das Jahr der Kaiserkrönung Heinrichs II. Staehler schreibt „ums Jahr 1000".

10. S. bei Baur.

11. Beide Zitate aus Schipperges.

12. S. z. B. bei Meyer-Steineg u. Sudhoff oder bei v. Brunn, auch bei Lain Entralgo.

13. Erzählt nach Sigerist 1932.

14. So bei Brentjes u. Brentjes. Toledo und auch Byzanz waren zwei weitere Übersetzungszentren.

15. S. z. B. bei Huard.

16. Zu Roger Frugardi s. z. B. bei v. Brunn oder bei Meyer-Steineg u. Sudhoff, die beide die Handschrift auf 1170 datieren, während Peters' Synchronoptische Weltgeschichte das Todesjahr des Guido von Arezzo mit 1050 angibt.

17. Usâma 97/98 in Gabrieli. Hingewiesen sei auch auf „Die Erlebnisse des syrischen Ritters Usama ibn Munqid" (Kiepenheuer, Leipzig u. Weimar, 1981), das nicht im Literaturverzeichnis aufgeführt ist.

18. Nach Ackerknecht 1979.

19. Zur scholastischen Methode s. bei Grabmann.

20. S. z. B. bei Ackerknecht 1979, der in diesem Zusammenhang die Chirurgen von Salerno und auch Ugo von Lucca oder Teodorico „Außenseiter" nennt.

21. Zu Ugo von Lucca und zu Teodorico s. bei v. Brunn und auch bei Diepgen 1949.

22. Corpus hippocraticum, Aphor. 7, 44; zit. nach der Ausgabe von Fuchs. Interessant im Zusammenhang mit dieser Problematik, die ich hier nicht in vollem Umfang behandeln kann, die Ausführungen von Temkin 1930.

23. S. Sigerist 1932.

24. S. auch bei Keller 1965 (von dort auch die beiden Zitate) sowie bei Ackerknecht 1979, der „Ecclesia abhorret a sanguine" dem Sinn entsprechend mit „Die Kirche vergießt kein Blut" übersetzt.

25. Bereits um die Mitte des 12. Jahrhunderts verbot Papst Alexander III. den Mönchen die Ausübung der Chirurgie. Dieses Verbot wurde bis Anfang des 13. Jahrhunderts mehrfach wiederholt, was bedeuten mag, daß es immer wieder übertreten wurde. – S. v. Brunn sowie Seidler.

26. S. Sigerist 1932 und Keller 1965, der allerdings das Jahr 1224 angibt.

27. S. z. B. v. Brunn, Meyer-Steineg u. Sudhoff sowie Keller 1965.

28. v. Brunn schreibt dazu: „Damit hat Friedrich II. erst den weltlichen ärztlichen Stand begründet! Salerno hatte dazu erheblich beigetragen – zugleich wurde es in mancher Hinsicht das Muster für die nun bald einsetzende Gründung der Universitäten, wenn diese auch sämtlich dem Schutz und der Aufsicht der Kirche sich unterstellen mußten."

29. Sektionen hatte es allerdings immer gegeben, z. B. bei unklarer Todesursache oder aus juristischen Gründen. Das Desinteresse der Ärzte an anatomischen Sektionen hatte seine Ursache in der allgemein anerkannten Säftelehre (zu deren Verständnis es der Anatomie kaum bedurfte), in der fehlenden Kenntnis über die Durchführung einer anatomischen Sektion (Galens diesbezügliche Schrift war noch nicht wiederentdeckt) und in dem kirchlichen Verbot, Blut zu vergießen (die meisten Ärzte waren Kleriker). Ein ausdrückliches Verbot der Kirche, anatomische Sektionen durchzuführen, hat es nie gegeben. S. hierzu bei Georg Harig in Tutzke 1980 sowie bei Boas.

30. S. auch v. Brunn und Ackerknecht 1979, während Seidler den Aufenthalt Henri de Mondevilles in Montpellier für nicht sicher bewiesen hält.

31. Ackerknecht 1979.

32. v. Brunn.

33. v. Brunn. Zu Lanfranchi s. auch Gurlt sowie Neuburger und Pagel.

34. Hierzu sei Georg Harig (in Tutzke 1980) zitiert: „Die in Salerno geschaffene Studienordnung wurde zunächst von Montpellier und später von allen anderen europäischen Universitäten übernommen ... Damit wurde aber zum einen die an einen Lehrer gebundene medizinische Ausbildung durch ein Lehrerkollektiv an einer Universität aufgegeben, wo durch die Spezialisierung der Lehrkräfte der Unterricht auf eine höhere Stufe gestellt wurde. Zum anderen bedeuteten die Einführung der staatlichen Zulassung und ihre Koppelung mit der Pflicht, sich einer Prüfung zu unterziehen, daß erstmalig in der Geschichte der Medizin alle diejenigen, die den ärztlichen Beruf ausübten, tatsächlich eine wissenschaftliche Ausbildung genossen hatten. ... jeder Arzt wurde damit zu einem Mann der Wissenschaft." – Vergleiche

v. Brunns Ausführungen in Anm. Nr. 28. – Das Problem für die Chirurgie sollte wenig später werden, daß sie von dieser Entwicklung fast völlig ausgeschlossen war.

35. S. hierzu und zur Gesamtthematik bei Seidler.

36. Der Name „Sorbonne" als Bezeichnung der Pariser Universität geht auf Robert von Sorbon (gest. 1274) zurück, den Hofkaplan Ludwig des Heiligen von Frankreich.

37. S. v. Brunn.

38. v. Brunn.

39. S. weiteres hierzu bei Seidler, der u. a. auch auf die Zeit des Schismas, die Zeit „der zwei Päpste" eingeht.

40. Auch hierzu Ausführliches bei Seidler, von dem auch der zitierte Begriff „magister in arte cirurgie" übernommen ist.

41. Dies berichtet Boas.

Kapitel 6

1. Batkin.

2. Zur Renaissance s. Batkin, wo die S. 140 ff. u. 342 ff. besonders interessant in Hinblick auf die hier angesprochene Problematik sind.

3. S. bei Boas, wenngleich für die Medizin diese zeitliche Angabe etwas früh erscheint.

4. Zitat und Angabe aus Boas.

5. S. Georg Harig in Tutzke 1980.

6. Marianus Sanctus Barolitanus „Libellus aureus ..."

7. Erzählt nach v. Brunn.

8. Erzählt nach Steudel in der Gersdorf-Ausgabe von 1967.

9. Wundinfektion ist ein Sammelbegriff für eine Reihe verschiedener Wundkrankheiten, die sich z. B. nach der Entstehungsart, nach der Art der Erreger, auch nach der Lokalisation der Wunde und in Abhängigkeit von der Abwehrlage des Körpers in unterschiedlichen Verläufen, Symptomen und Schweregraden äußern. In der alten Zeit war auf Grund mangelnden Wissens eine Differenzierung nur sehr vage möglich, wobei man sich oft an Symptomen (wie Fieber, Rötung, Vergiftung) orientierte. – Als Sammelbegriff verwende ich das Wort Wundinfektion, wenn ich nicht eine der alten Bezeichnungen – wie Wundfieber, Brand o. ä. – benütze.

10. S. hierzu z. B. bei Koehler oder bei Ring.

11. S. hierzu bei Batkin, der übrigens die Renaissance örtlich auf Italien begrenzt und von „renaissancistischen Strömungen" im übrigen Europa spricht. Intensiv geht er auch auf die Humanisten ein.

12. Batkin.

13. S. bei Esche.

14. Leonardo-Zitate aus der Ausgabe von 1952.

15. Erzählt nach Szentágothai in der Vesal-Publikation von 1968; von dort auch das Zitat. S. auch bei Rath sowie bei Boas.

16. S. bei Boas und auch bei Georg Harig in Tutzke 1980.

17. Szentágothai.

18. S. hierzu Szentágothai. In den „Tabulae anatomicae" wird Calcar ausdrücklich genannt, in „De humani corporis fabrica" dagegen nicht. Die Angabe, Calcar sei Urheber der „Fabrica"-Abbildungen, stammt von Giogio Vasari (1511–1574), der Biographien von Baumeistern, Malern und Bildhauern der Renaissance verfasste.

19. Erzählt nach Boas. Den kleinen Blutkreislauf hat als erster wohl der Araber Ibn an-Nafis (gest. 1288) beschrieben, was zur Zeit Servetos kaum bekannt war; s. in Temkin 1977 den Aufsatz „Was Servetus Influenced by Ibn an-Nafis?"

20. Boas. Über Paracelsus s. z. B. Sudhoffs Ausführungen in seiner Paracelsus-Ausgabe.

21. Alle drei Paracelsus-Zitate aus Sudhoffs Ausgabe: 1. Große Wundarznei, 1536, Augsburger Druck (Bd. 10), 2. Große Wundarznei, 1536, Ulmer Druck (Bd. 10), 3. „Antimedicus" (Bd. 5).

22. Aus einer Vorlesungsmitschrift (Bd. 5 von Sudhoffs Paracelsus-Ausgabe).

23. Beide Zitate aus dem „Antimedicus" (Bd. 5 von Sudhoffs Paracelsus-Ausgabe). – Das Wort apostata im ersten Zitat bedeutet „Abtrünniger" (von der Wissenschaft?).

24. S. hierzu bei v. Brunn sowie bei Lain Entralgo.

25. Anmerkung für den medizinischen Fachmann: Zambeccari operierte transperitoneal, während Gustav Simon – dem üblicherweise die erste Nephrektomie zugesprochen wird (s. Keller 1970) – im Jahre 1869 den kunstgerechten retroperitonealen Zugang wählte. Simon hat unter modernen Bedingungen für die Nierenchirurgie einen entscheidenden Durchbruch errungen.

Kapitel 7

1. Dieses und das folgende Zitat aus Bartisch 1575; „Hencher" = Henker, „Schinder" = Abdecker.

2. Auszugsweise zitiert aus Holländer; der besseren Lesbarkeit wegen ist auf Auslassungspunktierung und auf die bei Holländer vorhandene Nummerierung verzichtet worden; „leiparzt oder doctor" bezieht sich auf die Ärzte.

3. Zu Pierre Franco s. bei v. Brunn sowie bei Pasteau.

4. Zu Ambroise Paré s. Sigerists Ausführungen in Paré 1923. Aus Parés „Die Behandlung der Schußwunden" auch die Zitate; „Digestivum" = entzündungshemmendes Medikament (hier jedenfalls so verwendet), „Oleum rossatum" = Rosenöl, das Vigo zum Ausbrennen der Wunden nicht vorgeschrieben hatte und das zu diesem Zweck auch viel zu teuer gewesen wäre, „kauterisieren" = ausbrennen.

5. Zitat aus Sigerist in Paré 1923. Insbesondere zu folgendem s. bei Sigerist daselbst.

6. Siehe hierzu bei Larrey 1813.

7. Dieses und die weiteren Bartisch-Zitate aus Bartisch 1575. Zu Georg Bartisch s. bei Mankiewicz und Keller 1957.

8. Zitat aus Keller 1957.

9. So auf dem Frontispiz von Fabrys „Observationum et curationum chirurgicarum centuriae"; s. z. B. bei I. Müller.

Kapitel 8

1. S. Diepgen 1949

2. Zu van Swieten s. Glasers Ausführungen in van Swieten 1964. Sämtliche Zitate van Swietens aus den „Erläuterungen …"

3. Zu Beaulieu s. u. a. bei Pasteau, Scheele, Staehler sowie bei van Swieten 1775 (5. Teil).

4. „Statistik" s. bei Staehler.

5. S. bei Koehler, von dort auch das Zitat.

6. Zu Heister s. u. a. bei Scheele, Koehler.

Kapitel 9

1. Ackerknecht 1979.

2. Eisenbart erzählt nach Kopp, von dort auch die Zitate.

3. Zitate nach Kopp.

4. J. A. Oehme „Der expedite Feld-Chirurgus", Leipzig 1730; zitiert nach Koehler.

5. Gehema-Zitate nach Koehler.

6. S. bei Koehler.

7. Purmann „Chirurg. curiosa", zitiert nach Koehler.

8. Angaben nach Koehler. S. auch bei Schilfert.

9. Nach Koehler. S. zur Gesamtthematik auch bei Diepgen u. Heischkel.

10. Eller, zitiert nach Koehler.

11. Koehler.

12. Zu van Swieten s. bei Lesky u. Wandruszka, insbesondere Lesky: „Gerard van Swieten. Auftrag und Erfüllung" sowie Ackerknecht: „Boerhaave-Schüler als Medizinalpolitiker". – Zu Leber s. Koch 1972, von dort auch die Zitate.

13. Am Wiener Hof gab es etwa zu dieser Zeit 9 Leibmedici, 8 Hofmedici, 6 Leibchirurgen, 1 Zahnchirurgen, 2 Hofchirurgen, 1 Jagdchirurgen und 1 Hofapotheker (s. Glaser in van Swieten 1964).

14. S. Lehmann u. Petersen.

15. Napoleon in seinem Testament, nach Horndasch.

16. S. bei Larrey und bei Horndasch.

17. Larrey 1819.

18. Zahlenangaben nach Huard.

19. S. bei Huard, aber auch bei Presser, der viele interessante Einzelheiten berichtet, z. B. über die Märsche vor der Schlacht bei Austerlitz.

20. Nach Huard.

Kapitel 10

1. Boyer.

2. S. Sailer in Sailer u. Gierhake, von dort auch die Zitate.

3. Sailer in Sailer u. Gierhake.

4. Becker. S. auch Sailer in Sailer u. Gierhake sowie bei Wangensteen u. Wangensteen. Zur Pylorektomie s. bei Rydygier und bei v. Bary, auch bei Billroth.

5. Zu Merrem s. z.B. in Temkin 1977 den Aufsatz „Merrem's Youthful Dream: The Early History of Experimental Pylorectomy" und das „Postscript" dazu. Der Hinweis auf Jones findet sich bei Helmer.

6. S. Günther u. Schmidt.

7. S. Gussenbauer u. Winiwarter sowie Schober 1981.

8. S. Civiale, aber auch bei Pasteau, Gadient und Rüster 1977.

9. Über die Krankheit Napoleons III. s. Schlagintweit.

10. Curtis.

11. S. Paracelsus „Operum Medico-Chimicorum sive (Bd. 2 in Sudhoffs Ausgabe). Keys nennt Paracelsus in diesem Zusammenhang den „Begründer der Anaesthesie".

12. Davy, s. auch die Ausführungen bei Keys.

13. Die Publikation Hickmans ist bei Keys abgebildet und besprochen, sie heißt „Letter on suspended animation, containing experiments showing that it may be safety employed during operations on animals", 1824. – S. auch bei W. D. A. Smith.

14. Orth u. Kis in Sailer u. Gierhake.

15. Velpeau, nach Orth u. Kis in Sailer u. Gierhake.

16. Erzählt und zitiert nach Keys, dort weitere interessante Einzelheiten. – Schreibweise „Gardner" nach Keys; hin und wieder findet man auch „Gardener" oder auch „Gardiner".

17. Erzählt und zitiert nach Keys. S. auch die dort wiedergegebene Schilderung Warrens, der übrigens „um 1805 die Ätherinhalation im analgetischen Sinne bei den schmerzvollen Endstadien der Pneumonie anwandte" (Keys), d. h. er betrieb „pneumatische Medizin".

18. Dieffenbach 1847.

19. v. Nussbaum, dort auch weitere interessante Einzelheiten.

20. J. Y. Simpson, nach Gierhake in Sailer und Gierhake.

21. Erzählt und zitiert nach v. Nussbaum.

22. S. bei Lister.

23. Hier ist nicht der Platz für weitere Ausführungen in diesem Zusammenhang; vgl. aber Humboldt, Graefe und auch Harig 1986.

Ausklang

1. Erzählt nach dem Kongreßbericht, der im Literaturverzeichnis unter dem Stichwort „Zehnter internationaler medicinischer Congreß" ausgewiesen ist.

2. Zitiert aus Thurner.

Namensregister

Eingeordnet sind die wichtigen Namen, wobei im Zweifelsfall eine der gebräuchlichen Formen verwendet wird, ohne dabei starren Regeln zu folgen. Da die Abbildungen sich möglichst nahtlos in den Text einfügen, wird kein Unterschied zwischen Text- und Bildstellen gemacht.

Unser Dank für die Hilfe bei der Arbeit an diesem Buch gilt vor allem

Herrn Professor Dr. sc. med. Georg Harig, den Damen der Bibliothek am Institut für Geschichte der Medizin des Bereiches Medizin (Charité) der Humboldt-Universität zu Berlin;

Herrn Dr. phil. Helmut Freydank,
Frau Dr. sc. phil. Jutta Kollesch,
Herrn Dr. phil. Diethard Nickel,
Herrn Dr. phil. Walter F. Reineke,
Frau Dr. phil. Maria Schetelich,
Herrn Dr. phil. Gotthard Strohmaier,
Herrn Dr. rer. nat. Herbert Ullrich,

Herrn Professor (em.) Dr. rer. nat. Dr. sc. med. Hans Grimm,

Herrn Dipl. phil. Walter Iwas,

und all denen, die uns bei der Beschaffung und Bearbeitung von Bildmaterial tatkräftig unterstützt haben.

Verlag Gesundheit GmbH Berlin

Dr. med. Detlef Rüster
Zeuthen

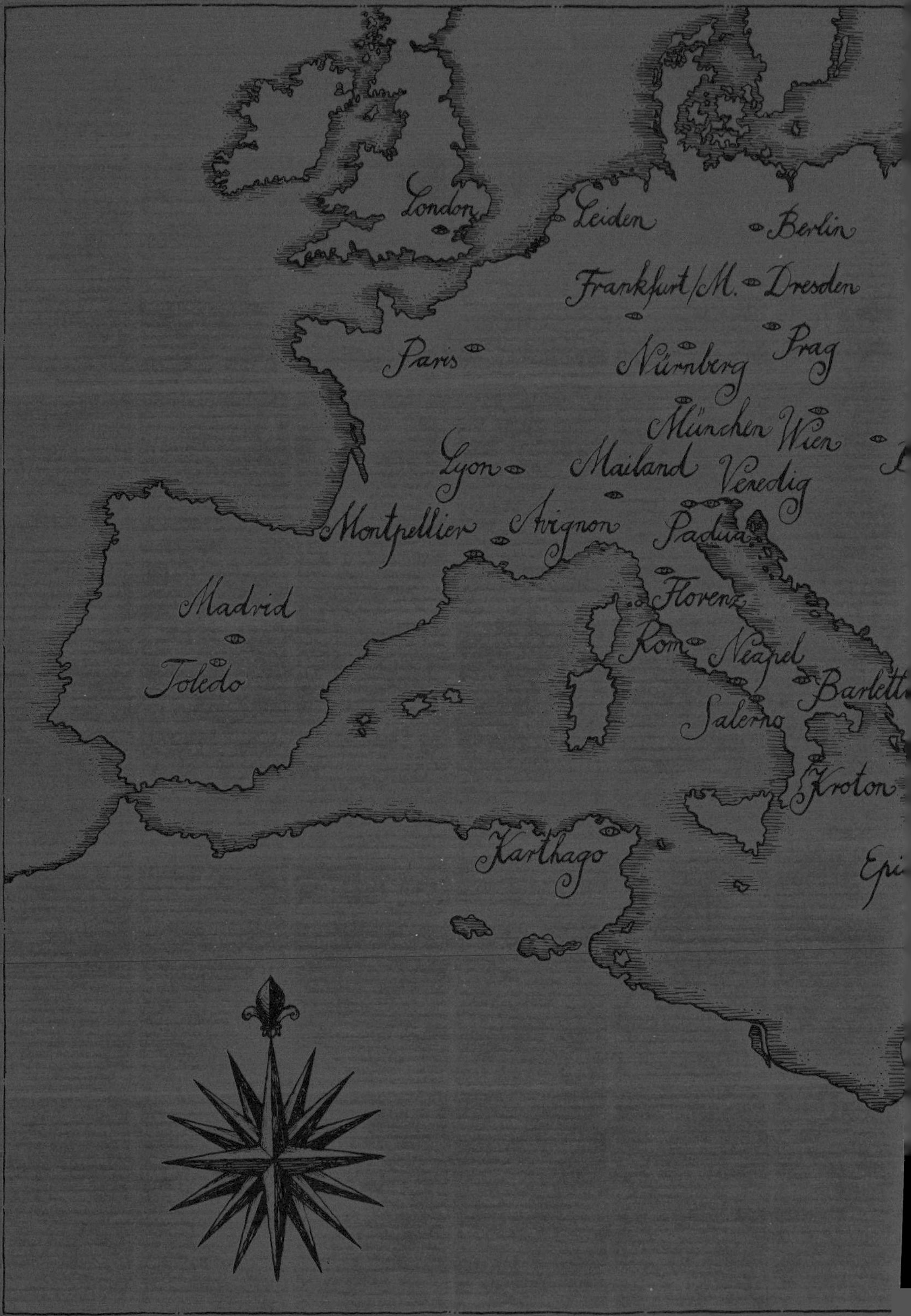

London

Leiden

Berlin

Frankfurt/M. Dresden

Paris

Nürnberg Prag

München Wien

Lyon Mailand Veredig

Montpellier Avignon Padua

Madrid

Florenz

Rom Neapel

Toledo

Barlett

Salerno

Kroton

Karthago

Epi